Manual de
Cirurgia Refrativa

Faculdade de Medicina da
Universidade de São Paulo

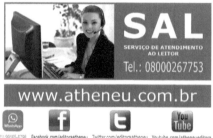

Manual de Cirurgia Refrativa

Faculdade de Medicina da Universidade de São Paulo

Editores

André Augusto Miranda Torricelli
Renato Garcia
Samir Jacob Bechara

Editores Associados

Rodrigo França de Espínola
Verônica Bresciani Giglio
Gustavo Mori Gabriel
Francisco Penteado Crestana

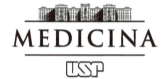 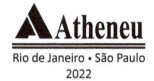 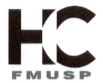

Rio de Janeiro • São Paulo
2022

EDITORA ATHENEU

São Paulo — Rua Maria Paula, 123 – 18º andar
Tel.: (11)2858-8750
E-mail: atheneu@atheneu.com.br

Rio de Janeiro — Rua Bambina, 74
Tel.: (21)3094-1295
E-mail: atheneu@atheneu.com.br

PRODUÇÃO EDITORIAL/CAPA: Equipe Atheneu
DIAGRAMAÇÃO: Know-How Desenvolvimento Editorial

CIP-BRASIL. CATALOGAÇÃO NA PUBLICAÇÃO
SINDICATO NACIONAL DOS EDITORES DE LIVROS, RJ

M251

Manual de cirurgia refrativa : Faculdade de Medicina da Universidade de São Paulo / editores André Augusto Miranda Torricelli, Renato Garcia, Samir Jacob Bechara ; editores associados Rodrigo França de Espínola ... [et al.]. - 1. ed. - Rio de Janeiro : Atheneu, 2022.

344 p. : il. ; 23 cm.

Inclui bibliografia e índice
ISBN 978-65-5586-359-8

1. Oftalmologia. 2. Cirurgia refrativa. I. Torricelli, André Augusto Miranda. II. Garcia, Renato. III. Bachara, Samir Jacob. IV. Espínola, Rodrigo França de.

21-73960

CDD: 617.719059
CDU: 617.7-089

Meri Gleice Rodrigues de Souza – Bibliotecária – CRB-7/6439
20/10/2021   20/10/2021

TORRICELLI, A. A. M.; GARCIA, R.; BECHARA, S. J.
Manual de Cirurgia Refrativa – Faculdade de Medicina da Universidade de São Paulo

© Direitos reservados à EDITORA ATHENEU – Rio de Janeiro, São Paulo, 2022.

Editores

André Augusto Miranda Torricelli
Pós-Doutor pela Cleveland Clinic Foundation, Ohio, Estados Unidos. Doutor em Oftalmologia pela Faculdade de Medicina da Universidade de São Paulo (FMUSP). Chefe do Setor de Cirurgia Refrativa do Departamento de Oftalmologia do Hospital das Clínicas (HC) da FMUSP.

Renato Garcia
Doutor em Oftalmologia pela Faculdade de Medicina da Universidade de São Paulo (FMUSP). Vice-Chefe do Setor de Cirurgia Refrativa do Departamento de Oftalmologia do Hospital das Clínicas (HC) da FMUSP.

Samir Jacob Bechara
Professor Livre-Docente do Serviço de Cirurgia Refrativa do Departamento de Oftalmologia do Hospital das Clínicas da Faculdade de Medicina da Universidade de São Paulo (HCFMUSP). Professor Colaborador do Setor de Cirurgia Refrativa do Departamento de Oftalmologia do HCFMUSP.

Editores Associados

Rodrigo França de Espíndola
Doutor em Oftalmologia pela Faculdade de Medicina da Universidade de São Paulo (FMUSP). Assistente de Cirurgia Refrativa do Departamento de Oftalmologia do Hospital das Clínicas (HC) da FMUSP.

Verônica Bresciani Giglio
Médica-Assistente do Setor de Cirurgia Refrativa do Departamento de Oftalmologia do Hospital das Clínicas da Faculdade de Medicina da Universidade de São Paulo (HCFMUSP). Vice-Chefe do Setor de Lentes de Contato do HCFMUSP.

Gustavo Mori Gabriel
Assistente do Setor de Cirurgia Refrativa do Departamento de Oftalmologia do Hospital das Clínicas da Faculdade de Medicina da Universidade de São Paulo (HCFMUSP).

Francisco Penteado Crestana
Médico-Assistente do Hospital das Clínicas da Faculdade de Medicina da Universidade de São Paulo (HCFMUSP).

Colaboradores

Adriana Mukai Toyota
Doutoranda do Setor de Cirurgia Refrativa do Departamento de Oftalmologia do Hospital das Clínicas da Faculdade de Medicina da Universidade de São Paulo (HCFMUSP). Tecnóloga Oftálmica pela Universidade Federal de São Paulo (Unifesp). Pós-Graduada em Administração Hospitalar pela Fundação Getulio Vargas (FGV).

Ahlys Ayumi Nagai Miyazaki
Residência em Oftalmologia pelo Hospital das Clínicas da Faculdade de Medicina da Universidade de São Paulo (HCFMUSP).

Alexandre Martins dos Santos
Fellow do Setor de Cirurgia Refrativa do Departamento de Oftalmologia do Hospital das Clínicas da Faculdade de Medicina da Universidade de São Paulo (HCFMUSP).

Ana Beatriz Romani Delgado
Residência em Oftalmologia pelo Hospital das Clínicas da Faculdade de Medicina da Universidade de São Paulo (HCFMUSP).

Bernardo Kaplan Moscovici
Especialista em Córnea pela Santa Casa de São Paulo. Especialista em Superfície Ocular pelo Departamento de Oftalmologia do Hospital das Clínicas da Faculdade de Medicina da Universidade de São Paulo (HCFMUSP). Especialista em Cirurgia Refrativa pela Universidade Federal de São Paulo (Unifesp). Oftalmologista pela Santa Casa de São Paulo. Colaborador dos Setores Óptica Cirúrgica da Unifesp e Cirurgia Refrativa da Santa Casa de São Paulo.

Carolina Satie Kita
Fellow do Setor de Cirurgia Refrativa do Departamento de Oftalmologia do Hospital das Clínicas da Faculdade de Medicina da Universidade de São Paulo (HCFMUSP).

Caroline Oliveira Brêtas
Fellow do Setor de Cirurgia Refrativa do Departamento de Oftalmologia do Hospital das Clínicas da Faculdade de Medicina da Universidade de São Paulo (HCFMUSP).

Caroline Piva
Fellow do Setor de Cirurgia Refrativa do Departamento de Oftalmologia do Hospital das Clínicas da Faculdade de Medicina da Universidade de São Paulo (HCFMUSP).

Celso Morita
Assistente do Setor de Retina e Vítreo do Departamento de Oftalmologia do Hospital das Clínicas da Faculdade de Medicina da Universidade de São Paulo (HCFMUSP).

Evelyn Sílvia Barbosa Meira
Fellow em Córnea e Cirurgia Refrativa pelo Hospital de Olhos Sadalla Amin Ghanem, Joinville, Santa Catarina. Residência em Oftalmologia pela Santa Casa de Campo Grande, Mato Grosso do Sul.

Gabriel de Almeida Ferreira
Mestre em Oftalmologia pela Faculdade de Medicina da Universidade Estadual Paulista "Júlio de Mesquita Filho" (FMB-Unesp), Botucatu, São Paulo. Especialista em Córnea e Cirurgia Refrativa pelo Hospital de Olhos Sadalla Amin Ghanem, Joinville, Santa Catarina.

Gustavo Yamamoto
Fellow em Cirurgia Refrativa pelo Departamento de Oftalmologia do Hospital das Clínicas da Faculdade de Medicina da Universidade de São Paulo (HCFMUSP). Residência Médica em Oftalmologia pelo HCFMUSP. Médico Colaborador do Setor de Cirurgia Refrativa do HCFMUSP.

Helena Maria Moraes Ricci
Voluntária do Setor de Cirurgia Refrativa do Departamento de Oftalmologia do Hospital das Clínicas da Faculdade de Medicina da Universidade de São Paulo (HCFMUSP).

Iara Debert
Médica-Assistente do Setor de Estrabismo do Departamento de Oftalmologia do Hospital das Clínicas da Faculdade de Medicina da Universidade de São Paulo (HCFMUSP).

Jackson Barreto Junior
Doutor em Oftalmologia pela Faculdade de Medicina da Universidade de São Paulo (FMUSP). Diretor Médico da Clínica VitaVisão.

Julio Zaki Abucham Neto
Chefe do Setor de Retina e Vítreo da Faculdade de Medicina do ABC (FMABC).

Larissa Daniele Rodrigues Cangussú
Fellow do Setor de Cirurgia Refrativa do Departamento de Oftalmologia do Hospital das Clínicas da Faculdade de Medicina da Universidade de São Paulo (HCFMUSP).

Lorena Figueiredo Patricio
Fellow em Córnea e Cirurgia Refrativa no Hospital de Olhos Sadalla Amin Ghanem, Joinville, Santa Catarina.

Lucas Nunes Montechi
Especialista em Transplante de Córnea, Doenças Externas Oculares e Catarata pela Universidade Estadual de Campinas (Unicamp).

Lucca Ortolan Hansen
Fellow do Setor de Cirurgia Refrativa do Departamento de Oftalmologia do Hospital das Clínicas da Faculdade de Medicina da Universidade de São Paulo (HCFMUSP).

Luiza Manhezi Shin de Oliveira
Fellow do Setor de Cirurgia Refrativa do Departamento de Oftalmologia do Hospital das Clínicas da Faculdade de Medicina da Universidade de São Paulo (HCFMUSP).

Marcelo Hatanaka
Doutor em Ciências Médicas pela Faculdade de Medicina da Universidade de São Paulo (FMUSP). Chefe do Serviço de Glaucoma do Hospital das Clínicas (HC) da FMUSP.

Marcelo Macedo
Doutorando pela Faculdade de Medicina da Universidade de São Paulo (FMUSP). *Fellow* de Glaucoma pela FMUSP. Assistente do Setor de Glaucoma da FMUSP.

Marcielle A. Ghanem
Oftalmologista do Hospital de Olhos Sadalla Amin Ghanem, Joinville, Santa Catarina

Marcony R. Santhiago
Professor Livre-Docente da Universidade de São Paulo (USP).

Mariana Chamma Rios
Fellow em Córnea e Cirurgia Refrativa pelo Hospital de Olhos Sadalla Amin Ghanem, Joinville, Santa Catarina.

Nathalia Cavalheiro Halla
Residência Médica em Oftalmologia pelo Hospital das Clínicas da Faculdade de Medicina da Universidade de São Paulo (HCFMUSP). Médica pela FMUSP.

Pablo Felipe Rodrigues
Doutorando em Oftalmologia e Ciências Visuais da Universidade Federal de São Paulo (Unifesp). Especialista em Córnea, Doenças Externas e Lentes de Contato pelo Hospital das Clínicas da Faculdade de Medicina da Universidade de São Paulo (HCFMUSP). Médico pela Faculdade de Medicina da Pontifícia Universidade Católica (PUC) de Sorocaba.

Ramon Coral Ghanem
Doutor em Oftalmologia pela Faculdade de Medicina da Universidade de São Paulo (FMUSP). Oftalmologista do Hospital de Olhos Sadalla Amin Ghanem, Joinville, Santa Catarina.

Regina Sayuri Y. Shiotuki
Residência em Oftalmologia pelo Hospital das Clínicas da Faculdade de Medicina da Universidade de São Paulo (HCFMUSP).

Renata Leite de Pinho Tavares
Fellow em Córnea e Cirurgia Refrativa e Oftalmologista do Hospital de Olhos Sadalla Amin Ghanem, Joinville, Santa Catarina.

Rodrigo C. de Oliveira
Médico pela Faculdade de Medicina da Universidade Estadual Paulista "Júlio de Mesquita Filho" (FMB-Unesp) de Botucatu, São Paulo. Residência Médica em Oftalmologia pela Universidade Estadual de Campinas (UNICAMP). Médico-Assistente do Setor de Cirurgia Refrativa do Departamento de Oftalmologia do Hospital das Clínicas da Faculdade de Medicina da Universidade de São Paulo (HCFMUSP), de 2007 a 2016.

Rodrigo Teixeira de Campos Carvalho
Residência Médica em Oftalmologia pela Universidade Estadual de Campinas (Unicamp). Médico pela Faculdade de Medicina da Universidade Estadual Paulista "Júlio de Mesquita Filho" (FMB-Unesp) de Botucatu, São Paulo.

Ruth Miyuki Santo
Doutora em Medicina pela Universidade Juntendo, Tóquio, Japão, e pela Universidade de São Paulo (USP). Professora do Curso de Pós-Graduação da Faculdade de Medicina da Universidade de São Paulo (FMUSP). Médica-Assistente do Departamento de Oftalmologia do Hospital das Clínicas (HC) da FMUSP (Setores de Córnea/Doenças Externas e de Urgências). Diretora Médica do Banco de Tecidos Oculares do HCFMUSP.

Vinícius Coral Ghanem
Doutor em Oftalmologia pela Faculdade de Medicina da Universidade de São Paulo (FMUSP). Oftalmologista e Diretor Médico do Hospital de Olhos Sadalla Amin Ghanem, Joinville, Santa Catarina.

Dedicatória

O Setor de Cirurgia Refrativa do Departamento de Oftalmologia da Hospital das Clínicas da Faculdade de Medicina da Universidade de São Paulo foi criado em 2005 e apenas existe no seu formato e grandeza graças à atuação do Professor Samir Jacob Bechara.

Com certeza, o Professor Samir soube como nos inspirar. Em suas aulas e palestras, sempre demonstrou seu encanto e admiração pela arte da cirurgia refrativa. Isso nos levava a buscar o melhor da medicina tanto no seu aspecto assistencial quanto nos aspectos de educação e de pesquisa. Mais do que isso, sempre manteve a equipe unida, permitindo cada um buscar o seu espaço e alcançar os seus objetivos e sonhos, mas no final todos juntos com um objetivo comum: fortalecer e engrandecer o serviço de cirurgia refrativa.

Um professor deixa em cada um dos seus alunos uma marca indestrutível, um pedacinho do seu "eu", da sua sabedoria que, muitas vezes, não se consegue rastrear até ele, mas que está lá e cresce e evolui em cada um dos seus alunos.

Obrigado, Professor Samir Jacob Bechara!

Equipe de Cirurgia Refrativa

Prefácio

Oferecemos este *Manual de Cirurgia Refrativa* em um momento peculiar: saindo da pandemia, sobrevivendo, após longa interrupção das cirurgias, expectativas, incertezas. O grupo, porém, renovado, unido e determinado. A mais moderna plataforma do *excimer laser*, para nossos pacientes e médicos. Este *Manual* materializa este momento, em linha com a nossa maior vocação: educar.

Mais de 10 anos se passaram desde o nosso primeiro manual. Muita coisa mudou. A tecnologia evoluiu. O grupo aumentou, se renovou e se fortaleceu. Nossa marca se firmou por todo o país.

Especialidade jovem dentro da Oftalmologia, serviço jovem dentro da Clínica Oftalmológica do Hospital das Clínicas da Faculdade de Medicina da Universidade de São Paulo, enfrentamos início difícil e desafiador em 2005, junto com a dra. Ruth Miyuki Santo, agora no Setor de Superfície Ocular, o dr. Francisco Penteado Crestana, até hoje conosco, e nossa tecnóloga Adriana Mukai Toyota, à época quase adolescente, agora com dois filhos, a caminho do terceiro.

Os desafios não eram poucos, nem pequenos. O mais difícil, sem dúvida, foi implantar um serviço particular dentro de um enorme hospital público. Desafio de criar e adaptar uma cultura de eficiência, mérito e competitividade no seio de uma cultura funcionário público. Dificuldade em recrutar pacientes, convencendo-os de que um hospital público poderia oferecer um serviço de cirurgia refrativa particular como outros já estabelecidos no mercado. E, não menos, romper o paradigma de que um serviço particular, dentro de um hospital público, poderia conquistar autossuficiência financeira e gerencial.

Sendo uma universidade, éramos cobrados por metas científicas, assistenciais e didáticas. Muitos pratos a equilibrar ao mesmo tempo. Conseguimos, graças ao alto nível de excelência dos médicos e pessoas que se juntaram a nós. Ano após ano, formamos gerações de cirurgiões refrativos que se tornaram líderes e semearam nossos ensinamentos por todo o país. A lista é enorme e seria impossível elencá-la sem cometer alguma omissão. Outros permaneceram conosco, ajudando a fazer de nosso grupo, nossas pessoas, o mais valioso patrimônio. Enviamos vários especialistas a se aprimorar em centros de excelência no exterior, entre os quais o dr. André Torricelli, que recentemente me sucedeu na chefia do serviço. Desenvolvemos linhas de pesquisa, que atraíram investigadores de dentro e fora da Universidade de São Paulo. Sob a coordenação e a visão do dr. Renato Garcia, entregamos novo conhecimento por meio de publicações, teses de doutorado e livre-docência.

Este *Manual* materializa em papel o que temos feito desde nossos primórdios, presencialmente, em vídeo e áudio: ensinar. Nossa atividade didática, em reuniões semanais, aulas e cursos, sob a coordenação do dr. Rodrigo França de Espíndola, tem atraído e ensinado médicos de todo o país, ainda mais durante a pandemia, por meio virtual.

O grupo de Cirurgia Refrativa da Universidade de São Paulo se formou por pessoas que compartilhavam os mesmos ideais: ninguém estava ali por obrigação, mas como um time, para ser o melhor de si, na medida dos seus melhores talentos, em benefício do grupo, da instituição e, principalmente, do paciente. Novas gerações se juntaram, compartilhando o mesmo ideal, nos inspirando e, para nossa alegria e missão, nos ultrapassando, como a dra. Verônica Bresciani Giglio, o dr. Gustavo Mori Gabriel e o dr. Rodrigo C. de Oliveira.

Por fim, mas não menos importante, nosso agradecimento e reconhecimento a nossa tecnóloga Adriana Mukai Toyota, que com sua ética e rigor orientais, implantou rotinas técnicas e gerencias que foram a base de nossa qualidade.

Embora o *laser* e outros aparelhos sejam um necessário e caro investimento para um serviço de cirurgia refrativa, desde cedo entendemos e nos esforçamos em cultivar o nosso mais valioso patrimônio: as pessoas. Isso não tem preço! A todos, funcionários, técnicos e médicos, nosso carinho e homenagem. Este *Manual* também é de vocês!

Procuramos neste *Manual* apresentar os fundamentos da cirurgia refrativa, de forma básica, organizada e descomplicada, assim como fazemos em nossas reuniões, cursos e aulas.

Quisemos que este *Manual* seja em livro o que nossos cursos básicos são nas salas de aula. Ensinamento direto, fácil e objetivo sobre a prática da cirurgia refrativa. Aquilo que o oftalmologista deve saber para exercer com segurança e qualidade a especialidade. Não espere um tratado teórico, mas uma orientação prática, os conceitos fundamentais, o passo a passo, desde o primeiro encontro com o paciente até a alta. Como examinar, conversar e, principalmente, selecionar o candidato à cirurgia. Indicar e escolher corretamente a técnica cirúrgica. Preparar para a cirurgia. Entender as etapas, dicas e cuidados de cada técnica. Conhecer e estar preparado para as complicações, infelizmente inevitáveis, ainda que raras. E a cereja do bolo, vários casos clínicos reais, ilustrando importantes aspectos práticos, enriquecidos com a discussão dos nossos especialistas.

Por fim, como sempre falamos, nossa missão são vocês, nossos alunos e colegas. Nosso Manual, nosso Serviço, nossa Instituição, sendo pública, permanece sempre aberta e feliz em recebê-los, para aprendermos e evoluirmos juntos, em benefício de nossos pacientes.

Boa leitura!

Samir Jacob Bechara

Apresentação

Este *Manual de Cirurgia Refrativa* apresenta os fundamentos da cirurgia refrativa e está organizado da seguinte maneira:

- **Parte 1:** apresenta o histórico da cirurgia refrativa e a sua evolução até o momento.
- **Parte 2:** apresenta os aspectos básicos da seleção dos pacientes para a cirurgia refrativa.
- **Parte 3:** apresenta a propedêutica oftalmológica completa na importância da seleção dos pacientes.
- **Parte 4:** apresenta todos os exames complementares importantes no pré- e pós-operatório dos pacientes submetidos à cirurgia refrativa.
- **Parte 5:** apresenta as técnicas de cirurgia refrativa.
- **Parte 6:** apresenta as complicações em cirurgia refrativa e como manejá-las.
- **Parte 7:** destaca os tratamentos da ectasia.
- **Parte 8:** apresenta algumas situações especiais, como cirurgia refrativa em pós-transplante de córnea, pós-ceratotomia radial etc.
- **Parte 9:** apresenta conjunto de tabelas, algoritmos e dicas do que praticamos no Setor de Cirurgia Refrativa da Universidade de São Paulo.
- **Parte 10:** apresenta 12 casos clínicos reais, que refletem a experiência prática do Setor de Cirurgia Refrativa do Departamento de Oftalmologia do Hospital das Clínicas da Faculdade de Medicina da Universidade de São Paulo.

Sumário

Parte 1
História

Capítulo 1 Cirurgia Refrativa – Evolução Histórica e Modalidades, **3**
Samir Jacob Bechara

Parte 2
Introdução

Capítulo 2 Seleção do Paciente, Perfil Psicológico e Aspectos Legais em Cirurgia Refrativa, **9**
Samir Jacob Bechara

Capítulo 3 Contraindicações com Base na Paquimetria, **12**
Renato Garcia

Capítulo 4 Contraindicações com Base na Topografia, **17**
Gustavo Mori Gabriel

Capítulo 5 Percentual de Tecido Alterado (PTA) – Conceito e Aplicabilidade, **18**
Marcony R. Santhiago

Capítulo 6 O Papel do Tecnólogo Oftálmico na Cirurgia Refrativa, **28**
Adriana Mukai Toyota

Parte 3
Propedêutica Pré-Operatória

Capítulo 7 Aspectos Gerais do Exame Oftalmológico e Refração para Cirurgia Refrativa, **37**
Verônica Bresciani Giglio

Capítulo 8 Avaliação do Segmento Posterior no Paciente Candidato à Cirurgia Refrativa, **41**
Celso Morita
Julio Zaki Abucham Neto

Capítulo 9 Superfície Ocular/Olho Seco e Cirurgia Refrativa, **45**
Ruth Miyuki Santo

Capítulo 10 Exame da Motilidade Ocular Extrínseca na Cirurgia Refrativa, **56**
Iara Debert

Capítulo 11 Glaucoma e Cirurgia Refrativa, **59**
Marcelo Macedo
Marcelo Hatanaka

Parte 4
Exames Complementares

Capítulo 12 Topografia Corneana, **65**
Gustavo Mori Gabriel

Capítulo 13 Tomografia de Córnea (Orbscan, Pentacam, Galilei), **80**
Rodrigo França de Espíndola

Capítulo 14 Tomografia da Córnea por Coerência Óptica e Mapa Epitelial, **88**
Gustavo Yamamoto
Nathalia Cavalheiro Halla

Capítulo 15 Pupilometria e Aberrometria, **92**
Jackson Barreto Junior

Capítulo 16 Avaliação Biomecânica da Córnea, **98**
Gustavo Mori Gabriel

Parte 5
Técnicas de Cirurgia Refrativa

Capítulo 17 Técnicas de Ablação de Superfície, **107**
Verônica Bresciani Giglio

Capítulo 18 Cirurgia Lamelar com Microcerátomo, **114**
Rodrigo França de Espíndola

Capítulo 19 Cirurgia Lamelar com *Laser* de Fentossegundo (Femto-Lasik), **118**
André A. M. Torricelli

Capítulo 20 Cirurgia Optimizada *versus* Personalizada, **122**
Jackson Barreto Junior

Capítulo 21 Implantes Fácicos e Facorrefrativa, **126**
Rodrigo C. de Oliveira

Capítulo 22 SMILE (*Small Incision Lenticule Extraction*), **144**
Francisco Penteado Crestana

Capítulo 23 *Inlay* Corneanos, **147**
André A. M. Torricelli

Parte 6
Complicações em Cirurgia Refrativa

Capítulo 24 Complicações da Cirurgia de Superfície, **155**
Renato Garcia

Capítulo 25 Complicações da Cirurgia Lamelar com Microcerátomo Mecânico, **160**
Rodrigo Teixeira de Campos Carvalho

Capítulo 26 Complicações Específicas do FemtoLasik, **173**
André A. M. Torricelli

Parte 7
Tratamento da Ectasia

Capítulo 27 *Crosslinking* do Colágeno da Córnea, **179**
Renato Garcia

Capítulo 28 Anel Intraestromal, **187**
Pablo Felipe Rodrigues
Bernardo Kaplan Moscovici

Capítulo 29 Técnicas e Indicações do Transplante de Córnea, *194*
Verônica Bresciani Giglio

Parte 8
Situações Especiais em Cirurgia Refrativa

Capítulo 30 Cirurgia Refrativa na Idade da Presbiopia, *201*
Francisco Penteado Crestana

Capítulo 31 Retratamentos Pós-PRK ou Pós-Lasik, *205*
Renata Leite de Pinho Tavares
Lorena Figueiredo Patricio
Ramon Coral Ghanem
Vinícius Coral Ghanem

Capítulo 32 Cirurgia Refrativa com *Excimer Laser* após Ceratotomia Radial, *214*
Ramon Coral Ghanem
Marcielle A. Ghanem
Vinícius Coral Ghanem

Capítulo 33 Cirurgia Refrativa Pós-Transplante de Córnea, *221*
Gabriel de Almeida Ferreira
Evelyn Sílvia Barbosa Meira
Mariana Chamma Rios
Ramon Coral Ghanem
Vinícius Coral Ghanem

Capítulo 34 Ceratectomia Fototerapêutica (PTK) para Tratamento de Opacidades e Irregularidades Corneanas, *227*
Ramon Coral Ghanem
Vinícius Coral Ghanem

Parte 9
Consulta Rápida

Capítulo 35 Índices, algoritmos, receitas pós-operatórias e termo de consentimento, *243*
André A. M. Torricelli
Renato Garcia
Verônica Bresciani Giglio

Parte 10
Casos Clínicos

Caso Clínico 1, **259**

Caso Clínico 2, **263**

Caso Clínico 3, **267**

Caso Clínico 4, **272**

Caso Clínico 5, **276**

Caso Clínico 6, **283**

Caso Clínico 7, **289**

Caso Clínico 8, **293**

Caso Clínico 9, **296**

Caso Clínico 10, **300**

Caso Clínico 11, **305**

Caso Clínico 12, **310**

Índice Remissivo, *315*

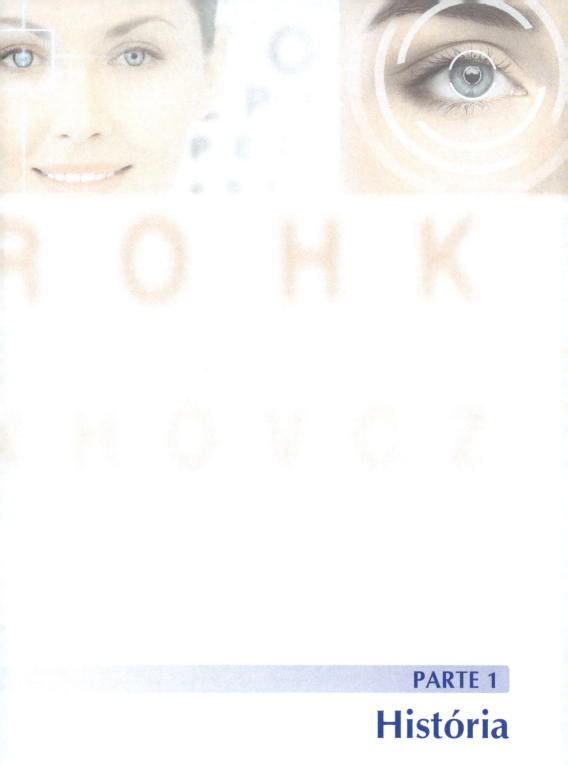

PARTE 1
História

Capítulo 1

Cirurgia Refrativa – Evolução Histórica e Modalidades

Samir Jacob Bechara

A cirurgia refrativa destaca-se hoje como um dos mais fascinantes e elegantes componentes da prática oftalmológica, graças ao refinamento tecnológico e médico disponíveis. A técnica compreende procedimentos cirúrgicos com finalidade de diminuir e, se possível, eliminar os erros de refração, preservando a qualidade de visão.

Embora atualmente esteja bem estabelecida como subespecialidade da Oftalmologia, a cirurgia refrativa não veio pronta, mas teve que enfrentar e vencer vários desafios ao longo de sua história. As primeiras pesquisas para o desenvolvimento de procedimentos cirúrgicos para a correção dos erros de refração datam do século XIX. Bates, em 1894, publicou nos Estados Unidos seus resultados de incisões corneanas com finalidade refrativa. Mais tarde, em 1897, Lans apresentou na Holanda uma tese sobre o tratamento do astigmatismo por meio de incisões na córnea.

Dois momentos históricos merecem destaque na evolução da cirurgia refrativa no século XX: 1) o desenvolvimento da cirurgia incisional por Sato, no Japão, e 2) a cirurgia lamelar, por Barraquer, na Colômbia. Sato, a partir da década de 1940, desenvolveu as bases da cirurgia incisional corneana, que culminaram na ceratotomia radial. Ele baseou suas ideias em observações clínicas nos pacientes portadores de ceratocone agudo, cujas córneas aplanavam e reduziam a miopia após a ruptura da membrana de Descemet. A partir de então, ele concebeu um procedimento cirúrgico em que realizava uma ceratotomia posterior, com o objetivo de aplanar a córnea. Infelizmente, ainda não se conhecia a importância do endotélio para a manutenção da transparência corneana e, por infelicidade, a maioria dos pacientes operados por Sato evoluíram para edema secundário de córnea. A observação da experiência de Sato permitiu que Fyodorov, na Rússia, em meados da década de 1970, desenvolvesse a ceratotomia radial anterior. Essa técnica firmou-se como a primeira cirurgia refrativa de aceitação universal, incorporada à prática clínica oftalmológica no final da década de 1970 e ao longo da década de 1980. A ceratotomia radial perdeu espaço para o *excimer laser* em meados da década de 1990, não somente pelo desenvolvimento de uma nova e mais precisa tecnologia, mas principalmente pela observação de uma complicação tardia, a hipermetropia progressiva, decorrente de um efeito continuado das incisões para a correção da miopia.

Na década de 1940, Barraquer desenvolveu na Colômbia a cirurgia refrativa lamelar e, particularmente, merece destaque por ter concebido as bases da cirurgia refrativa até hoje válidas. A Barraquer deve-se à ceratomileuse, inicialmente realizada pelo torneamento mecânico da lamela corneana congelada. Procedimento pouco preciso, era utilizado para a correção de graus elevados de miopia. No entanto, após cerca de 30 anos, surgiu a ceratomileuse pelo *excimer laser*, denominada Lasik, que se tornou o procedimento refrativo mais realizado em todo o mundo.

Embora conhecido e utilizado na indústria desde a década de 1970, foi somente em meados da década de 1990 que Stephen Trokel, nos Estados Unidos, introduziu o *excimer laser* na cirurgia refrativa corneana. Atuando no espectro ultravioleta, o *excimer laser* tem capacidade de remover tecido corneano com precisão micrométrica, ocasionando mínima lesão adjacente. A concepção da correção do erro de refração por meio da modificação da curvatura anterior da córnea culminou na técnica PRK (fotoceratectomia refrativa). Os resultados descritos nos primeiros anos da década de 1990 foram animadores, fazendo que o *excimer laser* assumisse o lugar da ceratotomia radial. No entanto, o PRK apresentava limitações: corrigia somente graus moderados de miopia e astigmatismo, evoluía por vezes com fibrose corneana secundária, denominada *haze*, apresentava pós-operatório desconfortável e de recuperação visual lenta. O advento do Lasik (ceratomileuse associada ao *excimer laser*) resolveu as limitações do PRK, pois permitiu a correção de graus mais elevados, além de proporcionar um pós-operatório mais confortável e de rápida reabilitação visual.

Ao longo da década de 1990 observou-se o domínio do Lasik no cenário da cirurgia refrativa. Posteriormente, no entanto, houve uma revalorização das ablações de superfície. Isso ocorreu, por um lado, pelas complicações relacionadas ao Lasik, particularmente a ectasia corneana e, por outro lado, pelo aprimoramento do *laser* e dos medicamentos pós-operatórios, melhorando o conforto e os resultados do PRK.

Nos dias de hoje, a principal modalidade de cirurgia refrativa é corneana, por meio do *excimer laser*, seja na superfície (PRK), seja lamelar (Lasik). O progresso tecnológico das plataformas de *excimer laser* desenvolveu a cirurgia a *laser* personalizada e otimizada, em que a correção se baseia nas informações fornecidas pela aberrometria, adequando a aplicação do *laser* às características particulares do olho de cada paciente. Com isso, procura-se aprimorar a qualidade óptica do resultado da cirurgia. Nessa modalidade, vale destacar o advento do *laser* de fentossegundo, que substituiu o microcerátomo, realizando o corte da lamela corneana com mais precisão e segurança, além de introduzir o SMILE (*Small Incision Lenticule Extraction*), em que a correção do erro refrativo se dá pela remoção de uma lamela estromal esculpida pelo *laser*.

Outra importante modalidade de cirurgia refrativa são os implantes refrativos intraoculares, que podem ser fácicos ou afácicos. Os implantes fácicos, em que não se remove o cristalino, podem ser de fixação angular, fixação iriana ou de câmara posterior. Essa modalidade traz a importante vantagem da reversibilidade, se comparada às demais modalidades de cirurgia refrativa, além da boa qualidade de visão, em que seja mandatório não modificar a superfície da córnea. No entanto, sendo procedimentos intraoculares, implicam riscos, como perda endototelial, dispersão pigmentar e catarata. No segundo grupo de procedimentos cirúrgicos refrativos, os implantes afácicos, realiza-se a extração do cristalino transparente, com finalidade refrativa. Também denominado facorrefrativa, esse procedimento tem ganho espaço pelo aprimoramento tecnológico dos aparelhos e das lentes intraoculares, apresentando-se como opção para a correção de graus mais elevados, fora do alcance do *laser*, assim como pelos implantes multifocais. No entanto, há riscos inerentes a um procedimento intraocular, além de questionamentos éticos. Há que se reconhecer que os avanços tecnológicos têm nos oferecido implantes e técnicas cirúrgicas cada vez mais delicadas, previsíveis e seguras, antevendo-se um papel relevante dessa modalidade no futuro da cirurgia refrativa.

A cirurgia refrativa, no contexto das importantes aquisições dos últimos anos, ainda tem muitos desafios a vencer. A comunidade oftalmológica ainda carece de uma terapêutica cirúrgica eficaz para a presbiopia, precisa esclarecer os fundamentos biomecânicos para a indicação cirúrgica e necessita desenvolver melhores métodos de avaliação da função visual, entre outros. Certamente, considerando a rapidez e a intensidade das inovações recentes, há de se esperar grandes desenvolvimentos para um futuro não muito distante.

Bibliografia consultada

1. Gimbel HV. Lasik Complications, Prevention and Management. Thorofare: Slack Incorporated; 1999.
2. Trokel S. Excimer Laser Surgery of the Cornea. Am J Ophthalmol; 1983. p. 710-15.
3. Waring III GO. Refractive Keratotomy for Myopia and Astigmatism. St. Louis, MO: Mosby Year Book; 1992.

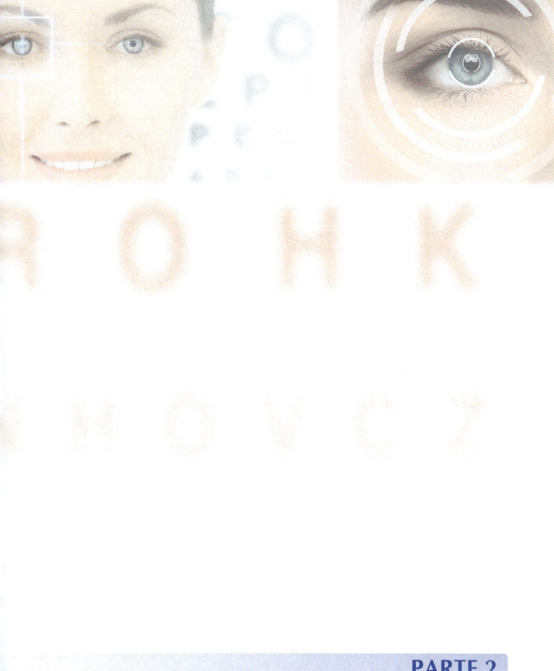

PARTE 2
Introdução

Capítulo 2

Seleção do Paciente, Perfil Psicológico e Aspectos Legais em Cirurgia Refrativa

Samir Jacob Bechara

A arte e o sucesso da cirurgia refrativa dependem, principalmente, de saber escolher o paciente adequado e de se realizar um bom preparo pré-operatório. Essa abordagem pré-operatória pode ser considerada em três níveis: **médico**, em que se selecionam os candidatos de menor risco médico-cirúrgico; **psicológico**, em que se procuram adequar as expectativas do paciente à realidade de uma cirurgia eletiva, não isenta de complicações, em um olho normal; e **jurídico**, em que se cumprem formalidades éticas e legais com o intuito de agregar segurança à relação médico-paciente e proteger atividade profissional do cirurgião refrativo.

Seleção dos pacientes

A abordagem do candidato à cirurgia refrativa deve incluir um exame oftalmológico completo, não somente para conhecer com precisão a refração que se pretende tratar, mas também para identificar possíveis fatores de risco e contraindicação.

Anamnese e exame

- Motivo de intenção da cirurgia refrativa (estética, funcional). Verificar se as intenções dos pacientes se adequam às expectativas possíveis e reais do procedimento.
- Condições clínicas pregressas e atuais, destacando-se doenças do colágeno, diabetes, alergia, distúrbios hormonais, gravidez e amamentação. Esses fatores podem influenciar o resultado e/ou contraindicar a cirurgia.
- Medicações tópicas e sistêmicas em uso.
- Qualidade da visão noturna, considerando-se que ela pode alterar ou piorar depois da cirurgia.
- Atividade profissional (ambientes secos, poluídos ou pouco iluminados).

- Atividade esportiva (esporte de impacto ou violentos), que devem ser evitados ou descontinuados, dependendo da técnica indicada.
- Uso dos óculos, há quanto tempo, data da última prescrição, estabilidade do grau. Essencialmente, o objetivo é corrigir um número com a maior certeza possível para obter o melhor e mais previsível resultado.
- Cirurgias oculares e/ou refrativas anteriores, trauma ocular e outras doenças oculares, especialmente de retina, glaucoma e olho seco.
- No caso de lentes de contato, verificar o tipo de lente utilizado, a forma de uso e o conforto com o uso delas. Uma excelente adaptação pode enfraquecer a indicação da cirurgia refrativa, particularmente, com lente de contato rígida, que proporciona excelente qualidade de visão muitas vezes não igualada pela cirurgia.
- Avaliar refração (dinâmica e estática, para longe e para perto). Repetir, reavaliar, tanto quanto necessário, até que números seguros sejam obtidos.
- Considerar a pupila (medida do diâmetro pupilar em condições fotópica e escotópica).
- Nos casos de exames de biomicroscopia, avaliar blefarite (deve ser tratada no pré-operatório); conjuntiva tarsal (sinais de alergia); córnea (olho seco, distrofias, cicatrizes, erosões recorrentes, irregularidades). O objetivo é operar a córnea, portanto, ela deve ser perfeita, ou o mais normal possível.
- Realizar tonometria para pesquisa de glaucoma, verificação do patamar de pressão pré-operatório, que se modificará após a cirurgia.
- No exame de fundo de olho, verificar retina miópica, alterações maculares, alterações na retina periférica, sinais de risco para descolamento de retina.
- Na avaliação do filme lacrimal, observar normalidade da função lacrimal, requisito obrigatório à indicação da cirurgia refrativa.
- Na paquimetria ultrassônica, a medida da espessura corneana é um importante fator de segurança na indicação da cirurgia.
- A topografia/tomografia são exames de imagem da córnea e do segmento anterior e devem confirmar a normalidade estrutural da córnea, assim como descartar doenças, especialmente o ceratocone.
- A estratégia da monovisão deve ser considerada em pacientes présbitas. Para isso, é possível simular o efeito da monovisão com lentes de contato. Desse modo, o paciente terá a possibilidade de sentir o que a monovisão lhe proporcionará, ou, principalmente, se a tolerará.
- A questão da presbiopia, presente ou futura, deve ser discutida com o candidato à cirurgia refrativa; talvez uma das desvantagens da cirurgia *versus* óculos míope.

Perfil psicológico

Tratando-se de uma cirurgia eletiva e não isenta de complicações, ainda que raras e potencialmente graves, há que se considerar o perfil psicológico do candidato. O paciente deve ser capaz de compreender que se submeterá a uma cirurgia que poderá resultar em grau de óculos residual, poderá haver alguma piora de qualidade de visão e, ainda, poderá surgir grau de óculos no futuro. Pacientes ansiosos, depressivos, perfeccionistas, detalhistas ou hiperexigentes podem se frustrar com o resultado visual da cirurgia refrativa, representando uma contraindicação relativa. A contraindicação psicológica ou de personalidade, ainda que incomum, pode ocorrer, e todo oftalmologista deve estar sensível a essa possibilidade.

Aspectos éticos e legais

A materialização da complicação médico-legal pode ocorrer por meio de diferentes modalidades, sendo a mais conhecida o processo judicial. No campo do direito civil, pode haver um processo na justiça comum, pleiteando uma indenização em virtude de um mau resultado do tratamento cirúrgico. No âmbito criminal, as reclamações se iniciam pelo inquérito policial, que pode ser arquivado ou transformado em uma ação penal. Há, ainda, as reclamações encaminhadas ao Conselho Regional de Medicina, originando a Sindicância, que poderá ser arquivada ou transformada no processo ético-disciplinar.

A análise dos processos judiciais, assim como das reclamações junto ao Conselho Regional de Medicina, indica que suas causas são de natureza predominantemente médica e pessoal. As causas de natureza médica consistem, em geral, de um mau resultado do tratamento cirúrgico, entre elas o grau residual e a perda de visão decorrente de cicatrizes, opacidades, descentralizações, irregularidades e infecções. As causas de natureza pessoal dizem respeito aos distúrbios da relação médico-paciente, independentemente dos aspectos técnicos e dos resultados do tratamento.

Há três principais estratégias preventivas: 1) qualidade dos serviços prestados; 2) comunicação eficaz; e 3) documentação. A qualidade do serviço refere-se não somente à presteza da assistência, mas também aos seus aspectos técnicos e pessoais, incluindo-se aí o necessário e adequado acompanhamento pós-operatório. A comunicação adequada diminui a ansiedade do paciente que, pela informação correta, compreende a gravidade de sua doença, a necessidade do tratamento e os riscos inerentes ao procedimento, desenvolvendo a confiança no profissional médico que lhe assiste. A comunicação entre o médico e o paciente deve ser imediata, intensa e constantemente disponível.

A importância preventiva da documentação manifesta-se em dois níveis: o prontuário médico e o termo de consentimento. O prontuário médico constitui a principal prova documental da correção técnica da assistência médica prestada. Daí a importância de preenchimento completo e legível. A relevância preventiva do termo de consentimento advém de sua capacidade de provar o cumprimento, pelo médico, de seu dever legal de informar o paciente a respeito do diagnóstico, assim como do tratamento e seus riscos. Assim, ao esclarecer o procedimento ao paciente, o médico lhe permite manifestar validamente seu consentimento para o tratamento, requisito fundamental para o aperfeiçoamento do vínculo contratual com o médico.

Bibliografia consultada

1. Abbott RL, Weber P. Risk Management Issues in Refractive Surgery Corneal Surgery. Ophthalmol Clin North Am. 1997;10:473-84.
2. Gimbel HV. Lasik Complications, Prevention and Management. Thorofare: Slack Incorporated; 1999.
3. King Jr JH. The Law of Medical Malpractice. St. Paul: West Publishing Company; 1988.
4. Waring III GO. Refractive Keratotomy for Myopia and Astigmatism. St. Louis, MO: Mosby Year Book; 1992.

Capítulo 3

Contraindicações com Base na Paquimetria

Renato Garcia

A medida da espessura da córnea é fundamental em cirurgias refrativas, sendo obrigatória essa mensuração antes da indicação de cirurgia lamelar ou de ablação de superfície. A espessura fornece um importante parâmetro clínico para função da bomba endotelial e do diagnóstico e acompanhamento de doenças ectásicas, como o ceratocone e a degeneração marginal pelúcida. Medidas pontuais centrais da espessura da córnea são tradicionalmente obtidas com a ultrassonografia, que continua sendo o exame padrão-ouro para validar a medida da espessura central da córnea. Os mapas paquimétricos, desenvolvidos por sistemas de tomografia de córnea, permitem a determinação do ponto mais fino da córnea e sua localização, bem como avaliar a variação e a progressão desses valores na córnea (Figura 3.1). Entre os principais tomógrafos de córnea que fornecem mapa paquimétrico estão os ópticos (Orbscan, Sirius, Galilei e Pentacam) e os OCT (Visante e Optovue).

Alguns conceitos importantes mostram que:
- A córnea tem espessura de valor mediano de 556 µm e desvio-padrão de 34 µm. A variação populacional encontra-se entre 454 µm e 669 µm.
- O valor da paquimetria central pode não corresponder ao valor mais fino, geralmente paracentral inferior.
- Apenas 12% das córneas normais apresentam diferença paquimétrica entre o ponto mais fino e o ápice maior que 10 µm. Nos olhos com ceratocone, a distância entre o ápice e o ponto mais fino é significativamente maior (1,52 ± 0,58 mm) do que o normal (0,9 ± 0,23 mm).
- Os raios de curvatura das superfícies anterior e posterior da córnea são diferentes, sendo em média, respectivamente, de 7,8 mm e 6,5 mm. Essa diferença faz com que a região central seja menos espessa, havendo um aumento progressivo da espessura em direção à periferia.

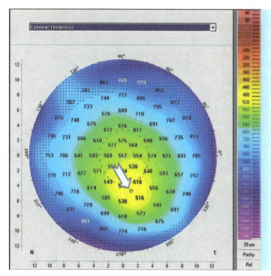

Figura 3.1. Mapa paquimétrico: ponto mais fino deslocado para paracentral inferior.

Fonte: Acervo da autoria do capítulo.

Com a necessidade de evolução constante de métodos avançados de rastreamento e diagnóstico de ectasias, passou-se a valorizar muito mais as medidas relativas da espessura da córnea do que seus valores absolutos. Além disso, medidas consagradas de leito residual mínimo pós Lasik (250 µm) deixaram de ser valorizados para sustentação do estroma da córnea após o surgimento do conceito do percentual de tecido alterado (PTA), discutido no Capítulo 5 – Percentual de Tecido Alterado (PTA) – Conceito e Aplicabilidade.

Desse modo, a paquimetria pré-operatória, a espessura da lamela corneana e a profundidade de ablação do *laser* são as variáveis mais importantes. Além da possibilidade de PTA alterado, a hipótese mais aceita está relacionada com uma predisposição inerente de algumas córneas para instabilidade arquitetônica, de acordo com suas propriedades biomecânicas.

A biomecânica do tecido corneano está relacionada à sua composição e espessura, não apenas com um ponto, mas com a distribuição da espessura em toda sua extensão. A progressão dos valores paquimétricos é diferente em olhos normais e olhos com ceratocone, sendo um parâmetro que pode ser explorado clinicamente para determinar diagnóstico precoce de ectasias, bem como o prognóstico de cirurgias refrativas.

No Pentacam, a análise dos gráficos de progressão paquimétrica, principalmente o *Percentual Thickness Increase* (PTI), os índices tomográficos, como *Ambrosio Relational Thinnest* (ART) e os parâmetros "D" (*deviation*), proporcionam maior sensibilidade na triagem de córneas normais e doentes, ou suscetíveis à doença (Figura 3.2). O conceito do ART avalia o ponto mais fino sobre os índices de progressão paquimétrica. O limite numérico sugerido do ART *Average* e *Maximum* para diferenciar olhos normais e com ceratocone são 424 e 339, respectivamente. Ao analisar os gráficos de progressão paquimétrica, principalmente o PTI, os valores da progressão devem permanecer dentro do padrão médio de distribuição normal da população, não havendo escape, nem para cima nem para baixo, em um intervalo de confiança de 95%. O PTI será mais alto se a córnea ficar abruptamente mais espessa do ponto mais fino para a periferia, padrão esse que ocorre em ectasias.

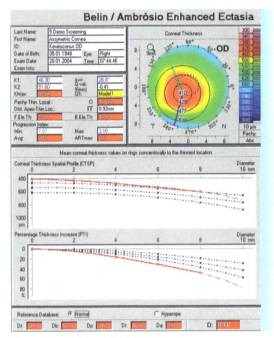

Figura 3.2. Belin-Ambrósio *Enhanced Ectasia*. Mapa paquimétrico superior à direita; índices paquimétricos, como ART_{max} superior à esquerda; gráficos de progressão paquimétrica (CTSP e PTI); índices D na parte inferior.

Fonte: Acervo da autoria do capítulo.

O "Belin-Ambrósio Enhanced Ectasia Display Total Deviation Value" (BAD_D) é um índice multivariado que essencialmente fornece uma visão global da córnea e ajuda a rastrear objetivamente os pacientes com ectasias leves. Por meio de uma combinação de dados paquimétricos e de curvatura, o BAD_D considera nove índices separados que são resumidos no valor final "D". Esse valor é calculado com base na análise de regressão dos seguintes índices: Df (desvio da normalidade da elevação frontal), Db (desvio da normalidade da elevação posterior), Dt (desvio da normalidade do ponto mais fino da córnea), Da (desvio da normalidade da espessura relacional de Ambrósio), Dp (desvio da normalidade na progressão paquimétrica média), Dy (deslocamento do ponto mais fino ao longo do meridiano vertical), elevação anterior no ponto mais fino, elevação posterior no ponto mais fino e K_{max}. O BAD_D é indicado em amarelo (suspeito) se for ≥ 1,6 SD ou em vermelho (anormal) se for ≥ 2,6 SD. Estudos recentes indicam maior sensibilidade do BAD_D ≥ 1,3 para ectasia frusta. Portanto, os sete índices estão relacionados diretamente ou indiretamente com a espessura da córnea (Dt, Da, Dp, Dy, elevação anterior no ponto mais fino e elevação posterior no ponto mais fino). A força de participação de cada índice na construção do BAD_D não foi revelada pelos desenvolvedores.

Nos OCT de córnea, os picos dos sinais dos limites anteroposteriores corneanos são bem separados das reflexões estromais, permitindo medidas mais acuradas mesmo onde há opacidades na córnea. Portanto, essa é a modalidade de tecnologia escolhida para obtenção de mapa paquimétrico para córneas com opacidades e para delimitar profundidade de lamelas.

Com o desenvolvimento dos OCT de córnea com a tecnologia *Fourier domain* (*Optovue*) houve redução substancial no tempo de aquisição das imagens e incremento importante na resolução delas, permitindo mostrar mais detalhes, como camada de Bowman, membrana de Descemet, alterações epiteliais da córnea e mapa de espessura epitelial.

Algumas regras do comportamento do epitélio da córnea são:
- média central da espessura de 54 mm;
- engrossa para preencher depressões;
- afina sobre picos (áreas mais curvas relativas), saliências;
- limite de compensação por irregularidades (se uma córnea apresentar astigmatismo irregular, deve haver irregularidades do epitélio na superfície).

Nos mapas de espessura de epitélio da córnea (Figura 3.3), a área do cone apresenta uma zona de afinamento epitelial sobre a área mais curva, cercado por um anel de epitélio espessado, que é classicamente chamado rosca epitelial. Esse padrão pode estar presente em córneas com ceratocone frustro, auxiliando o diagnóstico precoce. Do mesmo modo, pode ajudar a excluir falsos-positivos de suspeita de ectasias apenas por irregularidade epitelial, alterando topografias (Figura 3.4).

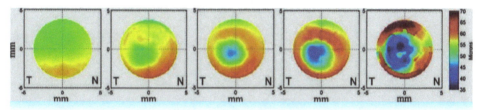

Figura 3.3. Mapa do epitélio da córnea mostrando a modificação do padrão do mapa epitelial desde córnea normal, à esquerda, até ceratocone avançado, à direita.
Fonte: Acervo da autoria do capítulo.

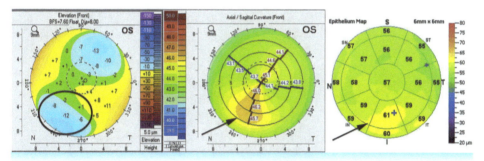

Figura 3.4. Falso-positivo para suspeita de ceratocone com aumento apenas da espessura epitelial inferior.
Fonte: Acervo da autoria do capítulo.

Bibliografia consultada

1. Ambrósio R Jr, Valbon BF, Faria-Correia F, Ramos I, Luz A. Scheimpflug imaging for laser refractive surgery. Curr Opin Ophthalmol. 2013;24(4):310-20.
2. Huseynli S, Salgado-Borges J, Alio JL. Comparative evaluation of Scheimpflug tomography parameters between thin non-keratoconic, subclinical keratoconic, and mild keratoconic corneas. Eur J Ophthalmol. 2018;28(5):521-34.

3. Hwang ES, Schallhorn JM, Randleman JB. Utility of regional epithelial thickness measurements in corneal evaluations. Surv Ophthalmol. 2020;65(2):187-204.
4. Motlagh MN, Moshirfar M, Murri MS et al. Pentacam® Corneal Tomography for Screening of Refractive Surgery Candidates: A Review of the Literature, Part I. Med Hypothesis Discov Innov Ophthalmol. 2019;8(3):177-203.
5. Salomão MQ, Hofling-Lima AL, Lopes BT et al. Role of the corneal epithelium measurements in keratorefractive surgery. Curr Opin Ophthalmol. 2017;28(4):326-36.
6. Song P, Yang K, Li P et al. Assessment of Corneal Pachymetry Distribution and Morphologic Changes in Subclinical Keratoconus with Normal Biomechanics. Biomed Res Int. 2019:1748579.

Capítulo 4

Contraindicações com Base na Topografia

Gustavo Mori Gabriel

A topografia de curvatura anterior é o primeiro passo no fluxo da avaliação estrutural para a graduação de risco em cirurgias refrativas corneanas. As principais contraindicações estão associadas aos astigmatismos **irregulares** e **assimétricos**, que muitas vezes representam o diagnóstico de ectasia. É importante reconhecer o espectro de exames normais e anormais, escolhendo aqueles **confiáveis** para seleção e personalização de um tratamento. Esses exames estão descritos com detalhes no Capítulo 12 – Topografia Corneana.

Há limites razoáveis para a alteração da curvatura corneana que auxiliam a nortear os limites, como nas ablações miópicas aplanar a córnea (0,8 dioptrias por grau corrigido) até cerca de 35 dioptrias, e nas ablações hipermetrópicas encurvar a córnea (0,8 a 1,0 dioptria por grau corrigido) até cerca de 48,5 dioptrias. É importante também considerar que a **quantidade de dioptrias corrigidas está diretamente relacionada com a geração de aberrações** de alta ordem, parâmetro relacionado aos valores supracitados.

É importante salientar que na confecção do *flap* com o microcerátomo, a escolha do anel de sucção é norteada pela curvatura da córnea a fim de evitar complicações. A preferência é por anéis de maior diâmetro em córneas mais planas, reduzindo o risco de um *free cap*, e anéis de menor diâmetro em córneas mais planas para evitar um *button hole*.

Bibliografia consultada

1. Bechara SJ, Garcia R, de Medeiros FW, Barreto Junior J, Vieira Netto M. Guia Prático de Cirurgia Refrativa. Porto Alegre: Artmed; 2009.
2. Randleman JB, Woodward M, Lynn MJ, Stulting RD. Risk assessment for ectasia after corneal refractive surgery. Ophthalmology. 2008 Jan;115(1):37-50. doi: 10.1016/j.ophtha.2007.03.073. Epub 2007 Jul 12.
3. Santhiago MR, Giacomin NT, Smadja D, Bechara SJ. Ectasia risk factors in refractive surgery. Clin Ophthalmol. 2016 Apr 20;10:713-20. doi: 10.2147/OPTH.S51313. eCollection 2016.

Capítulo 5

Percentual de Tecido Alterado (PTA) – Conceito e Aplicabilidade

Marcony R. Santhiago

Ectasia da córnea pós-cirurgia refrativa

Uma das complicações associadas à cirurgia refrativa com remoção de tecido é a ectasia da córnea. A ectasia corneana iatrogênica é um processo de encurvamento, em geral assimétrico, que pode cursar com diminuição progressiva da visão, e que está muito provavelmente associada à redução na integridade estrutural, pós-cirurgia refrativa, para níveis abaixo do limiar requerido para manter a curvatura e a forma da córnea. Essa ruptura do equilíbrio das forças tensionais pode, teoricamente, acontecer quando ocorre remoção cirúrgica de tecido da córnea em: 1) pacientes que já apresentam doença ectásica pré-topográfica, ou seja, sem sinais clássicos de doença que reconhecidamente cursa com enfraquecimento da córnea, como ceratocone, mas que de fato já tinham doença que viria a se manifestar eventualmente no futuro; 2) em córneas com sinais pré-operatórios de enfraquecimento, mas ainda clinicamente estáveis; 3) ou quando uma córnea relativamente normal é enfraquecida abaixo de limites seguros. Entendimento, reconhecimento e aceitação dos seus fatores de risco são os passos cruciais no sentido da redução significativa desse evento adverso.

Dentre os fatores de risco conhecidos, a topografia da córnea, quando alterada, se destaca amplamente como o mais frequente e maior risco associado para o desenvolvimento de ectasia. Outros fatores de risco conhecidos incluem: leito residual estromal mais fino (principalmente abaixo de 300 µm), espessura da córnea central mais fina, alta miopia e pouca idade, além de sinais de ceratocone precoces ou suscetibilidade à ectasia evidenciados pela tomografia da córnea.

Embora a maioria dos pacientes que desenvolveram ectasia pós-Lasik ou PRK apresentassem fatores de risco identificáveis no período pré-operatório, que já os colocavam em maior risco para essa complicação, casos de ectasia em pacientes com topografia pré--operatório bilateralmente normal ainda não são completamente compreendidos e têm sido fonte de extensa investigação.

Conceito de percentual de tecido alterado

Há uma relação integrada entre a espessura da córnea, a espessura da lamela (ou *flap*) e a profundidade de ablação na determinação da alteração estrutural tensional ou biomecânica que ocorre após o Lasik. A força tensional da córnea não é uniforme em toda a sua espessura central, havendo um enfraquecimento progressivo nos seus dois terços posteriores. Portanto, há sempre um comprometimento relativo, dependendo dos valores iniciais de espessura. Considerando as diferenças estruturais da córnea, parece mais sensato considerar que uma fração ou um percentual do que foi alterado pudesse fornecer informações mais individualizadas do risco de ectasia do que pontos de corte pré-determinados para leito residual ou espessura da córnea.

Assim sendo, uma nova medida foi proposta e investigada: o percentual de tecido alterado, ou PTA, que melhor descreve a interação entre os tecidos e sua subsequente repercussão na córnea e para o qual o Lasik é derivado da equação:

$$PTA = \frac{(EF + PA) \times 100}{EC}$$

em que,
EF = espessura do *flap* do Lasik em micra;
PA = profundidade de ablação em micra; e
EC = espessura central da córnea (ou do ponto mais fino caso disponível) em micra. Essa medida representa uma medida mais acurada do risco de ectasia do que cada um dos componentes que a compõem, quando avaliados isoladamente.

- **Exemplo de cálculo de PTA no Lasik:** paciente com espessura da córnea de 520 μm, com *flap* de 125 μm e profundidade de ablação de 90 μm.

$$PTA = \frac{(125 + 90)}{520} \times 100 = 0{,}41 \times 100, \text{ que equivale a PTA de 41\%}$$

Os primeiros estudos nessa linha de pesquisa, desenvolvidos pelos autores deste livro, investigaram o padrão de modificação estrutural por meio da análise do comportamento da curvatura posterior e da força tensional da córnea, pela variação de novos descritores biomecânicos, após a cirurgia refrativa de Lasik para diferentes graus de miopia em pacientes que estavam estáveis.

Esses estudos revelaram que o PTA está mais fortemente associado às alterações biomecânicas pós-Lasik do que valores isolados de leito residual, espessura de *flap* ou profundidade de ablação. E, ainda, que um alto PTA foi o fator que apresentou maior correlação com o encurvamento da curvatura posterior precoce. Os achados combinados corroboraram a hipótese do papel de um alto PTA no enfraquecimento da estrutura da córnea pós-Lasik para miopia, e ajudaram a determinar a racionalidade de se investigar a hipótese de um alto PTA ser fator de risco para ectasia.

Como visto, o PTA determina a quantidade relativa de modificação biomecânica que ocorreu após a cirurgia refrativa a *laser excimer* e, embora a maioria dos pacientes que desenvolveram ectasia após ceratomileuse *in situ* no *laser* (Lasik) ou ceratectomia fotorrefrativa (PRK) tenha tido fatores de risco identificáveis que os colocaram em maior risco para essa complicação, os casos de ectasia em pacientes com topografia pré-operatória normal ainda são fonte de extensa investigação.

O extenso trabalho de pesquisa desenvolvido levou a autoria deste capítulo a cunhar um novo termo, além de ter sido o primeiro grupo a investigar e determinar de forma consistente a associação de um alto valor de percentual de tecido alterado (PTA) e o risco de ectasia. Torna-se, portanto, responsável a divulgação desses resultados, assim como a maneira correta de interpretá-los, entendê-los e aplicá-los como um fator de risco (não um método de triagem).

A fim de eliminar vieses e compreender melhor a potencial, e específica, associação entre o PTA e o risco de ectasia, foi realizado um estudo caso-controle comparativo, incluindo olhos que desenvolveram ectasia pós-Lasik para correção de miopia e que apresentavam topografia corneana com disco de Plácido pré-operatória estritamente normal, bilateralmente.

Os achados desse estudo em olhos com topografia pré-operatória normal revelaram que o PTA ≥ 40% apresentou uma razão de chances (*odds ratio*) > que 1 e que não incluiu o 1 no intervalo de confiança. Esse resultado, por definição, determina a associação do PTA como o evento adverso da ectasia pós-Lasik, como fator de risco. O PTA ≥ 40% apresentou ainda maior prevalência quando comparado a outros fatores previamente conhecidos, como o leito residual estromal, a espessura central da córnea, a alta miopia, a profundidade de ablação, ou a idade (Figura 5.1).

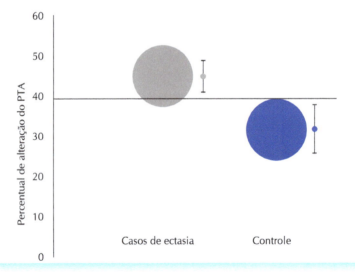

Figura 5.1. PTA e risco para ectasia.
Fonte: Desenvolvida pela autoria do capítulo.

A principal explicação para essa descoberta científica muito provavelmente reside na contribuição percentual relativa do estroma anterior sobre a força total da córnea, que é modificada após a cirurgia refrativa com *excimer laser*. Como a força tensional da córnea apresenta uma distribuição não homogênea, ou seja, não é uniforme em toda a sua espessura central, com enfraquecimento progressivo nos dois terços posteriores, ao remover a parte anterior do estroma pode-se induzir enfraquecimento significativo, que aumenta em proporção quando o limiar de 40% é atingido e ultrapassado. Em comparação com valores de corte específicos de leito residual ou espessura da córnea, o PTA provavelmente fornece uma medida mais individualizada de alteração biomecânica porque considera, ao mesmo tempo e em uma única métrica, a relação entre a espessura, o tecido alterado por meio de ablação e a criação do *flap* e espessura final do leito estromal residual (Figura 5.2).

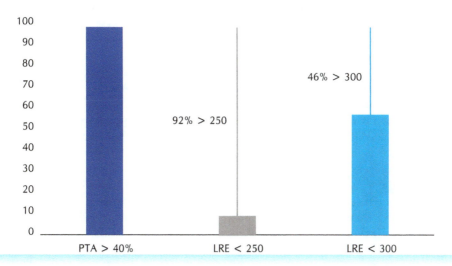

Figura 5.2. Prevalência de fatores de risco entre olhos que desenvolveram ectasia.
LRE: leito residual estromal.
Fonte: Desenvolvida pela autoria do capítulo.

Em um recente estudo computacional, Dupps e Seven também forneceram validação indireta do PTA como um fator de risco para ectasia. Eles investigaram a tensão biomecânica como uma métrica de suscetibilidade estrutural para ectasia corneana em um estudo computacional em larga escala, e descobriram que o PTA se correlacionou mais fortemente com a mudança na tensão principal máxima (TPM), além de que o PTA apresentou uma relação mais forte com a mudança induzida cirurgicamente após cirurgia refrativa para miopia em comparação com LRE. A TPM representa a quantidade máxima de tensão de tração naquele ponto de material sob as condições de carga modeladas, e as deformações mais altas estão associadas a um maior risco de falha de material quando submetidas a deformações tensionais.

Um estudo de Reinstein et al. também suporta indiretamente o papel do PTA como o fator primário para predizer as propriedades biomecânicas da córnea no pós-operatório após Lasik, PRK e extração de lentículas com pequena incisão (SMILE). Em seu modelo matemático, os autores mostraram que a quantidade de tecido corneano anterior alterado foi mais significativa no enfraquecimento pós-operatório do que o leito estromal residual em virtude das diferenças inerentes na resistência do tecido. Em seu modelo eles demonstraram, por exemplo, que quanto mais espessa a capa para extração lenticular de pequena incisão (e, portanto, quanto mais profunda a remoção do tecido lenticular), ou seja, menor a espessura residual do leito estromal, maior a resistência à tensional residual. Esse é, no entanto, apenas um modelo matemático nesse momento e requer testes diretos para avaliar sua precisão.

Os resultados dessa linha de pesquisa, incluindo o estudo de validação, corroboram o leito estromal residual e a quantidade de tecido removido por meio da profundidade de ablação como fatores de risco independentes para ectasia em vários graus; no entanto, em vez de um valor absoluto, eles parecem mais importantes como parte da equação que, em última análise, gera a porcentagem de profundidade do tecido alterada após a cirurgia. É provavelmente por isso que os valores absolutos e os valores de corte do leito estromal residual falharam historicamente na determinação dos pacientes com alto risco de ectasia.

O conceito de PTA também pode ser relevante em relatos prévios de casos em que a ectasia se desenvolveu apesar da escassez de fatores de risco. Calculamos o PTA em cada um desses casos, quando os dados estavam disponíveis, e o PTA foi sempre significativamente maior que 40%. Entretanto, esses resultados devem ser vistos com maior cautela em função das inconsistências nos dados acessíveis, especialmente nos casos em que havia indisponibilidade de ambos os olhos para análise e da espessura do *flap*. Além desses relatos, Spadea et al. investigaram a ectasia em grandes séries e, embora as topografias não estejam disponíveis para revisão, ao analisar os olhos considerados pelos autores como tendo topografia pré-operatória normal, a porcentagem média de alteração tecidual foi de 49,7%. Buhren et al. investigaram características topográficas pré-operatórias de olhos que desenvolveram ectasia pós-Lasik e não apresentavam padrões clássicos de ceratocone subclínico. Embora as topografias não sejam estritamente normais, o valor percentual médio do tecido alterado para o grupo foi de 46,6%.

A principal vantagem do método PTA está na sua simplicidade, uma vez que incorpora a informação sobre a espessura da lamela, a profundidade de ablação e o ECC. Deve-se destacar que o PTA já considera em sua equação a zona óptica em cada cálculo, pois a equação de Munnerlyn para a profundidade de ablação (que faz parte do PTA) é [(optical zone)^2 × diopters]/3, e indiretamente informa sobre o estroma residual que não é alterado. Tudo em uma única variável.

Papel do percentual de tecido alterado em olhos com topografia suspeita

Estudos anteriores demonstraram, indiscutivelmente, que padrões topográficos da córnea, considerados anormais, são o fator de risco mais significativo para ectasia pós-cirurgia refrativa. Nossos achados revelam que continua a existir uma correlação significativa entre os valores de PTA e risco de ectasia pós-Lasik, mesmo em olhos com topografia corneana suspeita. Menos alteração do tecido, ou um valor de PTA inferior, foi necessário para induzir ectasia em olhos com sinais mais notáveis de irregularidades topográficas. Ou seja, nossos achados corroboraram a hipótese de que quanto mais alterada a topografia da córnea no período pré-operatório menor o valor de PTA associado à ectasia.

Também deve ficar claro que esses resultados não indicam que é seguro realizar Lasik em olhos com padrões topográficos suspeitos simplesmente, respeitando um limite baixo de PTA. Na verdade, esses resultados corroboram que até mesmo sinais sutis de topografia anormal estão associados à ectasia após a remoção do tecido mínimo e, portanto, não há limite seguro dentro desse contexto (em pacientes com topografias suspeitas).

Contribuição relativa da espessura do *flap* e da profundidade de ablação para o percentual de tecido alterado

Apesar de representar uma métrica mais individualizada do que leito residual ou espessura da córnea, a equação PTA ainda tem componentes que teoricamente são igualmente ponderados (espessura da lamela e profundidade de ablação), que podem não ter o mesmo impacto estrutural. Mesmo que seja assumido que essas variáveis afetam o centro da córnea de forma similar, certamente há diferenças marcantes na alteração relativa das fibras da córnea periférica, portanto, elas podem ter efeitos diferentes sobre a integridade biomecânica final, com base nas diferenças anatômicas nas interligações das fibras anteriores do estroma da córnea.

Sendo assim, foi realizado um braço específico de estudo em que foi confirmada a nossa hipótese primária de que, embora o *flap* do Lasik tenha maior impacto biomecânico do que profundidade de ablação, o *flap* relativamente espesso é insuficiente para causar ectasia (com exceção de casos com *flaps* acima de 200 µm), a não ser que esteja associado a uma profunda ablação subsequente que resulte em um contexto de PTA alto (acima de 40%).

É após a combinação de um corte de *flap* relativamente espesso combinado a uma profundidade de ablação substancial, que, em conjunto, ocasionam um elevado valor de PTA, em que o ciclo de desequilíbrio biomecânico da ectasia pode ocorrer, com afinamento progressivo, redistribuição do estresse, aumento da curvatura, mais redistribuição de estresse completando o ciclo e mantendo encurvamento e afinamento progressivo.

Percentual de tecido alterado para PRK

A relação entre PTA e ectasia após PRK não foi o escopo de nossos estudos simplesmente porque o contexto científico ideal para investigar especificamente essa associação incluiria olhos que desenvolveram ectasia após PRK com topografia estritamente normal bilateral pré-operatória. No entanto, a grande maioria desses casos específicos de ectasia após a ablação de superfície ocorreu em olhos com topografia suspeita ou anormal no pré-operatório.

Apesar de não ser fácil transpor os achados obtidos investigando os olhos submetidos ao Lasik para olhos submetidos ao PRK, se a topografia pré-operatória for genuinamente saudável, os limites podem ser potencialmente maiores no PRK em virtude da suas diferenças estruturais cirúrgicas, pois não há confecção de lamela ou comprometimento periférico de fibras corneanas. Entretanto, considerando todo o conhecimento obtido até agora, ainda gostaríamos de aconselhar contra qualquer cirurgia em ambiente cirúrgico que signifique alto valor de PTA.

No caso do PRK, o PTA é derivado da equação:

$$PTA_{PRK} = \frac{\text{Espessura do epitélio} + PA}{EC}$$

em que,
PA = profundidade de ablação; e
EC = espessura central da córnea (ou do ponto mais fino caso disponível).

A espessura do epitélio pode ser estimada em 50 μm em olhos saudáveis ou se fornecer o valor realmente medido se disponível; a espessura epitelial média não varia significativamente de acordo com a espessura global da córnea, portanto, o estroma relativo alterado em qualquer medida de PTA irá variar apenas ligeiramente (menos de 1%) com a variação padrão da espessura epitelial.

Medidas de percentual de tecido alterado no ponto mais fino e central da córnea

Há diferentes tecnologias capazes de medir não somente a espessura central da córnea como também seu ponto mais fino. Quando disponíveis, recomenda-se que o PTA seja calculado considerando-se o ponto mais fino, uma vez que representa uma medida mais conservadora. No entanto, parece haver limites de concordância aceitáveis entre as medidas em olhos saudáveis (Figura 5.3).

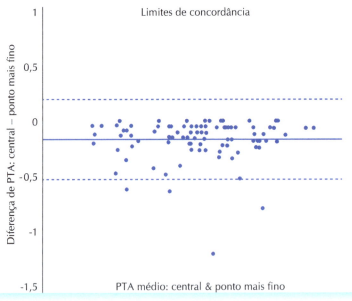

Figura 5.3. Limites de concordância aceitáveis entre as medidas em olhos saudáveis.
Fonte: Desenvolvida pela autoria do capítulo.

O PTA não considera o volume em sua computação, assim como nenhum dos fatores de risco anteriores utilizados até o momento para avaliar a segurança dos procedimentos cirúrgicos refrativos. Mudanças no volume devem ser interpretadas com cautela, não apenas porque tal análise incorporaria lamelas que não contribuem biomecanicamente, mas também porque uma variação de 1% no cálculo do PTA já permite detectar uma alteração no volume tão baixo quanto 0,3 mm^3. Além disso, pequenas variações no diâmetro da lamela, tipicamente utilizadas para tratamentos hipermetrópicos, afetariam minimamente o volume da córnea alterada e não seriam suficientes para alterar a avaliação de risco.

Investigações adicionais sobre a correlação entre PTA e geometria da córnea, além das características intrínsecas das córneas, serão o foco de um trabalho futuro. Assim, enfatizando que a presença de fatores de risco não significa que ocorram ectasias, apenas que esses olhos carregam risco aumentado, acreditamos que o fator de risco PTA é um passo à frente, se considerarmos as limitações de todos os fatores de risco previamente reconhecidos para a ectasia.

Alto percentual de tecido alterado como fator de risco para ectasia após Lasik e como usá-lo

PTA é um fator de risco para ectasia após Lasik e não um método de triagem. Um fator de risco determina uma relação e não tem nada a ver com sintomas, enquanto um método de triagem detecta a doença em indivíduos assintomáticos. Um fator de risco tem sua definição e relevância determinadas por meio das análises de *odds ratios* ou valores de risco relativo que devem ser superiores a 1. Um método de triagem, contudo, tem sua relevância investigada por meio de sensibilidade e especificidade e, idealmente, deve apresentar alta sensibilidade.

Quando presente, um fator de risco nunca irá prever um evento, e, mais importante, nunca se tornará e não deve ser confundido com um método de rastreamento. Por exemplo, um PTA alto significa apenas que esses olhos têm um risco maior de ectasia em comparação com aqueles com PTA baixo. Esse fator de risco não deve ser confundido com um método de triagem e, portanto, não investigado com testes de sensibilidade. Em contrapartida, um método de rastreamento, quando positivo, detecta a doença e pode se tornar, a partir daí, um fator de risco para outro evento.

No contexto de candidatos à cirurgia refrativa, são necessários testes altamente sensíveis para identificar as formas mais precoces de ceratocone. Quando detectado (teste positivo para doença), esse indivíduo terá um fator de risco para a ectasia pós-Lasik. Esses conceitos, no entanto, não devem ser confundidos, e isso fica evidente quando são investigados outros fatores de risco relacionados à ectasia e que não têm relação com ceratocone ou com qualquer outra doença, como PTA ou leito residual estromal residual. Essas são as diferenças fundamentais entre os fatores de risco e os métodos de triagem ou rastreamento (*screening*), e isso impacta como interpretá-los e investigá-los.

O perigo de subestimar os riscos será sempre maior do que aceitá-los. No entanto, o fato de um evento ocorrer raramente tem outra implicação significativa; mesmo que o fator de risco aumente a frequência do evento, ainda assim será raro. Em outras palavras, o denominador será sempre um número alto. Portanto, os fatores de risco devem ser interpretados como um sinal de alerta e uma estimativa de correlação, o que pode ou não afetar a decisão sobre o procedimento.

Um fator de risco deve ser incorporado à mentalidade do cirurgião como uma ferramenta auxiliar na identificação de olhos com maior risco de um evento adverso. Deve ser considerado em conjunto com a experiência do cirurgião, embora não cegado por ele, associado aos benefícios do procedimento e equilibrado pela prevalência do evento adverso na discussão.

Dada a natureza eletiva do Lasik, parece lógico que o equilíbrio da aceitação do risco deva ser ponderado para minimizar o risco, especialmente quando outros procedimentos excelentes estão disponíveis para a correção refrativa. Recentemente, foi demonstrado que

PRK com mitomicina C, em casos que teriam alto PTA pré-operatório para Lasik, é uma alternativa segura, eficaz e previsível.

Percentual de tecido alterado como fator de risco reconhecido

Em 2015, o comitê de cirurgia refrativa da Academia Americana de Oftalmologia revisou seu conteúdo e passou a considerar o PTA um fator de risco reconhecido e parte do Currículo de Cirurgia Refrativa. Publicado em 2018 no Refractive Errors & Refractive Surgery Preferred Practice Pattern® esse conteúdo é usado como referência central para livros básicos da academia, como Academy's Basic and Clinical Science Course (BCSC), treinamentos para manutenção da certificação e, ainda, American Board of Ophthalmology.

Considerações finais

Em conclusão, a sequência de estudos que foi relatada neste capítulo demonstrou que um alto valor de PTA (≥ 40%) é um fator de risco para ectasia em olhos com topografia normal. Olhos com alterações topográficas apresentam maior risco de ectasia mesmo com modificações de tecido percentualmente menos impactantes. Em comparação com valores de corte específicos do leito estromal residual ou CCT, o PTA provavelmente fornece uma medida mais individualizada de alteração biomecânica após o Lasik. Nenhum dos fatores de risco aplicados na cirurgia refrativa passou por esses métodos rígidos de identificação e validação. Com base nas diferenças estruturais da córnea, parece lógico que uma razão ou porcentagem possa fornecer informações mais específicas quando comparadas aos valores da espessura total da córnea ou da espessura do leito. Esse conceito resultou no desenvolvimento do parâmetro PTA.

Bibliografia consultada

1. Chuck RS, Jacobs DS, Lee JK, Afshari NA, Vitale S, Shen TT, Keenan JD; American Academy of Ophthalmology Preferred Practice Pattern Refractive Management/Intervention Panel. Refractive Errors & Refractive Surgery Preferred Practice Pattern®. Ophthalmology. 2018 Jan;125(1):P1-P104.
2. Dupps WJ Jr, Seven I. A Large-Scale Computational Analysis of Corneal Structural Response and Ectasia Risk in Myopic Laser Refractive Surgery. Trans Am Ophthalmol Soc. 2016;114:T1.
3. Dupps WJ Jr, Santhiago MR. Structural relationships in post-refractive surgery ectasia: What have we learned? J Cataract Refract Surg. 2019 Apr;45(4):391-3.
4. Hwang ES, Perez-Straziota CE, Kim SW, Santhiago MR, Randleman JB. Distinguishing Highly Asymmetric Keratoconus Eyes Using Combined Scheimpflug and Spectral-Domain OCT Analysis. Ophthalmology. 2018 Dec;125(12):1862-71.
5. Ong HS, Farook M, Tan BBC, Williams GP, Santhiago MR, Mehta JS. Corneal Ectasia Risk And Percentage Tissue Altered In Myopic Patients Presenting For Refractive Surgery. Clin Ophthalmol. 2019 Oct 14;13:2003-15.
6. Randleman JB, Caster AI, Banning CS, Stulting RD. Corneal ectasia after photorefractive keratectomy. J Cataract Refract Surg. 2006;32:1395-98.
7. Randleman JB, Dupps WJ Jr, Santhiago MR et al. Screening for Keratoconus and Related Ectatic Corneal Disorders. Cornea. 2015;34:20-2.
8. Santhiago MR, Kara-Junior N, Waring GO. Microkeratome versus femtosecond flaps: Accuracy and complications. Curr Opin Ophthalmol. 2014;25:270-4.
9. Santhiago MR, Smadja D, Gomes BF et al. Association between the percent tissue altered and post-laser in situ keratomileusis ectasia in eyes with normal preoperative topography. Am J Ophthalmol. 2014;158:87-95.
10. Santhiago MR, Smadja D, Wilson SE et al. Role of percent tissue altered on ectasia after Lasik in eyes with suspicious topography. J Refract Surg. 2015;31:258-65.

11. Santhiago MR, Smadja D, Wilson SE, Randleman JB. Relative Contribution of Flap thickness and Ablation Depth to the Percent Tissue Altered (PTA) in Post-Lasik Ectasia. J Cataract Refract Surg. 2015;41:2493-500.
12. Santhiago MR, Wilson SE, Smadja D, Chamon W, Krueger RE, Randleman JB. Validation of the Percent Tissue Altered as a Risk Factor for Ectasia after Lasik. Ophthalmology. 2019 Jan;126(6):908-9.
13. Santhiago MR, Giacomin NT, Smadja D, Bechara SJ. Ectasia risk factors in refractive surgery. Clin Ophthalmol. 2016 Apr 20;10:713-20.
14. Santhiago MR. Percent tissue altered and corneal ectasia. Curr Opin Ophthalmol. 2016 Jul;27(4):311-5.
15. Santhiago MR, Wilson SE, Hallahan KM, Smadja D, Lin M, Ambrosio R Jr, Singh V, Sinha Roy A, Dupps WJ Jr. Changes in custom biomechanical variables after femtosecond laser in situ keratomileusis and photorefractive keratectomy for myopia. J Cataract Refract Surg. 2014;40:918-28.
16. Smadja D, Santhiago MR, Mello GR, Krueger RR, Colin J, Touboul D. Influence of the reference surface shape for discriminating between normal corneas, subclinical keratoconus, and keratoconus. J Refract Surg 2013;29(4):274-81.
17. Smadja D, Santhiago MR, Mello GR, Roberts CJ, Dupps WJ Jr, Krueger RR. Response of the posterior corneal surface to myopic laser in situ keratomileusis with different ablation depths. J Cataract Refract Surg. 2012 Jul;38(7):1222-31.
18. Sorkin N, Rosenblatt A, Smadja D, Cohen E, Santhiago MR, Varssano D, Yatziv Y. Early Refractive and Clinical Outcomes of High-Myopic Photorefractive Keratectomy as an Alternative to Lasik Surgery in Eyes with High Preoperative Percentage of Tissue Altered. J Ophthalmol. 2019 Jan 28;2019:6513143.

Capítulo 6

O Papel do Tecnólogo Oftálmico na Cirurgia Refrativa

Adriana Mukai Toyota

A participação do tecnólogo oftálmico (TO) no processo de atendimento ao paciente candidato à cirurgia refrativa é fundamental em todas as etapas, desde o primeiro contato do paciente para agendar a consulta, passando pelos exames pré e pós-operatórios, instrumentação cirúrgica, calibração de equipamentos até as orientações nos cuidados pós-operatórios. Seu trabalho tem como objetivo contribuir com a equipe médica para oferecer serviço de excelência, prestar atendimento e procedimento com mais segurança e qualidade. A Figura 6.1 ilustra o processo de atendimento ao paciente candidato à cirurgia refrativa.

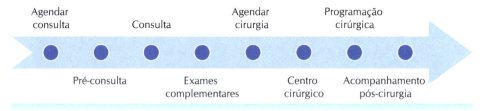

Figura 6.1. Esquema do processo de atendimento ao paciente candidato à cirurgia refrativa.
Fonte: Desenvolvida pela autoria do capítulo.

Antes da cirurgia

Para agendar a consulta para o paciente e identificar a melhor data para que ela ocorra, o TO deve orientar todas as pessoas envolvidas, como secretários e telefonistas, informar ao paciente sobre algumas recomendações para que ele chegue preparado para consulta, como tempo de suspensão do uso da lente de contato e necessidade de dilatação de pupila. Antecedente à consulta com o oftalmologista, o TO pode realizar a pré-consulta, envolvendo confirmação dos dados cadastrais, perguntas básicas predefinidas pelo médico, como realização de cirurgia prévia, medida de acuidade visual, lensometria, tonometria e autorrefração.

Durante o atendimento oftalmológico, o TO realiza os exames complementares, como medida da pupila, topografia, Visante OCT, Orbscan, Pentacam, aberrometria e paquimetria (Figuras 6.2 a 6.8). A realização dos exames deve seguir uma rotina rígida e preestabelecida. Primeiro, devem ser realizados todos os exames relacionados com medida da acuidade visual, refração e curvatura corneana. Os exames que exigem contato com a córnea, como tonometria e paquimetria, são sempre realizados posteriormente para não gerar artefatos refracionais ou topográficos.

Também deve ser dada atenção ao período de suspensão do uso das lentes de contato, lubrificação ocular adequada e sinais de qualquer processo inflamatório. É necessário também padronizar a iluminação do local onde estão os equipamentos de exames de imagens, bem como verificar a temperatura da sala e a rotina para dilatação pupilar.

Após atendimento oftalmológico com indicação cirúrgica, o TO informa ao paciente as orientações pré, intra e pós-operatórias, ressaltando a necessidade do acompanhamento pós-operatório, além de entregar e tirar dúvidas sobre o termo de consentimento livre e esclarecido.

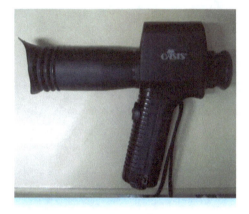

Figura 6.2. Colvard pupilômetro.
Fonte: Acervo da autoria do capítulo.

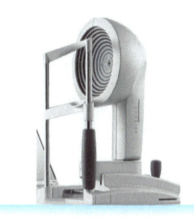

Figura 6.3. WaveLight® Topolyzer™
Fonte: Acervo da autoria do capítulo.

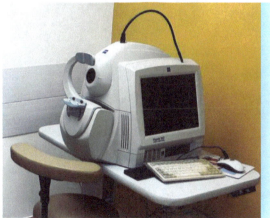

Figura 6.4. Visante OCT.

Fonte: Acervo da autoria do capítulo.

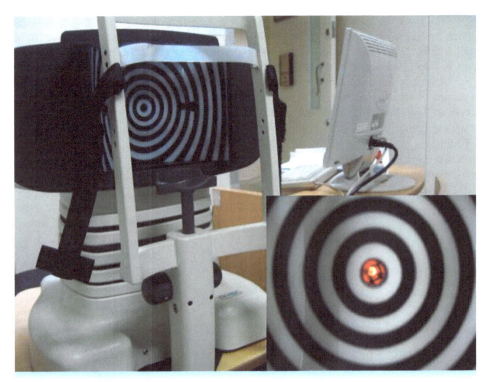

Figura 6.5. Orbscan.
Fonte: Acervo da autoria do capítulo.

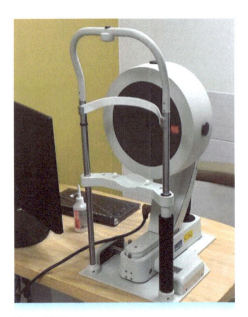

Figura 6.6. Pentacam.
Fonte: Acervo da autoria do capítulo.

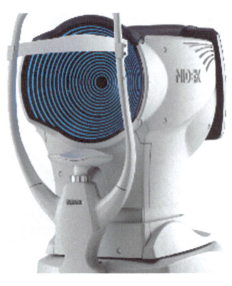

Figura 6.7. OPD Scan III (exame de aberrometria).
Fonte: Acervo da autoria do capítulo.

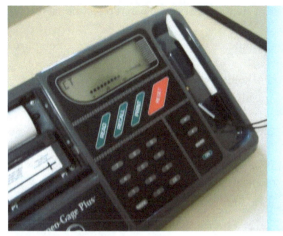

Figura 6.8. Paquímetro ultrassônico Sonogage (exame de paquimetria).

Fonte: Acervo da autoria do capítulo.

Para a cirurgia

O preparo do paciente no dia da cirurgia é feito pela auxiliar de enfermagem, sob orientação do TO. São realizadas as medidas da pressão arterial, da paramentação, da assepsia e da identificação do paciente.

Para os procedimentos PRK, Lasik ou Femtolasik são necessários alguns materiais específicos, como lâmina, solução salina balanceada com embalagem específica, lentes de conato terapêuticas, gaze e instrumental (Figura 6.9).

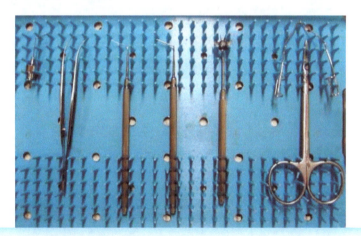

Figura 6.9. Instrumentais para Lasik.
Fonte: Acervo da autoria do capítulo.

O equipamento utilizado para a cirurgia refrativa é o *excimer laser* (Figura 6.10), o qual exige cuidados técnicos, além de o TO precisar seguir as recomendações do fabricante para zelar pelo seu perfeito funcionamento, como:

- Programar manutenção preventiva efetivada por engenheiro do próprio fabricante, além de eventuais manutenções.
- O equipamento necessita de gases específicos para o funcionamento, como nitrogênio e mistura de gases halogênios.
- Deve-se utilizar um gerador, assim como os equipamentos da sala cirúrgica.
- Requer ambiente estável com o padrão de temperatura e umidade exigido pelo equipamento.
- Exige confirmação do nível de energia e calibração do *laser* antes de sua aplicação no paciente (Figura 6.11).

Para manuseio do microcerátomo (Figura 6.12) e do *laser* de fentossegundo é indispensável conhecer cada peça, sua montagem, sua calibração e seu funcionamento. O aparelho também exige cuidados na limpeza e especificações para esterilização.

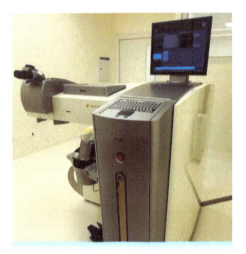

Figura 6.10. Excimer Laser WaveLight® EX 500.
Fonte: Acervo da autoria do capítulo.

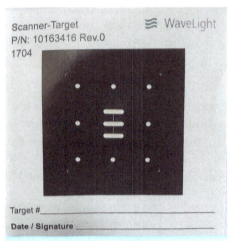

Figura 6.11. Conferência da calibração.
Fonte: Acervo da autoria do capítulo.

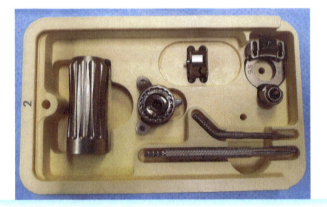

Figura 6.12. Peças do Microcerátomo XP.
Fonte: Acervo da autoria do capítulo.

No intraoperatório, os medicamentos, as concentrações e o tempo de uso são determinados pelo médico. O TO deve deixar tudo preparado e confirmar com o médico todos os parâmetros antes da cirurgia. Os dados da cirurgia devem ser digitados corretamente no programa de *excimer laser* ou há opções de importação de dados também do equipamento que efetivou a avaliação e recebeu dados pré-operatórios. O TO deve confirmar com o médico o nomograma e a forma de aplicação de *laser* a ser utilizada, além de todos os demais valores, como refração, ceratometria, paquimetria e zona de aplicação do *laser*.

A instrumentação cirúrgica é efetivada de acordo com cada procedimento, necessitando de habilidade e agilidade com os instrumentais, os acessórios, os materiais e os equipamentos, o ajuste de foco e iluminação, o aumento da imagem, o alinhamento do olho do paciente e a adequação no uso do *eye tracker* para a centralização da pupila.

Após a cirurgia

Após a cirurgia, o paciente deve acompanhar com o médico o processo de recuperação e cicatrização do procedimento, comparecendo nos retornos e exames. Para tanto, o TO pode reforçar as orientações, explicando as datas das consultas pós-operatórias e os cuidados pós-cirurgia, bem como ler a prescrição dos medicamentos a serem utilizados.

Com relação à área administrativa, o TO pode gerenciar o funcionamento dos processos de atendimentos para viabilizar da melhor maneira o atendimento médico. Isso pode ser feito de diversas formas, como:
- seleção de colaboradores;
- seleção de sistema de atendimento e prontuário eletrônico;
- exercer o controle de materiais, estoque, validades e compras;
- verificar e validar os itens de qualidade e segurança dos equipamentos e estruturais;
- gestão financeira do serviço; e
- ajustar processos para qualificação e normas de auditorias e aprovações de ISO.

Bibliografia consultada

1. Bechara SJ, Garcia R, Medeiros FW, Barreto J, Vieira M. Guia prático de cirurgia refrativa; 2009:89-92.

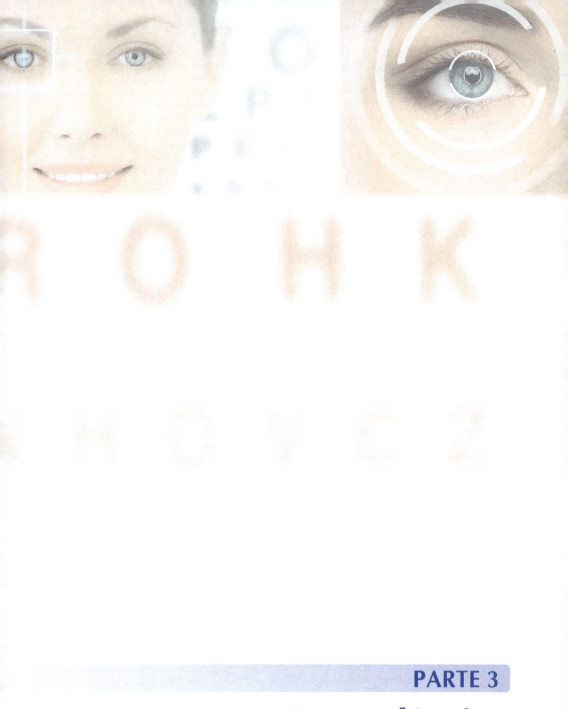

PARTE 3

Propedêutica Pré-Operatória

Capítulo 7

Aspectos Gerais do Exame Oftalmológico e Refração para Cirurgia Refrativa

Verônica Bresciani Giglio

Em um paciente candidato à cirurgia refrativa, o oftalmologista deve essencialmente realizar o exame oftalmológico de maneira minuciosa e abrangente, a fim de não só determinar acuradamente o erro refrativo a ser corrigido como também, e não menos importante, selecionar adequadamente a técnica cirúrgica e investigar potenciais contraindicações ao procedimento.

Anamnese

O exame inicia com uma anamnese que deve determinar:

- **Motivação do paciente para a realização da cirurgia refrativa:** o objetivo do procedimento deve ser a redução da dependência dos óculos e lentes de contato, porém alguns pacientes podem procurar o oftalmologista com a ideia equivocada de que a cirurgia melhorará a visão corrigida mesmo na presença de outras patologias oculares, como ambliopia e cicatrizes retinianas, e, nesse cenário, devem ser orientados sobre as limitações do procedimento.
- **Idade:** pacientes jovens apresentam maior chance de instabilidade refracional, além de, por terem córneas mais imaturas, serem um grupo de maior risco de desenvolvimento de ectasias secundárias. Por esses motivos, no serviço de Cirurgia Refrativa do Hospital das Clínicas da Faculdade de Medicina da Universidade de São Paulo (FMUSP), considera-se a idade mínima de 21 anos para a avaliação para cirurgia refrativa. No outro extremo etário, pacientes presbitas devem ser orientados sobre as possibilidades de tratamento e suas limitações a respeito de visão em longa e curta distâncias e binocularidade, como será abordado em mais detalhes no Capítulo 9 – Superfície Ocular/Olho Seco e Cirurgia Refrativa.

- **Profissão e atividades de lazer:** importante caracterizar as atividades rotineiras do paciente, a fim de melhor determinar suas demandas visuais e também eventual risco aumentado de trauma ocular, como em esportes de contato e em profissões como policiais – situações em que a técnica de ablação de superfície é preferida em relação à confecção de lamela na técnica de Lasik.
- **Uso de lentes de contato:** pacientes que buscam cirurgia refrativa, frequentemente são usuários de lentes de contato. Para que seja feita uma avaliação fidedigna da refração e de exames complementares como topografia corneana, os pacientes devem ser orientados para que fiquem ao menos 7 dias sem usar as lentes antes da avaliação oftalmológica. Isso porque as lentes de contato podem causar uma alteração da camada epitelial corneana, denominada *corneal warpage*, que pode afetar as medidas mencionadas.
- **Antecedentes oculares:** quanto aos antecedentes oculares, três aspectos devem ser ativamente questionados. Primeiro, história pessoal de estrabismo e uso de tampão na infância; segundo, antecedente de ceratite herpética pelo risco de reativação no pós-operatório, e, por último, sintomas de olho seco que também podem se intensificar no pós-operatório, como será visto mais adiante neste capítulo.
- **Antecedentes pessoais:** deve-se questionar sobretudo sobre história pessoal de doenças que potencialmente prejudicam a cicatrização corneana no pós-operatório da cirurgia refrativa, como diabetes *mellitus* e doenças autoimunes. A incidência de diabetes *mellitus* na faixa etária que busca cirurgia refrativa não é alta, porém é preciso questionar se o paciente é portador da doença, pois caso ele seja e a doença não está adequadamente controlada, pode afetar não só a cicatrização como também a aferição refracional no pré-operatório. Por alterações hormonais, mulheres gestantes ou amamentando também podem apresentar instabilidade refracional, preferencialmente, indicando-se aguardar o período de amamentação para a avaliação pré-operatória.
- **Antecedentes familiares:** quanto aos antecedentes familiares, questionar o paciente sobre ectasia corneana é de suma importância, visto que fatores genéticos participam na gênese do ceratocone.

Acuidade visual

- **Acuidade visual sem correção:** a documentação da acuidade visual sem correção na propedêutica pré-operatória é imperativa. A cirurgia se propõe a melhorar justamente a visão não corrigida do paciente, portanto, a determinação da indicação do procedimento pressupõe uma acuidade pré-operatória insuficiente que apresente melhora com correção. Em termos legais, sua anotação no prontuário também é mandatória.
- **Acuidade visual com correção:** após realizada refração minuciosa, deve-se também documentar no prontuário a melhor acuidade visual corrigida de cada olho. A cirurgia refrativa deve proporcionar a manutenção do mesmo patamar da acuidade visual corrigida no pós-operatório, ou seja, sem perda de linhas de visão. Pacientes com ambliopia, por exemplo, apresentam acuidade visual corrigida inferior a 20/20 em um dos olhos, e, caso indicado cirurgia refrativa, deverá se manter a mesma acuidade visual corrigida no pós-operatório.

Refração ocular

- **Refração dinâmica:** a partir dos dados objetivos obtidos no autorrefrator automatizado ou pela esquiascopia, deve-se refinar a refração subjetivamente no refrator de Greens. Monocularmente, inicia-se com a determinação da dioptria esférica, partindo-se, em seguida, para o refinamento do componente cilíndrico. Atenção redobrada deve ser desprendida na avaliação do astigmatismo refracional.
- **Teste do cilindro cruzado:** recomenda-se o uso do teste do cilindro cruzado para esse fim, o qual consiste em aposicionamento de uma lente com dois cilindros ortogonais, um positivo e outro negativo, de igual valor à frente da lente corretora do Greens.
- **Determinação eixo do astigmatismo:** inicia-se com a determinação do eixo. Para isso, os eixos dos cilindros cruzados devem ser posicionados equidistantes, ou seja, a 45° do eixo do cilindro corretor do Greens, como demonstrado na Figura 7.1. Ao girar a lente do cilindro cruzado, caso o paciente não note mudança da nitidez, significa que o eixo está correto. No entanto, se o paciente notar diferença entre as duas posições da lente, naquela posição em que referiu maior nitidez, o eixo corretor do Greens deve ser movido na direção do cilindro negativo do cilindro cruzado (marcação vermelha no aparelho). O teste deve então ser repetido até que o paciente não note diferença entre as duas posições apresentadas da lente do cilindro cruzado.
- **Determinação poder do astigmatismo:** determinado o eixo do astigmatismo refracional, passa-se para a avaliação de seu poder. Nesse momento, a lente do cilindro cruzado deve ser rodada de modo que o eixo de um de seus cilindros coincida com o eixo do cilindro da lente corretora do Greens, como demonstrado na Figura 7.2. Ao girar a lente do cilindro cruzado, a concordância do eixo do cilindro negativo será alternada para o eixo do cilindro positivo. Caso o paciente veja mais nitidamente na posição coincidente com o cilindro negativo (marcação vermelha no aparelho), deve-se acrescentar poder negativo 0,25 na dioptria cilíndrica do Greens. Em contrapartida, caso o paciente veja mais nitidamente na posição coincidente com o cilindro positivo (marcação preta no aparelho), deve-se reduzir o poder negativo em 0,25. O teste deve ser repetido até que o paciente não note diferença entre as duas lentes apresentadas, o que significa que o poder cilíndrico está correto.

Terminado o teste do cilindro cruzado com definição do eixo e poder do componente cilíndrico refrativo, deve-se retornar à variação da dioptria esférica, que pode ter sofrido alteração com a mudança do astigmatismo.

- **Refração estática:** todo paciente candidato à cirurgia refrativa deve ser cicloplegiado farmacologicamente sobre sua idade. Recomenda-se instilação de 1 gota de ciclopentolato 1% e 2 gotas de tropicamida 1%, espaçados a cada 5 minutos. Após 30 minutos, prossegue-se com o exame de refração. No refrator de Greens, deve-se iniciar o exame com as lentes compatíveis com a refração dinâmica previamente aferida. Apenas as lentes esféricas podem ser mudadas nessa etapa, parte refracional afetada pela acomodação. Logo, o eixo e o poder do astigmatismo não devem ser alterados, mantendo-se as medidas obtidas pelo teste de cilindro cruzado na refração dinâmica.

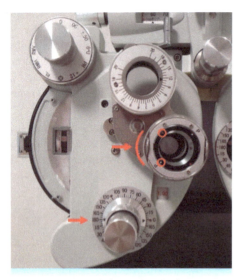

Figura 7.1. Posição da lente do cilindro cruzado para definição do eixo do astigmatismo.
Fonte: Acervo da autoria do capítulo.

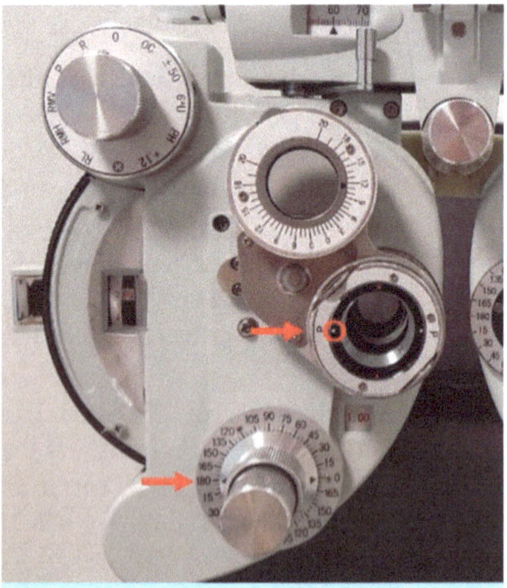

Figura 7.2. Posição da lente do cilindro cruzado para definição do poder do astigmatismo.
Fonte: Acervo da autoria do capítulo.

- **Estabilidade refracional:** com a refração estática em mãos, é possível avaliar a estabilidade refracional em relação à correção óptica em uso pelo paciente. Alterações de até 0,50 dioptrias esféricas ou cilíndricas são toleradas no período de 1 ano.

Biomicroscopia

À lâmpada de fenda, deve-se avaliar indícios de olho seco, como blefarite, alteração do menisco lacrimal, BUT (*break-up time*) e ceratite *puntata*. Se presente, a blefarite deve ser tratada antes do procedimento cirúrgico. Demais sinais e/ou sintomas de síndrome do olho seco também devem ser tratados e deve-se considerar que podem apresentar piora no pós-operatório, sobretudo na técnica de Lasik. Outros aspectos a serem avaliados são a presença de cicatrizes corneanas e neovascularização perilímbica que podem estar presentes em pacientes usuários crônicos de lentes de contato. No Lasik, durante a confecção da lamela, seja com microcerátomo, seja com *laser* de fentossegundo, pode haver secção desses vasos anômalos na periferia corneana, podendo provocar sangramento na interface. Ademais, sinais de opacidade de meio, sobretudo opacidades cristalianas, devem ser investigadas, pois, se presente, contraindicam cirurgia corneana.

Bibliografia consultada

1. Alves MR, Polati M, Sousa SJF. Refratometria ocular e a arte da prescrição médica. 5ed. Rio de Janeiro: Cultura Médica; 2013.

Capítulo 8

Avaliação do Segmento Posterior no Paciente Candidato à Cirurgia Refrativa

Celso Morita
Julio Zaki Abucham Neto

A prevenção de complicações do segmento posterior em pacientes candidatos à cirurgia refrativa é uma preocupação constante na prática clínica dos oftalmologistas. As principais complicações das cirurgias refrativas miópicas corneanas são: descolamento de retina regmatogênico (DR), neovascularização coroidal miópica (NVC) e hemorragia macular.

Menos comumente já foram descritos casos de *lacquer cracks*, buraco de mácula e edema macular cistoide. Também há relatos de complicações em cirurgias hipermetrópicas, como coriorretinopatia central serosa, síndrome da efusão uveal, retinopatia *Valsalva-like* e infarto de coroide.

Alguns estudos sugerem maior incidência de complicações pós-operatórias nos pacientes submetidos à Lasik quando comparados àqueles submetidos à PRK.

Complicações retinianas

Os principais estudos encontraram incidência cumulativa de DR após Lasik miópico, variando de 0,03% a 0,08% nos primeiros 2 a 3 anos, se aproximando de 0,2% após 10 anos de acompanhamento. Porém, nenhum deles utilizou grupo-controle ou comparou com populações similares não operadas. A incidência de DR em pacientes submetidos à implante de lente intraocular fácica de câmara anterior ou posterior se assemelha à população alta míope não operada (cerca de 2% a 3%). No entanto, a incidência em facorrefrativa fica em torno de 2% nos primeiros 4 anos e pode chegar até 8% em alguns estudos retrospectivos no seguimento de aproximadamente 7 anos pós-operatório, principalmente em jovens e após capsulotomia.

Também foram relatados alguns tipos de complicações maculares relacionados à extensão do diâmetro ocular em pacientes portadores de miopia patológica submetidos a diferentes modalidades de cirurgia refrativa. A NVC apresentou incidência de 0,02%

em um estudo com quase 6 mil olhos submetidos à PRK e de 0,33% em outro com cerca de 3 mil olhos após Lasik miópico, ambos no seguimento em médio prazo. Já o aparecimento de *lacquer cracks* e hemorragias maculares estão descritos como achados pós-operatórios precoces em alguns relatos de casos, inclusive bilateralmente. Como o surgimento de NVC foi relatado também após Lasik hipermetrópico, aventa-se a possibilidade de haver rachadura na membrana de Bruch pela variação pressórica gerada durante o procedimento.

A formação espontânea de buraco macular (BM) em pacientes alto míopes é relativamente comum. Porém, sabe-se que algumas modalidades de cirurgia refrativa podem antecipar o descolamento do vítreo posterior (DVP) nesses pacientes, aumentando a incidência da formação do BM. Na maior série de casos publicada a respeito, a maioria dos 20 olhos acometidos apresentou formação do BM dentro do primeiro semestre pós-operatório do Lasik e associado ao DVP.

Patogênese

As principais hipóteses que poderiam explicar as complicações retinianas relacionadas às cirurgias refrativas corneanas são: o estresse biomecânico em virtude das variações estruturais e pressóricas abruptas geradas pelo anel de sucção, e as ondas de choque transmitidas pelo *excimer laser* até o tecido retiniano. O primeiro mecanismo é um possível causador de tração vítreo-retiniana periférica ou macular, podendo gerar DVP no pós-operatório precoce de Lasik em até 10% dos olhos alto míopes. O segundo já é mais questionável, sendo aventada a possibilidade de gerar alterações na frágil vasculatura submacular de olhos míopes predispostos. Esses mecanismos, associados à vulnerabilidade retiniana dos míopes, podem elevar os riscos desse perfil de pacientes.

Profilaxia

O exame de mapeamento de retina (MR) pré-operatório, feito de maneira minuciosa e sob depressão escleral, é essencial para detectar lesões periféricas predisponentes ao DR e alterações maculares prévias. Em pacientes alto míopes, ou com déficit visual não corrigido pela refração, é importante considerar avaliação com OCT para investigar possíveis doenças maculares não detectadas no exame clínico.

Apesar de controverso na literatura, o tratamento profilático com fotocoagulação a *laser* de retina, bloqueando áreas de degenerações periféricas predisponentes ao DR, deve ser considerado individualmente em candidatos à cirurgia refrativa.

A degeneração *lattice* está presente em 8% da população e, em muitos casos, associada a buracos atróficos de retina. Estudos demonstraram que esse tipo de lesão tem baixo risco de causar descolamento de retina na população em geral, mas pode ser uma causa relativamente comum de DR em pacientes jovens e com um grau significativo de miopia. Portanto, deve-se considerar o tratamento profilático dessas lesões, sobretudo se outros fatores de risco estiverem presentes, como antecedente familiar e histórico de DR no olho contralateral.

Já as alterações maculares que poderiam apresentar risco de piora no pós-operatório, como NVC, *lacquer cracks* ou alterações na interface vítreo-macular, precisam ser estudadas e eventualmente consideradas como contraindicações aos procedimentos refracionais.

A avaliação da retina com novo exame de MR deve ser realizado o mais breve possível após as cirurgias refrativas, principalmente em casos com maiores riscos de complicações. Nos pacientes que não apresentarem a acuidade visual esperada após o procedimento, o exame de OCT pode ser elucidativo.

Além disso, é importante lembrar que as complicações associadas à cirurgia refrativa com *excimer laser* raramente ocorrem de forma aguda, e que novas lesões predisponentes ao DR podem aparecer meses após o procedimento cirúrgico. Por esse motivo, o paciente deve estar ciente da importância de exames oftalmológicos periódicos e procurar prontamente seu oftalmologista caso perceba sintomas de DVP ou alterações na visão central.

Manejo

Todos os pacientes com sintomas de DVP e de rupturas de retina associadas a sinais de tração vítrea adjacente devem ser tratados. Essas lesões incluem as rupturas em ferradura e as operculadas com evidência de tração vítrea remanescente.

Os estudos não mostram diferença nos desfechos de pacientes operados de descolamento de retina ou de buraco macular quando comparados grupos de pacientes submetidos ou não à cirurgia refrativa. Nem mesmo demonstram que a cirurgia ofereceria alguma dificuldade técnica para futura vitrectomia (VVPP) ou retinopexia com introflexão escleral (RIE).

No entanto, há relatos de deslocamento do *flap* corneano, geralmente associado com manobra de desepitelização intraoperatória, durante a VVPP ou a RIE. Por isso, é importante obter-se o histórico cirúrgico do paciente com a localização do pedículo do *flap*, a fim de se evitar tal complicação.

No caso da NVC, o diagnóstico e o tratamento precoces da doença, por meio da aplicação intravítrea de antiangiogênicos, são importantes no prognóstico visual final. Para uma detecção em tempo oportuno, pode-se oferecer tela de Amsler aos pacientes de maior risco, assim eles têm a oportunidade de realizar um automonitoramento e notar rapidamente algum sintoma, como a metamorfopsia.

Considerações finais

Apesar de raras, as complicações retinianas após cirurgias refrativas podem representar grave ameaça à visão. Por isso, deve-se dar atenção especial ao exame da retina no período pré e pós-operatório. O cirurgião refrativo deve sempre lembrar de discutir previamente os riscos retinianos com o paciente antes de definir a técnica de escolha, e oferecer-lhe as ferramentas necessárias para identificar possíveis alterações visuais relacionadas com essas complicações no período pós-operatório. Assim, uma vez rapidamente diagnosticadas, é possível aumentar as chances de se realizar um tratamento eficaz.

Bibliografia consultada

1. Arevalo JF, Mendoza AJ, Velez-Vasquez W et al. Full-Thickness Macular Hole after LASIK for the Correction of Myopia. Ophthalmology. 2005;112:1207-12.
2. Arevalo JF, Lasave AF, Torres F, Suarez E. Rhegmatogenous retinal detachment after LASIK for myopia of up to 10 diopters: 10 years of follow-up. Graefes Arch Clin Exp Ophthalmol. 2012;250(7):963-70.
3. Arevalo JF, Ramirez E, Suarez E et al. Rhegmatogenous retinal detachment in myopic eyes after laser in situ keratomileusis. Frequency, characteristics, and mechanism. J Cataract Refract Surg. 2001;27(5):674-80.

4. Arevalo JF, Ramirez E, Suarez E et al. Rhegmatogenous retinal detachment after laser-assisted in situ keratomileusis (LASIK) for the correction of myopia. Retina. 2000;20(4):338-41.
5. Arévalo JF. Posterior segment complications after laser-assisted in situ keratomileusis. Curr Opin Ophthalmol 2008;19:177-84.
6. Chan CK, Tarasewicz DG, Lin SG. Relation of pre-LASIK and post-LASIK retinal lesions and retinal examination for LASIK eyes. Br J Ophthalmol. 2005;89(3):299-301.
7. Faghihi H, Jalali KH, Amini A, Hashemi H, Fotouhi A, Esfahani MR. Rhegmatogenous retinal detachment after LASIK for myopia. J Refract Surg. 2006;22(5):448-52.
8. Lee DY et al. Retinal Complications After Refractive Surgery. Int Ophthalmol Clin. 2016. PMID: 26938344 Review. No abstract available.
9. Lin SC, Tseng SH. Prophylactic laser photocoagulation for retinal breaks before laser in situ keratomileusis. J Refract Surg. 2003;19(6):661-5.
10. Maturi RK, Kitchens JW, Spitzberg DH et al. Choroidal neovascularization after LASIK. J Refract Surg 2003;19:463-4.
11. Principe AH, Lin DY, Small KW et al. Macular hemorrhage after laser in situ keratomileusis (LASIK) with femtosecond laser flap creation. Am J Ophthalmol. 2004;138:657-9.
12. Reviglio VE, Kuo IC, Gramajo L, Olmedo MA, Falco M, Juarez CP. Acute rhegmatogenous retinal detachment immediately following laser in situ keratomileusis. J Cataract Refract Surg. 2007;33(3):536-9.
13. Ruiz-Moreno JM, Alio JL. Incidence of retinal disease following refractive surgery in 9,239 eyes. J Refract Surg. 2003;19(5):534-47.
14. Ruiz-Moreno JM, Montero J, Alio JL. Lacquer crack formation after LASIK. Ophthalmology. 2003; 110:1669-71.
15. Singhvi A, Dutta M, Sharma N, Pal N, Vajpayee RB. Bilateral serous macular detachment following laser in situ keratomileusis. Am J Ophthalmol. 2004;138(6):1069-71.

Capítulo 9

Superfície Ocular/Olho Seco e Cirurgia Refrativa

Ruth Miyuki Santo

A disfunção lacrimal, também conhecida como síndrome do olho seco, é um dos principais problemas relacionados à superfície ocular, impactando na cirurgia refrativa e vice-versa. Como muitos pacientes podem ser assintomáticos, todos os candidatos a procedimentos cirúrgicos oculares, de modo geral, devem ser cuidadosamente avaliados na fase pré-operatória no intuito de identificar algum distúrbio da superfície ocular preexistente. Uma superfície ocular saudável é imprescindível para o sucesso da cirurgia.

Unidade funcional lacrimal

A composição e a estabilidade do filme lacrimal são mantidas pela unidade funcional lacrimal (UFL), composta por várias estruturas e sistemas que incluem: o filme lacrimal, o epitélio da superfície ocular (córnea e conjuntiva), as glândulas lacrimais e meibomianas, as pálpebras e o sistema inervacional (sensitivo, motor e autônomo). Os componentes da UFL estão inter-relacionados na anatomia e nas funções fisiológicas. Os procedimentos refrativos corneanos afetam a estrutura anatômica e o funcionamento da UFL, resultando em impactos na superfície ocular e na função visual.

Síndrome do olho seco

Atualmente, no mundo todo, a síndrome do olho seco vem sendo apontada como uma condição frequente, que tem contribuído para o aumento dos atendimentos oftalmológicos. Múltiplos fatores desencadeiam o aparecimento da síndrome do olho seco, que pode ser classificado em duas categorias principais: por deficiência aquosa e evaporativo.

A relevância do problema é comprovada pelo crescente número de publicações científicas que têm como foco a compreensão dos mecanismos envolvidos na fisiopatogênese do olho seco e nas estratégias para o seu tratamento.

Em 2007, foi publicado o relatório DEWS (Dry Eye Workshop), contendo as informações de um consenso realizado por especialistas mundiais em olho seco. Em 2017, foi apresentado o DEWS II, uma atualização sobre os aspectos fisiopatogênicos, diagnóstico, tratamento e perspectivas futuras com relação à síndrome do olho seco. A definição atualizada para olho seco é: "uma doença multifatorial da superfície ocular, caracterizada pela perda da homeostase do filme lacrimal e acompanhada por sintomas oculares, nos quais instabilidade e hiperosmolaridade do filme lacrimal, inflamação e dano da superfície ocular e alterações neurossensoriais desempenham papeis etiológicos". A cirurgia refrativa figura entre os múltiplos fatores relacionados ao desenvolvimento da doença do olho seco.

Cirurgia refrativa e superfície ocular

A instabilidade do filme lacrimal afeta a qualidade da visão e as medidas refracionais da córnea. Epitropoulos et al. observaram que, em olhos com hiperosmolaridade da lágrima, as medidas ceratométricas e o astigmatismo corneano mostravam variações com implicações nos cálculos refracionais pré-operatórios. Ao estudar uma série de casos, Montés-Micó relatou um grande número de aberrações ópticas nos pacientes com olho seco.

Os procedimentos para correção de ametropias realizados na córnea causam impacto na superfície ocular e na produção do filme lacrimal de várias maneiras (Quadro 9.1). Trata-se de mais um motivo para que a otimização da superfície ocular seja feita previamente à cirurgia, como mencionado anteriormente.

Quadro 9.1. Efeitos da cirurgia refrativa na superfície ocular.

1. Amputação dos nervos corneanos:
   - ↓ sensibilidade da córnea
   - ↓ secreção reflexa da lágrima
   - ↓ do ritmo do piscar: alteração na distribuição e *clearance* da lágrima
   - Induz epiteliopatia neurotrófica
2. Trauma e toxicidade epiteliais:
   - Trauma conjuntival pelo anel de sucção (↓ células caliciformes)
   - Toxicidade dos colírios com conservante cloreto de benzalcônio (pré e pós-operatório)
3. Modificação do contorno corneano e sua relação com a pálpebra:
   - Miopia: córnea prolada → oblada
   - Hipermetropia: encurvamento da córnea central

Fonte: Desenvolvido pela autoria do capítulo.

Os procedimentos mais frequentes, seja PRK (*photorefractive keratectomy*), seja Lasik (*laser assisted in situ keratomileusis*), modificam a curvatura da córnea e interferem na relação pálpebra/superfície ocular e na distribuição do filme lacrimal. Além disso, ocorre uma transecção de um grande número de fibras sensoriais aferentes da córnea durante a confecção do lamela corneana no Lasik e uma fotoablação do plexo nervoso superficial durante o PRK, que resultam em diminuição do estímulo sensorial para secreção da porção aquosa do filme e redução do ritmo do piscar. A diminuição da frequência do piscamento aumenta a chance de evaporação da lágrima e tem implicação na lubrificação da superfície ocular. Estudos demonstram que, mesmo nos pacientes com tempo de ruptura do filme lacrimal (TRFL) normal no pré-operatório, ocorre redução do TRFL após a Lasik, o que causa instabilidade do filme lacrimal. Filme lacrimal instável resulta em superfície ocular irregular, que pode ser documentada pelo exame topográfico da córnea (Figura 9.1).

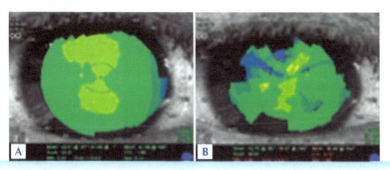

Figura 9.1. Mapas topográficos corneanos. (A) Logo após o piscamento. (B) 10 segundos sem piscar. O mapa B revela uma superfície anterior bastante irregular.
Fonte: Acervo da autoria do capítulo.

Com a superfície ocular irregular, o desempenho visual fica prejudicado, e o paciente tem uma acuidade visual insatisfatória. No caso do Lasik, também pode haver uma lesão do epitélio conjuntival, incluindo as células caliciformes, o que também contribui para a deficiência lacrimal. O dano ocorre durante a aplicação do anel de sucção (Figura 9.2) tanto no caso do uso do microcerátomo como do *laser* de fentossegundo.

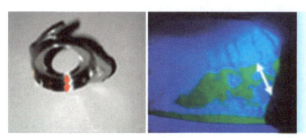

Figura 9.2. Anel de sucção e seu efeito na conjuntiva, demonstrado pela coloração com fluoresceína (seta branca: área desepitelizada).

Fonte: Acervo da autoria do capítulo.

Entre os dois procedimentos, Lasik e PRK, o Lasik é o mais frequentemente realizado, sobretudo pelo seu conforto pós-operatório e pela sua recuperação visual mais precoce. Em estudo comparando Lasik e PRK, concluiu-se que ambos os procedimentos resultam em olho seco e flutuações da visão. De acordo com o estudo, tanto no grupo Lasik como PRK, os pacientes relataram sintomas de olho seco, sem diferenças significativas entre os dois grupos, durante o primeiro mês pós-operatório. Com relação à flutuação da visão, embora estivesse presente nos dois grupos, os pacientes do grupo PRK apresentaram uma frequência significativamente maior de flutuação da visão durante o primeiro mês pós-operatório, quando comparados aos do grupo Lasik. Essa diferença foi atribuída ao fato do PRK ser dependente de um processo de regeneração tecidual (epitelial). Já a técnica de extração de lentícula com incisão pequena (*small-incision lenticule extraction* – SMILE), uma opção recente para pacientes com miopia parece preservar melhor a estrutura e a densidade de nervos corneanos quando comparada ao Lasik.

Além do impacto da cirurgia refrativa *per se* sobre a superfície ocular, o uso frequente de colírios, tanto no pré como no pós-operatório, poderá interferir negativamente na superfície ocular, sobretudo pela presença de conservantes como o cloreto de benzalcônio, derivado do amônio quaternário, altamente hidrossolúvel e com propriedades tensoativas. O efeito cumulativo do cloreto de benzalcônio pode desencadear desenvolvimento de uma disfunção lacrimal pela interferência em todas as camadas do filme lacrimal: efeitos neurotóxicos com redução da secreção aquosa; dano às células caliciformes e epiteliais com prejuízo da camada de mucina; efeitos tensoativos (detergentes) com rompimento da camada lipídica ou ação direta nas glândulas meibomianas palpebrais.

Em resumo, os sintomas de olho seco e flutuação da visão, que podem ser causa importante de insatisfação no paciente submetido a procedimento refrativo, estão relacionados às mudanças na relação pálpebra/superfície ocular, que acarreta alterações na distribuição do filme lacrimal, ao olho seco de origem neurogênica (Lasik e PRK), à remodelação epitelial pós-operatória (PRK) e à toxicidade de medicações com conservantes. Atualmente, tem se falado muito da hiperosmolaridade do filme lacrimal e de seu papel na fisiopatogênese do olho seco. Na epiteliopatia neurotrófica, também ocorre um aumento da osmolaridade do filme lacrimal, resultante de distúrbio na produção de lágrima e de diminuição do seu *clearance*. A hiperosmolaridade do filme lacrimal tem efeito tóxico para as células epiteliais e, em resposta à agressão, há uma ativação de vias celulares com a liberação de fatores pró-inflamatórios, como as interleucinas e as citocinas, que contribuem para a inflamação da superfície ocular. Dessa maneira, a síndrome do olho seco pode entrar em um ciclo vicioso de retroalimentação.

Alguns pacientes submetidos a Lasik podem desenvolver um quadro de hipersensibilidade dos nervos somatossensoriais oculares pós-cirúrgica, mesmo sem sinais clínicos de sofrimento da superfície ocular ou alteração da estabilidade do filme lacrimal. Essa condição é descrita como dor neuropática (*pain without stain*) decorrente de mecanismos complexos de sensibilização periférica e central.

Avaliação da superfície ocular nos candidatos a procedimentos refrativos

Como já mencionado, é imprescindível a avaliação pré-operatória para a detecção de um distúrbio da superfície ocular preexistente. Os estudos mostram que, virtualmente, todos os pacientes submetidos a procedimentos refrativos a *laser* podem desenvolver algum grau de disfunção lacrimal nos primeiros meses após a cirurgia e essa condição pode persistir além dos 6 primeiros meses em cerca de 20% dos pacientes. O não reconhecimento da existência da disfunção lacrimal, previamente à cirurgia, poderá gerar sintomas de desconforto muito acentuados no pós-operatório, com grande insatisfação do paciente e com maior probabilidade da persistência desses sintomas por um tempo mais longo. Portanto, o diagnóstico da síndrome do olho seco no exame pré-operatório é fundamental para a programação cirúrgica correta, para o desempenho visual e para o sucesso no pós-operatório da cirurgia refrativa. Diagnosticar a disfunção lacrimal envolve não somente o reconhecimento da condição, mas também dos fatores causais.

Os principais fatores de risco para o agravamento do olho seco no paciente submetido à cirurgia refrativa são: olho seco preexistente, usuário crônico de lente de contato, mulheres, maior profundidade da ablação, maior largura do retalho (Lasik), ablação hipermetrópica (maior diâmetro de ablação), blefaroplastia prévia e procedimentos estéticos envolvendo a região palpebral (interferência no piscamento adequado), blefarite (Quadro 9.2). Alguns estudos tentaram demonstrar que os procedimentos refrativos com retalho de base nasal resultariam em uma síndrome de olho seco com menor frequência quando comparados aos realizados com retalho de base superior, por poupar os ramos nervosos nasais. Não existe, entretanto, até o momento, um consenso sobre essa afirmação.

Quadro 9.2. Fatores de risco para olho seco após cirurgia refrativa.

1. Olho seco preexistente
2. Usuário crônico de lente de contato
   - Sensibilidade corneana diminuída
   - Epiteliopatia, toxicidade dos produtos para manutenção das lentes
3. Mulher
4. Profundidade da ablação
6. Ablação hipermetrópica
7. Largura e localização da base do retalho
8. Blefaroplastia prévia
9. Blefarite

Fonte: Desenvolvido pela autoria do capítulo.

A blefarite é uma condição frequente e muitas vezes subdiagnosticada. Além de ser uma causa importante de olho seco do tipo evaporativo, a blefarite pode estar associada a um aumento da proliferação bacteriana na superfície ocular e, com isso, contribuir para o risco de infecção pós-operatória, desenvolvimento de infiltrados marginais estéreis e ceratite lamelar difusa (DLK).

A avaliação clínica pré-operatória inclui uma anamnese cuidadosa para identificação de possíveis fatores de risco relacionados às condições oculares, como sistêmicas (p. ex., atopia, doenças dermatológicas, reumatológicas, diabetes etc.), que podem interferir na superfície ocular. A anamnese também deve incluir a avaliação do uso de medicações sistêmicas que interferem na secreção da glândula lacrimal, como: ansiolíticos, antidepressivos, anti-hipertensivos, contraceptivos orais, anticolinérgicos e anti-histamínicos. Medicações para tratamento da acne, como a isotretinoína, afetam a secreção lipídica das glândulas meibomianas, favorecendo a evaporação da lágrima. Uso de medicações tópicas de forma contínua, como aquelas para o tratamento do glaucoma, contendo conservantes como cloreto de benzalcônio, pode acarretar toxicidade da superfície ocular e olho seco.

No exame oftalmológico, é fundamental a avaliação da integridade da unidade lacrimal funcional. Inicialmente, pelo exame externo, seguido de exame biomicrocópico do filme lacrimal (menisco, dinâmica ao piscar, presença de resíduos), córnea (neovascularização, opacidades), conjuntiva (reações, pterígio, pinguécula) e anatomia palpebral. A avaliação da sensibilidade corneana é outro ponto importante se há risco de uma ceratopatia neurotrófica (diabetes, história prévia de doença herpética).

A seguir, será demonstrada a avaliação da estabilidade do filme lacrimal com o tempo de ruptura (*breakup time* – BUT). Esse exame é realizado à lâmpada de fenda, com luz azul de cobalto, após a instilação de uma gota de colírio de fluoresceína a 1%, que facilita a avaliação da película lacrimal. Após piscar algumas vezes, o paciente é orientado a olhar para frente, sem piscar. O filme lacrimal normal deve manter-se estável e intacto por pelo menos 10 segundos. A perda da estabilidade do filme lacrimal é revelada pelo aparecimento de pontos escuros na película lacrimal.

Nos estágios iniciais de olho seco, pode não haver sofrimento da superfície ocular. As alterações da superfície ocular ficam mais evidentes com uso dos corantes vitais. Os corantes como a rosa Bengala e o verde de Lissamina mostram áreas de células que perderam o glicocálix (surfactante que permite que a superfície epitelial retenha água e mantenha-se hidratada). A fluoresceína, que também é um corante vital, mostra áreas de sofrimento celular mais avançado, quando as células epiteliais perderam os processos juncionais. Portanto, nos estágios iniciais de olho seco, corantes como a rosa Bengala ou verde de Lissamina são mais sensíveis em mostrar as alterações da superfície ocular.

O teste de Schirmer é útil na confirmação do olho seco por deficiência de produção do componente aquoso. Utilizam-se fitas padronizadas de papel de filtro Whatman n. 41 de 5 mm de largura × 30 mm de comprimento, conhecidas como tiras para teste de Schirmer, colocadas sem anestésico (teste de Schirmer I – avalia secreção basal e reflexa) na junção do terço médio e lateral da pálpebra inferior. O teste pode ser feito com os olhos abertos ou fechados. Se o umedecimento da fita em 5 minutos de exposição for menor ou igual a 5 mm, favorece o diagnóstico de olho seco por deficiência de produção do componente aquoso.

Durante a avaliação oftalmológica, recomenda-se atenção especial ao exame da margem palpebral, para identificar a presença de blefarite e disfunção das glândulas meibomianas (DGM). A expressão das glândulas e a avaliação da secreção é importante para classificar a DGM, porém, recomenda-se que seja realizada após as medidas do BUT, colorações vitais e teste de Schirmer para não interferir nos resultados desses exames.

Embora não sejam realizados de forma rotineira, é possível avaliar a osmolaridade do filme lacrimal e a presença de fatores inflamatórios (teste para metaloproteinase matricial 9 – MMP-9). Novos aparelhos, dentre eles o Keratograph (OCULUS), que possuem topógrafo corneano integrado a uma câmera, permitem analisar a dinâmica do filme lacrimal ao piscar, avaliar a arquitetura das glândulas meibomianas e a camada lipídica da lágrima, medir o tempo de rompimento do filme lacrimal sem a necessidade do uso de fluoresceína (TRFL não invasivo) e a altura do menisco lacrimal.

No período pós-operatório, a avaliação da disfunção lacrimal segue as mesmas etapas mencionadas na avaliação pré-operatória. A Figura 9.3 mostra o exame biomicroscópico de um paciente submetido a Lasik há 1 mês com queixa importante de flutuação da visão. A coloração com fluoresceína mostra ceratite ponteada difusa que justifica a queixa visual.

De acordo com os resultados da avaliação pré-operatória, em alguns casos, é prudente considerar as ablações de superfície (PRK ou Lasek) ou SMILE, em vez de Lasik.

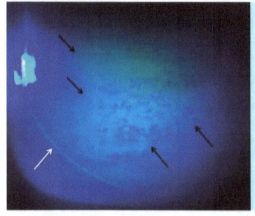

Figura 9.3. Imagem de biomicroscopia de córnea 1 mês após Lasik. Note a presença de ceratite superficial 4+ corados por fluoreceína (setas pretas). A seta branca indica a margem do *flap* do Lasik.

Fonte: Acervo da autoria do capítulo.

Abordagem terapêutica do olho seco

O tratamento do olho seco deve ser feito de forma escalonada, de acordo com a gravidade, como mostra o Quadro 9.3. O primeiro passo é a orientação do paciente a respeito da condição. A compreensão da doença por parte do paciente é um ponto fundamental para a aderência ao tratamento.

Quadro 9.3. Algoritmo para tratamento do olho seco.

Medidas gerais para todos os níveis	• Orientação do paciente, modificações ambientais, hidratação oral • Controle das medicações sistêmicas • Controle das doenças de base	
Nível 1 – Olho seco leve		Lágrimas preservadas
		Higiene palpebral
Nível 2 – Olho seco moderado esporádico/crônico	Se não melhorar com tratamento nível 1, adicionar:	Lágrimas sem conservantes, gel à noite, suporte nutricional (ômegas), terapia anti-inflamatória (imunomoduladores: CsA, tacrolimo), tetraciclina / macrolídeos (DGM), secretagogos
Nível 3 – Olho seco moderado/grave	Se não melhorar com tratamento nível 2, adicionar:	Soro autólogo *plug* lacrimal (após controle da inflamação) Câmara úmida, lentes de contato terapêuticas
Nível 4 – Olho seco grave	Se não melhorar com tratamento nível 3, adicionar:	Anti-inflamatório sistêmico Oclusão cirúrgica pontos lacrimais Autoenxerto de glândulas salivares

Fonte: Desenvolvido pela autoria do capítulo.

Suplementação da lágrima

Os lubrificantes oculares estão no primeiro estágio do tratamento de todas as formas de olho seco. A base do tratamento do olho seco é a reposição da lágrima com objetivo de aumentar a umidade da superfície ocular e melhorar a lubrificação. A apresentação pode ser na forma de colírio ou gel. A maior parte dos lubrificantes oculares contém água, eletrólitos, agentes emolientes e conservantes. Novas formulações contêm agentes capazes de interferir no equilíbrio osmótico (osmoprotetores), atuar como surfactante de maneira semelhante ao glicocálix da superfície epitelial ou repor a camada lipídica do filme lacrimal. Os agentes conservantes são adicionados para impedir a proliferação de micro-organismos no frasco depois de aberto. Porém, a aplicação frequente de um colírio poderá ser tóxica para as células epiteliais. Quanto aos lubrificantes oculares, há opção dos conservantes menos tóxicos, como o Polyquad®, e conservantes virtuais, como o perborato de sódio e Purite®. Mas, se possível, o uso preferencial das formulações sem nenhum conservante que utilizam sistemas de bomba a vácuo (Hylo Comod®, Hylo Gel®), filtro *Abak* (Hyabak®) ou flaconetes (Optive UD®) é recomendável. Estudos têm demonstrado que, entre os polímeros, a carboximetilcelulose (carmelose) e o hialuronato de sódio/ácido hialurônico têm propriedades regenerativas e podem ser interessantes no uso pós-operatório.

Substituto biológico da lágrima

A terapia com substitutos da lágrima apresenta limitações: não substituem completamente a complexa composição da lágrima natural e os conservantes e estabilizadores podem desencadear toxicidade e alergia. Nos casos de olho seco grave, pode-se recorrer ao colírio de soro autólogo ou colírio de plasma rico em plaquetas, obtidos a partir do plasma sanguíneo do próprio paciente. Os colírios de hemoderivados apresentam a vantagem de conter fatores de crescimento, vitamina A e imunoglobulinas. Entretanto, por não conter conservantes, o frasco deve ser mantido sob refrigeração e a sua manipulação deve seguir normas rigorosas de assepsia.

Estimulantes da secreção lacrimal (secretagogos)

Agentes agonistas colinérgicos como a pilocarpina, a cevimelina e a bromexina, quando administrados via oral, estimulam a secreção salivar e lacrimal, porém os efeitos colaterais relacionados com os efeitos colinérgicos (sudorese, aumento da frequência das micções, náuseas) limitam a sua utilização. Secretagogos tópicos, como rebamipide e diquafosol, mostram resultados promissores no tratamento do olho seco, mas ainda não estão disponíveis no nosso mercado.

Terapia anti-inflamatória

A inflamação da superfície ocular tem papel decisivo na perpetuação da síndrome do olho seco de qualquer natureza. A terapia anti-inflamatória tópica com uso de colírio de corticosteroide ou, mais frequentemente, de imunomoduladores como ciclosporina A e tacrolimo, pode ser benéfica nos casos moderados e graves. Alguns autores recomendam o uso de ciclosporina A tópica pelo menos 1 mês antes do procedimento, continuando por, no mínimo, 3 meses após a cirurgia. Recentemente, foi aprovado pela FDA (Food and Drug Administration) uma nova solução oftálmica de lifitegrast 5%, um antagonista de integrina que reduz a inflamação da superfície ocular.

Os pacientes com disfunção intensa das glândulas de meibomianas (glândulas palpebrais secretoras de lípides), sobretudo na acne rosácea, podem ser beneficiados pela administração sistêmica de macrolídeos, incluindo a tetraciclina e seus análogos, como a doxiciclina e a minociclina. O efeito dessas medicações no tratamento da blefarite é independente da atividade antimicrobiana, mas relacionado a sua ação anticolagenase e de inibição das lipases bacterianas. Relatos recentes mostraram que alguns pacientes com disfunção das glândulas meibomianas, sobretudo aqueles refratários ao tratamento convencional, podem ser beneficiados com terapia por luz pulsada intensa.

Ácidos graxos essenciais

A suplementação alimentar com ácidos graxos essenciais (ômegas), na forma de óleo de linhaça (ômegas 3 e 6) ou óleo de peixe (ômega 3), é uma alternativa útil no tratamento do olho seco. Além do papel anti-inflamatório, os ômegas também interferem na secreção das glândulas meibomianas, melhorando a qualidade da secreção lipídica e, como consequência, diminuindo a evaporação do filme lacrimal. Porém, não há consenso para a dose ideal, a composição e o tempo de uso.

Medidas gerais

Um ponto importante é a conscientização quanto aos fatores ambientais e comportamentais que favorecem o aumento da evaporação da lágrima e pioram o olho seco. Medidas para evitar a evaporação excessiva da lágrima incluem o uso de óculos especiais com proteção lateral, umidificadores de ar, e oclusão adequada dos olhos durante o sono pode ser útil no tratamento do olho seco. Outras medidas incluem evitar fluxo direto de ar provenientes de ar-condicionado, ventiladores e aquecedores, bem como limitar o tempo de uso de dispositivos eletrônicos que requerem atenção visual prolongada com redução do ritmo do piscar, como *smartphones*, *tablets* e computadores. A higiene adequada das pálpebras e cílios, com uso de xampu neutro diluído ou formulações específicas, são medidas adjuvantes nos pacientes com blefarite.

Tratamento cirúrgico

Em situações determinadas, intervenções cirúrgicas podem auxiliar a preservação da superfície ocular nos pacientes com olho seco. A oclusão do ponto lacrimal tem por objetivo a preservação da lágrima. Existem vários métodos, desde cauterização, *plugs* a recobrimento com conjuntiva. Alguns trabalhos sugerem que a manutenção de uma lágrima de má qualidade pode favorecer a atividade de mediadores inflamatórios, alimentando um ciclo vicioso prejudicial à superfície ocular.

Considerações finais

A disfunção lacrimal, também conhecida como síndrome do olho seco, é um dos principais problemas relacionados à superfície ocular, impactando na cirurgia refrativa e vice-versa. Os estudos mostram que praticamente todos os pacientes submetidos a procedimentos refrativos a *laser* podem desenvolver algum grau de disfunção lacrimal nos primeiros meses após a cirurgia e essa condição pode persistir além dos 6 primeiros meses em cerca de 20% dos pacientes.

As flutuações de visão estão relacionadas às mudanças na relação pálpebra/superfície ocular, que acarreta alterações na distribuição do filme lacrimal, no olho seco de origem neurogênica (Lasik e PRK), na remodelação epitelial pós-operatória (PRK) e na toxicidade das medicações utilizadas no pós-operatório.

Pacientes que já apresentam alguma disfunção lacrimal, previamente à cirurgia, terão sintomas de desconforto e olho seco mais acentuados após o procedimento cirúrgico e probabilidade da persistência desses sintomas por tempo mais longo. Os sintomas de olho seco e flutuação da visão são causas de insatisfação nos pacientes submetidos à cirurgia refrativa.

Medidas preventivas incluem anamnese cuidadosa no pré-operatório, com identificação de fatores de risco para olho seco. O exame oftalmológico deve conter a propedêutica para identificar uma possível disfunção lacrimal preexistente: biomicroscopia cuidadosa; avaliação do tempo de ruptura do filme lacrimal (*breakup time* – BUT); uso de corantes vitais (Rosa bengala/Lissamina verde e fluoresceína) e avaliação da sensibilidade corneana. Nos casos de olho seco e/ou blefarite, há necessidade do controle adequado dessas condições antes do procedimento cirúrgico refrativo.

Bibliografia consultada

1. Ambrósio R Jr, Periman LM, Netto MV, Wilson SE. Bilateral marginal sterile infiltrates and diffuse lamellar keratitis after laser in situ keratomileusis. J Refract Surg. 2003;19:154-8.
2. Ambrósio R Jr. Tervo T, Wilson SE. Lasik-associated dry eye and neurotrophic epitheliopathy: pathophysiology and strategies for prevention and treatment. J Refract Surg. 2008;24:396-407.
3. Bailey MD, Zadnik K. Outcomes of Lasik for myopia with FDA-approved lasers. Cornea. 2007;26:246-54.
4. Baudouin C, Aragona P, Messmer EM et al. Role of hyperosmolarity in the pathogenesis and management of dry eye disease: proceedings of the OCEAN group meeting. Ocul Surf. 2013;11:246-58.
5. Belmonte C, Nichols JJ, Cox SM, Brock JA, Begley CG et al. TFOS DEWS II pain and sensation report. The Ocular Surface. 2017;15:404-37.
6. Beuerman RW, Mircheff A, Plugfelder SC et al. The lacrimal functional unit. In Plugfelder SC, Beuerman RW, Stern ME, editors. Dry Eye and Ocular Surface Disorders. New York: Marcel Dekker; 2004.
7. Epitropoulos AT, Matossian C, Berdy GJ et al. Effect of tear osmolarity on repeatability of keratometry for cataract surgery planning. J Cataract Refract Surg. 2015;41:1672-77.
8. Goldberg D. Preoperative evaluation of patients before cataract and refractive surgery. Int Ophthalmol Clin. 2011;51:97-107.
9. Gomes JAP, Azar DT, Baudouin C, Efron N, Hirayama M et al. TFOS DEWS II iatrogenic report. Ocul Surf. 2017;15:511-38.
10. Jones L, Downie LE, Korb D, Benitez-Del-Castillo JM et al. TFOS DEWS II Management and Therapy Report. Ocul Surf. 2017;15:575-28.
11. Karimian F, Baradaran-Rafii A, Javadi MA, Nazari R et al. Bilateral bacterial keratitis in three patients following photorefractive keratectomy. J Refract Surg. 2007;23:312-5.
12. Kobashi H, Kamiya K, Shimizu K. Dry eye after small incision lenticule extraction and femtosecond laser-assisted Lasik: meta-analysis. Cornea. 2017;36:85-91.
13. Lee HK, Lee KS, Kim HC et al. Nerve growth factor concentration and implications in photorefractive keratectomy vs laser in situ keratomileusis. Am J Ophthalmol. 2005;139:965-71.
14. Lee JB, Ryu CH, Kim J et al. Comparison of tear secretion and tear film instability after photorefractive keratectomy and laser in situ keratomileusis. J Cataract Refract Surg. 2000;26:1326-31.
15. Lee JH, Ahn HS, Kim EK, Kim T. Efficacy of Sodium Hyaluronate and Carboxymethylcellulose in Treating Mild to Moderate Dry Eye Disease. Cornea. 2011;30:175-79.
16. Levitt AE, Galor A, Weiss JS, Felix ER et al. Chronic dry eye symptoms after Lasik: parallels and lessons to be learned from other persistent post-operative pain disorders. Molecular Pain. 2015;11:21.
17. Mian SI, Shtein RM, Nelson A, Musch DC. Effect of hinge position on corneal sensation and dry eye after laser in situ keratomileusis using a femtosecond laser. J Cataract Refract Surg. 2007;33:1190-4.
18. Montés-Micó R. Role of the tear film in the optical quality of the human eye. J Cataract Refract Surg. 2007;33:1631-35.

19. Murakami Y, Manche EE. Prospective, randomized comparison of self-reported postoperative dry eye and visual fluctuation in Lasik and photorefractive keratectomy. Ophthalmology. 2012;119:2220-4.
20. Nelson JD, Craig JP, Akpek EK, Azar DT, Belmonte C et al. TFOS DEWS II Introduction. Ocul Surf. 2017;15:269-75.
21. Report of the International Dry Eye Workshop (DEWS) 2007. Ocul Surf. 2007;5:75-178.
22. Rodriguez AE, Rodriguez-Prats JL, Hamdi IM et al. Comparison of goblet cell population density after femtosecond laser and mechanical microkeratome in Lasik. Invest Ophthalmol Vis Sci. 2007;48:2570-75.
23. Salib G, McDonald MB, Smolek M. Safety and efficacy of cyclosporine 0.05% drops versus unpreserved artificial tears in dry-eye patients having laser in situ keratomileusis. J Cataract Refract Surg. 2006;32:772-78.

Capítulo 10

Exame da Motilidade Ocular Extrínseca na Cirurgia Refrativa

Iara Debert

O exame da motilidade ocular extrínseca no pré-operatório de cirurgia refrativa tem papel fundamental na identificação de pacientes que apresentam fatores de risco para perturbação da visão binocular no pós-operatório. O rastreamento com exame cuidadoso da motilidade permite identificar os fatores associados a possíveis resultados insatisfatórios no pós-operatório, bem como estratificar os pacientes com base no risco de complicações relacionadas à visão binocular.

Fazem parte da avaliação pré-operatória:
- **História direcionada para as particularidades da visão binocular:** o questionamento sobre episódios prévios de diplopia, estrabismo na infância, cirurgia de estrabismo, histórico de exercícios ortópticos e uso de prismas devem fazer parte da anamnese para cirurgia refrativa.
- **Testes de *cover-uncover* e de cobertura alternada:** realizados para longe e perto com os óculos em uso e também sem correção. Além da posição primária do olhar, a posição de leitura, supra e infraversões também devem ser avaliadas.
- **Testes de fusão e de estereopsia:** as luzes de Worth e filtro vermelho avaliam fusão, supressão ou diplopia. Os testes de Titmus, Lang e Frisby detectam e quantificam a estereopsia.
- **Amplitudes fusionais:** testam a habilidade de alinhar os olhos, mantendo a fusão sensorial, enquanto prismas de valores progressivamente maiores são colocados na frente dos olhos. As amplitudes de convergência e divergência devem ser medidas para longe e perto.
- **Testes das quatro dioptrias prismáticas:** permite avaliar se há um escotoma de supressão em pacientes com monofixação e sem desvio manifesto. O prisma de quatro dioptrias de base temporal é colocado na frente de um dos olhos e, depois do outro olho, em condição binocular. Quando há fixação bifoveal, é observado o

movimento de versão (bilateral) na direção oposta ao olho do prisma, seguido pelo movimento unilateral de convergência fusional do olho sem prisma. Quando há monofixação, não há movimento se o prisma é colocado no olho não fixador, assim como não há movimento de convergência fusional do olho não fixador se o prisma é colocado no olho fixador. Pacientes com monofixação, que após a cirurgia refrativa trocam a dominância ocular, podem apresentar diplopia por não conseguirem suprimir a imagem do olho previamente fixador.

- **Avaliação dos centros ópticos dos óculos:** os óculos em uso devem ser verificados quanto à presença de prismas que podem estar incorporados mesmo que de modo não intencional. A marcação dos centros ópticos e a avaliação das lentes no rosto do paciente permitem averiguar se estão coincidentes com os eixos visuais. A presença de prismas nos óculos pode neutralizar pequenos desvios que o paciente possa apresentar, assim como pode criar ou acentuar desvios preexistentes.
- **Refração:** as refrações dinâmica e estática têm papel importante na propedêutica. Nas miopias, diferenças maiores que 0,50 DE entre a refração com e sem cicloplegia são consideradas significantes. Nas hipermetropias, atentar para seus componentes absoluto, latente facultativo e manifesto. Quando o valor latente, ou seja, a diferença entre a refração sob cicloplegia e a hipermetropia manifesta, é maior que +1,00 DE, é considerado significante, e valores maiores que +2,00 DE podem representar contraindicação relativa para a cirurgia refrativa da hipermetropia.

A medida da acuidade visual para perto também faz parte da propedêutica pré-operatória, avaliando a distância de trabalho e o conforto à leitura.

O eixo do astigmatismo em pacientes com estrabismo pode ser diferente em condição monocular e binocular. Por isso, nesses pacientes, a medida deve ser feita em cada olho individualmente e também em condição binocular.

Testes com lentes de contato que simulam monovisão devem ser feitos no pré-operatório, se a monovisão faz parte dos objetivos da cirurgia refrativa.

Com base nos achados da avaliação pré-operatória e nos elementos apresentados anteriormente, os pacientes são estratificados com base no risco de acordo com Kowal, Battu e Kushner (Quadro 10.1).

Quadro 10.1. Estratificação de risco para avaliação pré-operatória.

Sem risco/baixo risco
- Ausência de história de estrabismo, diplopia ou uso de prismas. Se houve cirurgia de estrabismo prévia, deve apresentar reservas fusionais satisfatórias
- Miopia com anisometropia menor que 4,00 DE
- Ausência ou valor mínimo de foria
- Óculos atuais, refração manifesta e sob cicloplegia apresentando diferença de até 0,50 DE
- Esotropia acomodativa com reservas fusionais de pelo menos 10 DP

Risco moderado
- Esotropia acomodativa com reserva fusional menor que 5 DP
- Hipermetropia latente a partir de +2,00 DE
- Astigmatismo a partir de moderado com diferença no seu eixo em condição monocular e binocular. Estrabismo de pequeno ângulo com componente ciclovertical associado

Continua

Quadro 10.1. Estratificação de risco para avaliação pré-operatória. *(Continuação)*

Risco alto
- Estrabismo manifesto
- Anisometropia a partir de 4,00 DE com presença de fusão
- Esotropia acomodativa que requer valor de correção maior que a hipermetropia absoluta para adequado controle do desvio
- Presença de diplopia durante o teste de monovisão com lentes de contato

Fonte: Kowal et al., 2005.

A avaliação minuciosa dos elementos da binocularidade e a estratificação em riscos permitem prever o sucesso do procedimento, assim como orientar os pacientes sobre seu prognóstico. Quando se opta por fazer a cirurgia refrativa em um paciente com estrabismo, é recomendado que a cirurgia refrativa seja feita antes da cirurgia de estrabismo.

Bibliografia consultada

1. García-Montero M, Albarrán Diego C, Garzón-Jiménez N, Pérez-Cambrodí RJ, López-Artero E, Ondategui-Parra JC. Binocular vision alterations after refractive and cataract surgery: a review. Acta ophthalmologica. 2019;97(2):e145-5.
2. Godts D, Trau R, Tassignon MJ. Effect of refractive surgery on binocular vision and ocular alignment in patients with manifest or intermittent strabismus. British journal of ophthalmology. 2006;90(11):1410-13.
3. Kowal L, Battu R, Kushner B. Refractive surgery and strabismus. Clinical & experimental ophthalmology. 2005;33(1):90-6.
4. Kushner BJ, Kowal L. Diplopia after refractive surgery. Arch Ophthalmol. 2003;121:315-21.
5. Nucci P, Serafino M, Hutchinson AK. Photorefractive keratectomy for the treatment of purely refractive accommodative esotropia. Journal of Cataract & Refractive Surgery. 2003;29(5):889-94.
6. Shi M, Jiang H, Niu X, Dai H, Ye Y. Hyperopic corneal refractive surgery in patients with accommodative esotropia and amblyopia. Journal of American Association for Pediatric Ophthalmology and Strabismus. 2014;18(4):316-20.

Capítulo 11

Glaucoma e Cirurgia Refrativa

Marcelo Macedo
Marcelo Hatanaka

Muito se discute sobre a possibilidade de pacientes suspeitos ou portadores de glaucoma serem submetidos à cirurgia refrativa, principalmente quando a suspeita decorre do aspecto do nervo óptico ou por pressão intraocular (PIO) elevada.

O aumento da PIO é o principal fator de risco para o desenvolvimento e a progressão do glaucoma, principal causa de cegueira irreversível no mundo. Portanto, a medida correta da PIO é essencial, tanto para o diagnóstico quanto para o monitoramento e o controle da doença. Quando se demonstrou que a espessura central da córnea (ECC) afeta significativamente as medidas obtidas por meio da tonometria de aplanação de Goldmann, padrão-ouro mundialmente utilizado para medida da PIO, atenção maior foi dada à relação entre os aspectos corneanos e a tonometria, bem como aos efeitos da cirurgia refrativa sobre a aferição da pressão ocular.

O tonômetro de aplanação de Goldmann subestima a PIO em olhos com córneas finas, e a superestima em olhos com córneas espessas. Como consequência, há risco de interpretação incorreta na avaliação de casos suspeitos ou portadores de glaucoma, o que se mostra especialmente pertinente em pacientes submetidos à cirurgia refrativa, procedimento que modifica o formato, a espessura e, possivelmente, as propriedades biomecânicas da córnea.

Assim, sempre que o paciente suspeito ou portador de glaucoma deseja ser submetido à cirurgia refrativa, o oftalmologista deverá decidir de forma individualizada sobre qual a melhor conduta, além de realizar uma avaliação completa e detalhada para auxiliar no processo de tomada de decisões.

Avaliação do paciente

A avaliação do paciente candidato à cirurgia refrativa consiste na anamnese completa, com ênfase na idade, pesquisa de histórico familiar positivo para glaucoma, possíveis traumas oculares, uso crônico de corticosteroides e inflamações oculares. Após a

anamnese, realiza-se um exame minucioso, focado na pesquisa do glaucoma, e que deve incluir, além da acuidade visual e da refração, os seguintes exames:
- **Biomicroscopia:** observar possíveis alterações nas características da conjuntiva e da córnea, na profundidade da câmara anterior e algumas alterações de íris e de cristalino, que podem sugerir a possibilidade de glaucoma.
- **Tonometria:** importante registrar os valores pré e pós-cirúrgicos para estimar qual o impacto do procedimento corneano sobre a medida da PIO.
- **Paquimetria:** além da importância para a cirurgia refrativa, os registros das medidas, pré e pós-cirurgia, servem para correlacionar a espessura corneana pós-operatória com as futuras aferições da PIO.
- **Gonioscopia:** é fundamental para a classificação dos tipos de glaucoma e para a avaliação de alterações que podem causar aumento da PIO.
- **Fundoscopia:** para avaliar o nervo óptico e o reflexo da camada de fibras nervosas, fundamentais para classificar o paciente como suspeito ou portador de glaucoma e, portanto, iniciar a investigação apropriada com exames subsidiários.

A documentação estrutural pré-operatória (nervo óptico, camada de fibras nervosas da retina peripapilar e complexo de células ganglionares da região macular) e funcional (campimetria) é importante para registro e futura comparação, e consiste na realização de:
- Estereofotografia de disco óptico
- Tomografia de coerência óptica (OCT)
- Campimetria computadorizada

Convém ressaltar que portadores de miopia axial alta possuem maior risco de desenvolver glaucoma por apresentarem esclera e lâmina cribriforme muito finas, além de propriedades biomecânicas da cabeça do nervo óptico alteradas. Além disso, frequentemente esses pacientes têm disco óptico fora do padrão anatômico normal, dificultando sua avaliação e interpretação, não só pela biomicroscopia de fundo de olho, como também pelos exames complementares, como o campo visual e a tomografia de coerência óptica. Dessa maneira, a documentação prévia com a retinografia (preferencialmente estereoscópica), será útil para comparações futuras nesse grupo de pacientes.

Cirurgia refrativa em portadores de glaucoma

Em situações em que o diagnóstico de glaucoma já está estabelecido, a cirurgia refrativa, de modo geral, tende a ser contraindicada. O principal motivo se deve à imprecisão das posteriores leituras da PIO, decorrente da manipulação cirúrgica corneana. Caso se opte por realizar a cirurgia refrativa nesse grupo de pacientes, sempre com PIO controlada, alguns cuidados no tratamento devem ser levados em consideração, como: ponderar o risco de elevação pressórica com o uso de corticosteroides tópicos no período pós-operatório; determinar qual a pressão prévia e pós-procedimento refrativo (por meio de medidas sucessivas antes e logo após a cirurgia, bem como em retornos periódicos); recalcular nova PIO-alvo; considerar a avaliação sucessiva estrutural e funcional para detecção precoce de eventual progressão.

Considerações especiais

O uso de corticoides, principalmente os de uso tópico, podem ocasionar aumento secundário da PIO. A hipertensão ocular, quando associada ao uso de corticoides, pode atingir níveis que provocam neuropatia glaucomatosa (glaucoma corticogênico). Portanto, é fundamental a medida da PIO, assim que possível, após a realização da cirurgia refrativa.

Outro ponto a ser considerado é o momento intraoperatório, quando determinadas técnicas podem potencializar dano glaucomatoso preexistente no momento da confecção do *flap* corneano, período em que a PIO pode apresentar grandes variações.

Olhos previamente submetidos à cirurgia fistulizante podem sofrer lesões na bolha conjuntival no momento do procedimento, comprometendo a função da cirurgia filtrante. Já no pós-operatório, em algumas técnicas, como o Lasik e Femtolasik, pode ocorrer a formação de uma interface líquida abaixo do *flap* corneano, desencadeando erro da medida da PIO pelo tonômetro de aplanação, sem evidência de um eventual pico pressórico, o que pode ser muito prejudicial em um paciente glaucomatoso.

Diversos estudos mostram que após uma cirurgia refrativa altera-se a forma, a espessura e a biomecânica da córnea. Muitos deles avaliaram o efeito da ECC na medida da PIO com o tonômetro de Goldmann, fornecendo uma ampla variação das medidas entre 0,7 e 7,1 mmHg para cada 100 μm de alteração corneana. Liu e Roberts demonstraram que variações na biomecânica da córnea têm o potencial de produzir um erro de medição na PIO de até 17 mmHg (módulo de Young da córnea), comparado com erros de medição na magnitude de 2 a 3 mmHg na faixa de valores normais da ECC. Além disso, esses autores concluíram que as diferenças na biomecânica da córnea entre indivíduos podem ter maior impacto nas medidas da PIO do que a própria espessura ou curvatura da córnea.

Dessa maneira, os estudos mostram cada vez mais que os efeitos da córnea na leitura da PIO com o tonômetro de Goldmann não se limitam apenas ao parâmetro espessura da córnea. Esse dado é de grande importância e serve de alerta para sempre analisar a tonometria com ressalvas naqueles olhos em que as córneas submetidas aos procedimentos refrativos têm espessura residual pós-operatória dentro da faixa de normalidade.

A biomecânica corneal anormal está correlacionada com várias condições oculares e sistêmicas, como ceratocone, distrofia de Fuchs, diabetes *mellitus*, assim como influência nos resultados de cirurgias, especialmente as refrativas. Isso provocou o desenvolvimento de novos tonômetros que tentam aferir a PIO independentemente dessas propriedades da córnea.

O Ocular Response Analyzer (ORA, Reichert Inc., Depew, Nova York), um tonômetro sem contato modificado, projetado para fornecer uma medição mais precisa da PIO pela compensação das propriedades corneanas e ser menos dependente da espessura da córnea do que os tonômetros de aplanação, foi o primeiro a avaliar *in vivo* essas propriedades biomecânicas da córnea.

O dispositivo gera duas pressões (P1 e P2) para fornecer duas estimativas de PIO: IOPcc (PIO corrigida) e IOPg (PIO correlacionada com a tonometria de Goldmann). A diferença entre as pressões, nos momentos da primeira e segunda aplanação, está relacionada à capacidade viscoelástica da córnea de armazenar energia, denominada histerese corneana (HC). Outro dado fornecido pelo aparelho é o fator de resistência corneano (CRF). Trabalhos mostram cada vez mais a relação dos valores baixos da HC como fator de risco para o glaucoma.

Mais recentemente, um novo dispositivo desenvolvido pela OCULUS, chamado Corvis ST (Corvis ST, Oculus Optikgeräte GmbH, Wetzlar, Alemanha), permite o registro de todo o processo de resposta à deformação da córnea *in vivo* e avalia PIO, ECC e mais de dez parâmetros biomecânicos da córnea por análise direta da deformação corneal.

O Corvis ST utiliza um sopro de ar constante para deformar a córnea, junto com uma câmera de altíssima velocidade utilizando a geometria Scheimpflug para registro e estudo das imagens, e, juntamente com os parâmetros dinâmicos de resposta da córnea, fornece uma medida padrão da PIO, paquimetria e uma nova e validada estimativa da PIO corrigida (bIOP), que é destinada a ser livre de alterações nos parâmetros de espessura e rigidez corneana.

Esses aparelhos ganham grande importância nos pacientes submetidos à cirurgia refrativa por permitir leituras da PIO independentes dos fatores corneanos e mais próximas à suposta PIO "verdadeira". Também se destacam por permitir a análise de fatores biomecânicos da córnea, não apenas para obter a PIO mais próxima à correta, mas também para verificar se esses fatores têm importância prognóstica no desenvolvimento e na progressão do glaucoma.

A cirurgia refrativa em pacientes com suspeita de glaucoma e em portadores da doença é um tema controverso. A avaliação minuciosa desses pacientes, medidas corretas da PIO e o registro detalhado de seus exames são fundamentais para o seu seguimento.

Bibliografia consultada

1. Ambrósio Jr R, Ramos I, Luz A, Faria FC, Steinmueller A, Krug M et al. Dynamic ultra high speed Scheimpflug imaging for assessing corneal biomechanical properties. Revista Brasileira de Oftalmologia. 2013;72(2):99-102.
2. Bashford KP, Shafranov G, Tauber S, Shield MB. Considerations of Glaucoma in Patients Undergoing Corneal Refractive Surgery. Surv Ophthalmol. 2005;50(3):245-51.
3. De Moraes CV, Hill V, Tello C, Liebmann JM, Ritch R. Lower corneal hysteresis is associated with more rapid glaucomatous visual field progression. J Glaucoma. 2012;21(4):209-13.
4. Elsheikh A, Gunvant P, Jones SW, Pye D, Garway-Heath D. Correction factors for Goldmann Tonometry. J Glaucoma. 2013;22(2):156-63.
5. Good TJ, Kimura AE, Mandava N, Kahook MY. Sustained elevation of intraocular pressure after intravitreal injections of anti-VEGF agents. Br J Ophthalmol. 2011;95(8):1111-4.
6. Gordon MO, Beiser JA, Brandt JD, Heuer DK, Higginbotham EJ, Johnson CA et al. The Ocular Hypertension Treatment Study: baseline factors that predict the onset of primary open-angle glaucoma. Arch Ophthalmol. 2002;120(6):714-20; discussion 829-30.
7. Kwon TH, Ghaboussi J, Pecknold DA, Hashash Y. Role of corneal biomechanical properties in applanation tonometry measurements. J Refract Surg. 2010;26(7):512-9.
8. Liu J, Roberts CJ. Influence of corneal biomechanical properties on intraocular pressure measurement: quantitative analysis. J Cataract Refract Surg. 2005;31(1):146-55.
9. Luce DA. Determining in vivo biomechanical properties of the cornea with an ocular response analyzer. J Cataract Refract Surg. 2005;31(1):156-62.
10. Medeiros FA, Meira-Freitas D, Lisboa R, Kuang TM, Zangwill LM, Weinreb RN. Corneal hysteresis as a risk factor for glaucoma progression: a prospective longitudinal study. Ophthalmology. 2013;120(8):1533-40.
11. Pinero DP, Alcon N. In vivo characterization of corneal biomechanics. J Cataract Refract Surg. 2014;40(6):870-87.
12. Quigley HA, Broman AT. The number of people with glaucoma worldwide in 2010 and 2020. Br J Ophthalmol. 2006;90(3):262-7.
13. Roberts CJ. Concepts and misconceptions in corneal biomechanics. J Cataract Refract Surg. 2014;40(6):862-9.
14. Sociedade Brasileira de Glaucoma. Consenso de Glaucoma Primário de Ângulo Aberto e Glaucomas Secundários. Disponível em: https://www.sbglaucoma.org.br/consenso/.
15. Tham YC, Li X, Wong TY, Quigley HA, Aung T, Cheng CY. Global prevalence of glaucoma and projections of glaucoma burden through 2040: a systematic review and meta-analysis. Ophthalmology. 2014; 121(11):2081-90.
16. Vinciguerra R, Elsheikh A, Roberts CJ, Ambrosio R Jr., Kang DS, Lopes BT et al. Influence of Pachymetry and Intraocular Pressure on Dynamic Corneal Response Parameters in Healthy Patients. J Refract Surg. 2016;32(8):550-61.

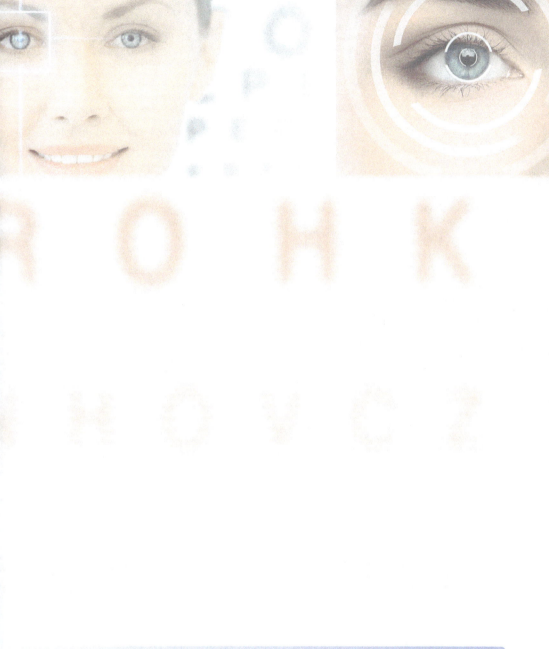

PARTE 4
Exames Complementares

Capítulo 12

Topografia Corneana

Gustavo Mori Gabriel

A topografia corneana de curvatura anterior, descrevendo a superfície da córnea, desde a década de 1990, revolucionou o diagnóstico e o tratamento refrativo. Na rotina propedêutica, é paradigma inicial na avaliação de segurança e efetividade da correção de aberrações ópticas. É representada por mapas de cores e essencialmente de valores do raio de curvatura da córnea.

Indicações

- **Avaliação de anormalidades pré-operatórias:** sinais de ectasia corneana, *warpage*.
- **Avaliação de anormalidades pós-operatórias:** descentrações, ectasias.
- **Graduação da curvatura anterior:** risco no uso de microcerátomos e na geração de aberrações ópticas de alta ordem.

Principais métodos

Discos de plácido

Os reflexos luminosos dos discos são captados por uma câmera e a posição desses múltiplos pontos são processados automaticamente pelo aparelho, indicando a inclinação/curvatura da superfície (Figura 12.1).

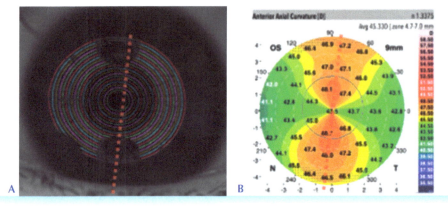

Figura 12.1. (A) Videoceratografia: reflexo dos discos de plácido. O eixo mais curvo com os anéis mais próximos um aos outros. (B) Mapa de cores correspondente.
Fonte: Acervo da autoria do capítulo.

Elevação anterior

A medida da elevação anterior da córnea pode ser convertida em curvatura em milímetros (Figura 12.2).

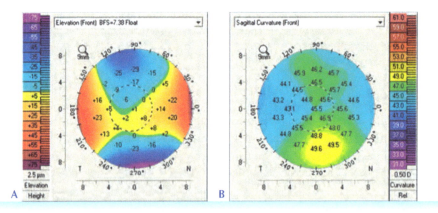

Figura 12.2. (A) Mapa de elevação anterior. (B) Mapa de curvatura relativo correspondente.
Fonte: Acervo da autoria do capítulo.

Passos para a avaliação adequada de um exame topográfico

Exame confiável

A avaliação por **discos de plácido** ou **elevação anterior** utilizam dispositivos luminosos e dependem de alguns fatores que podem gerar erro em sua captação.

- Olho seco ou alterações de superfície
  - Olho seco com ceratite ponteada.
  - Blefarite anterior ou meibomite.

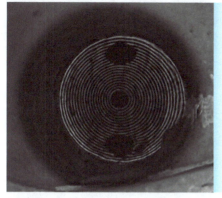

Figura 12.3. Debris celulares e olho seco gerando falhas e borramentos dos reflexos dos discos.

Fonte: Acervo da autoria do capítulo.

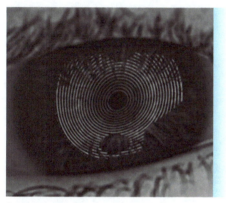

Figura 12.4. Irregularidade do reflexo dos discos.

Fonte: Acervo da autoria do capítulo.

Dica: o oftalmologista que tem o acesso às imagens videoceratográficas pode reconhecer prontamente as irregularidades de superfície. Já os profissionais que estiverem com o mapa de cores em mãos, examinar biomicroscopicamente a superfície ocular. Se factível, idealmente tratar a causa de olho seco antes de realizar um novo exame. Utilizar um colírio lubrificante no ato do exame pode gerar falsos-positivos ou falsos-negativos, já que o dispositivo poderá reconhecer o relevo da gota instilada.

■ Exposição e posicionamento

É importante investir na orientação e no posicionamento do paciente para uma máxima exposição da superfície e não gerar simulações de astigmatismos irregulares ou assimétricos (Figuras 12.5 a 12.8).

- **Abertura palpebral:** se possível, evitar a abertura forçada para não simular astigmatismos irregulares. Se necessário, evitar a compressão do globo ocular. Atenção para sombras geradas pelos cílios e pelo nariz. Alguns aparelhos extrapolam dados dessas regiões sombreadas, outros ocultam essas regiões.
- **Fixação:** orientar o paciente e checar na imagem videoceratoscópica.
- **Posicionamento:** evitar torções e lateralizações da cabeça.

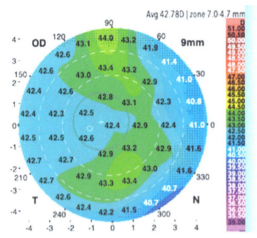

Figura 12.5. Fixação excêntrica.

Fonte: Acervo da autoria do capítulo.

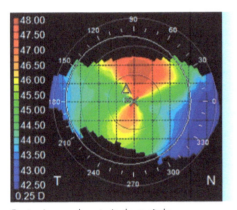

Figura 12.6. Exposição incompleta gerada pelas pálpebras superior e inferior.

Fonte: Acervo da autoria do capítulo.

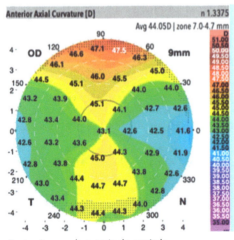

Figura 12.7. Topografia influenciada pela pálpebra superior.

Fonte: Acervo da autoria do capítulo.

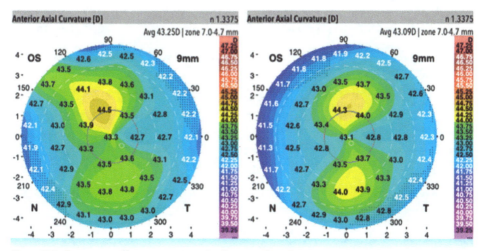

Figura 12.8. O mesmo olho em torção e inclinação da cabeça e, na sequência, em posicionamento adequado.
Fonte: Acervo da autoria do capítulo.

- *Warpage*

Alterações topográficas geradas pelo uso de lentes de contato, além de não demonstrar o *status* real do perfil corneano do paciente, podem simular padrões ectásicos (Figuras 12.19 e 12.10).

Sugestão para o exame: interrupção das lentes gelatinosas por 1 semana e de lentes rígidas por 2 semanas.

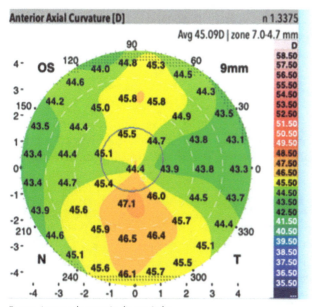

Figura 12.9. Caso 1 – Aplanamento central.

Fonte: Acervo da autoria do capítulo.

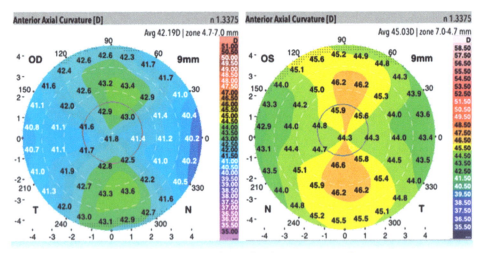

Figura 12.10. Caso 2 – Aplanamento central simulando assimetria inferior sem interromper o uso da lente de contato e após intervalo sem o uso da lente.
Fonte: Acervo da autoria do capítulo.

Análise qualitativa

Antes de checar os valores numéricos é importante reconhecer os tipos de mapa e os padrões de normalidade e de anormalidade (Figura 12.11).

- Tipos de mapas topográficos

Axial ou sagital

Fixa o centro de curvatura no eixo óptico e o utiliza como parâmetro para avaliação de outros pontos. Considera a superfície da córnea como tendo uma geometria esférica e suaviza os contornos da periferia da córnea. Trata-se do mapa mais utilizado.

Atenção: do centro para a periferia há uma distorção quantitativa (valores ceratométricos).

Tangencial ou instantâneo

Reconstrução da superfície da córnea pela média da curvatura local sem fixar seu centro no eixo óptico. Não assume que a córnea tem uma morfologia esférica. Apresenta maior acurácia na região periférica da córnea, entretanto, é menos intuitivo em sua avaliação.

- Distribuição dos padrões topográficos

A córnea normal, padrão apresentado na maioria dos olhos, é asférica e prolada, ou seja, tem diferença da curvatura maior no eixo central em relação à periferia que é mais plana.
- **Esférico (cerca de 22%):** assim chamado por não apresentar astigmatismo, demonstrando eixos ortogonais com curvaturas similares. Na realidade, apresenta o padrão asférico das córneas normais em que a curvatura central é maior que a periférica (Figura 12.12).

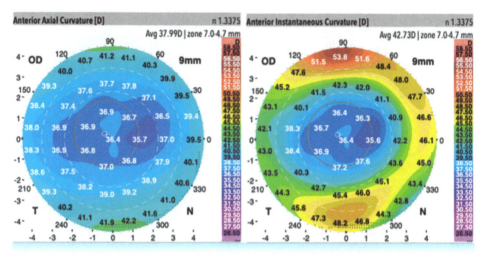

Figura 12.11. Mapas axial e tangencial do mesmo olho. Perfil oblado com centro plano em relação à periferia, sugestivo de córnea submetida à ablação miópica.
Fonte: Acervo da autoria do capítulo.

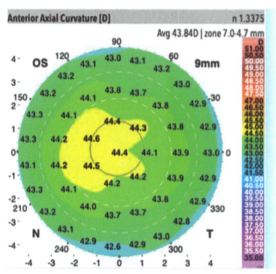

Figura 12.12. Mapa axial com padrão esférico.

Fonte: Acervo da autoria do capítulo.

- **Gravata borboleta simétrica (cerca de 18%):** classificada pela posição do eixo mais plano e/ou mais curvo (Figura 12.13).
- **A favor da regra:** meridiano horizontal mais plano (entre as linhas pontilhadas azuis).
- **Contra a regra:** meridiano vertical mais plano (entre as linhas pontilhadas azuis).
- **Oblíquo:** intervalo entre o meridiano vertical e horizontal (localização intermediária).
- **Oval (cerca de 21%):** ocorre entre o padrão esférico e o padrão gravata borboleta simétrica (Figura 12.14).

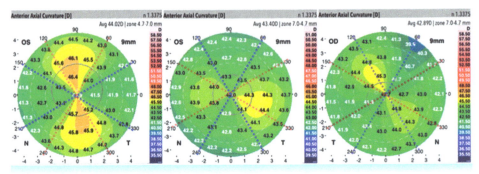

Figura 12.13. Mapas axiais com astigmatismo a favor da regra, contra a regra e oblíquo.
Fonte: Acervo da autoria do capítulo.

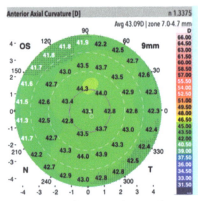

Figura 12.14. Mapa axial com padrão oval.

Fonte: Acervo da autoria do capítulo.

- **Gravata borboleta assimétrica (cerca de 32%):** respeitando a regularidade, a diferença de curvatura entre um hemisfério e seu contralateral pode ter um espectro normal até apresentações de doenças ectásicas (Figura 12.15).

Atenção: um padrão prevalente de ectasia é de assimetria inferior!

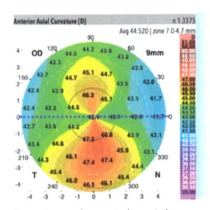

Figura 12.15. Mapa axial com padrão assimétrico.

Fonte: Acervo da autoria do capítulo.

- **Irregular (cerca de 7%):** não se encaixa em padrões de regularidade ou simetria. Pode ser uma variação de córneas normais, mas, em geral, representa córneas patológicas (Figura 12.16). **Atenção:** risco de ectasia!

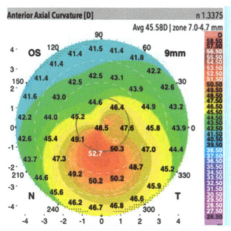

Figura 12.16. Mapa axial com padrão irregular.

Fonte: Acervo da autoria do capítulo.

■ Padrões topográficos anormais

Padrões estatisticamente diferentes, englobando córneas alteradas e córneas patológicas.

Córneas alteradas por cirurgia refrativa

- **Pós-tratamento miópico:** área central aplanada em relação à periferia (oblada). Pode ocorrer após o uso do *excimer laser* (PRK e Lasik) ou após a ceratotomia radial (RK) (Figura 12.17). **Atenção:** o RK, além do aplanamento acentuado, pode gerar astigmatismos irregulares.

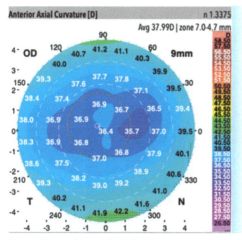

Figura 17.17. Mapa axial com padrão oblado.

Fonte: Acervo da autoria do capítulo.

Capítulo 12 – Topografia Corneana • **73**

- **Pós-ablação hipermetrópica:** área central encurvada em relação à periferia (prolada) (Figura 12.18). **Atenção:** diferencial de ectasias centrais (histórico, sem alterações paquimétricas ou de elevação posterior esperadas).

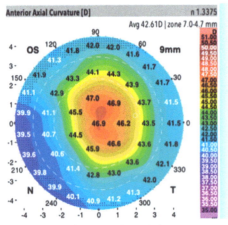

Figura 12.18. Mapa axial com asfericidade aumentada (prolado).

Fonte: Acervo da autoria do capítulo.

- Padrões das ectasias corneanas

Representadas essencialmente por córneas irregulares e assimétricas inferiores, como ceratocone, degeneração marginal pelúcida e ectasia pós-cirurgia refrativa (Figuras 12.19 a 12.22).

Atenção: além das alterações paracentrais nas assimetrias inferiores (72% dos casos), o ceratocone pode se apresentar de forma central (25% dos casos), com a gravata-borboleta "truncada" no centro do mapa e, em geral, com a asfericidade aumentada (hiperprolada, centro muito curvo em relação à periferia). Pode gerar dúvidas sobre a irregularidade, portanto, é mandatório observar com cuidado. Lembrar sempre da sua apresentação bilateral e, em geral, assimétrica entre os olhos.

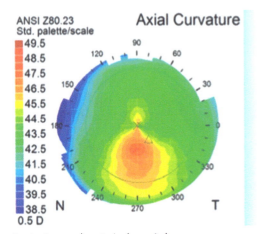

Figura 12.19. Ceratocone: assimetria inferior.

Fonte: Acervo da autoria do capítulo.

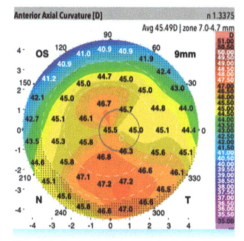

Figura 12.20. Córnea suspeita: assimetria inferior.
Fonte: Acervo da autoria do capítulo.

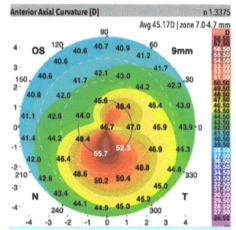

Figura 12.21. Ceratocone: quebra de regularidade central.
Fonte: Acervo da autoria do capítulo.

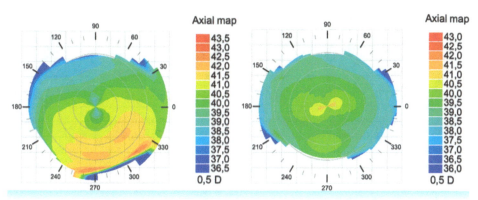

Figura 12.22. Degeneração marginal pelúcida e imagem do olho contralateral.
Fonte: Acervo da autoria do capítulo.

Atenção: astigmatismos contra-a-regra com pequena quebra inferior podem ser formas leves de padrões como a degeneração marginal pelúcida. Escolha aqueles olhos com alta regularidade e simetria.

A ectasia pós-cirurgia refrativa tem o mesmo caráter irregular e progressivo, e é fundamentada em duas hipóteses: alteração de uma córnea previamente doente ou alteração além do limite biomecânico de uma córnea normal.

Avaliação quantitativa

Quanto aos parâmetros quantitativos, na avaliação cuidadosa do mapa topográfico, a maioria das córneas normais apresenta curvatura ao redor de 42 dioptrias (D), poder extrapolado do raio de curvatura da córnea (milímetros).

Escala de cores
Valores

A escolha da escala de cores é diretamente relacionada com o intervalo, em dioptrias, escolhido para diferenciar as cores no mapa topográfico. Esse assunto é controverso, uma vez que intervalos menores, como 0,5 a 1,0 D, aumentam a sensibilidade na detecção de alterações discretas da superfície da córnea, mas também resultam em mais falsos-positivos. Apesar disso, alguns estudos apontam que intervalos menores que 1,5 D não melhoram a interpretação dos mapas (Figura 12.23).

Sugestão: no Setor de Cirurgia Refrativa do Hospital das Clínicas da Faculdade de Medicina da Universidade de São Paulo (HCFMUSP), recomenda-se o uso do intervalo de 0,5 a 1,0 D, a fim de aumentar a sensibilidade e a segurança na triagem dos procedimentos fotorrefrativos.

Atenção: para córneas muito curvas como as ectásicas, escolher escalas maiores que compreendam uma amplitude de valores ceratométricos maior.

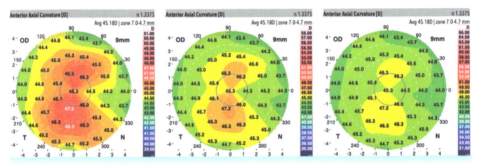

Figura 12.23. Mesmo exame de topografia de curvatura anterior com escalas de 0,5 D, 1,0 D e 1,5 D. Note na barra vertical à direita dos mapas a dioptria máxima e a mínima englobada pela escala.
Fonte: Acervo da autoria do capítulo.

Absoluta versus Relativa

- **Escala absoluta ou fixa:** a relação dos valores dióptricos e cores é fixa, comparável com exames de córneas diferentes. Um padrão similar auxilia no reconhecimento breve de córneas mais curvas em cores mais quentes e córneas mais planas em cores mais frias.
- **Escala relativa ou normalizada:** a associação entre valores dióptricos e cores é individual para cada exame. Adequada para a comparação de exames do mesmo paciente, mas pouco recomendada para comparação de córneas diferentes.

Dica: o mesmo exame pode ser submetido a essa escolha de escalas. O importante é entender suas vantagens e limitações para se reduzir falsos-positivos ou falsos-negativos.

- Identificando o ceratocone

Critérios de Rabinowitz (Figura 12.24)

- **Sugestivo de ceratocone:** ceratometria central > 47,2 D e I-S Value > 1,4 D.
- **Confirmativo de ceratone:** ceratometria central > 48,2 D e I-S Value > 1,6 D.

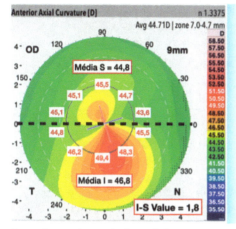

Figura 12.24. A partir do I-S Value, centrado no vértice da córnea, é traçada uma circunferência de 3 mm. A média dos valores de curvatura de 5 pontos do hemisfério superior e a média de 5 do hemisfério inferior são avaliadas e subtraídas (Inferior-Superior).

Fonte: Acervo da autoria do capítulo.

Atenção: a ceratometria central como valor isolado não necessariamente representa um ceratocone; o padrão qualitativo é essencial antes de determinar o diagnóstico. O I-S Value tem papel importante nas assimetrias inferiores.

- **SRAX** (*Radial Skewed Axis* **ou quebra do eixo**): não é possível traçar no eixo único entre os dois hemimeridianos mais curvos da córnea. O mapa topográfico tem o limite de 21°. Acima disso, é considerada anormal (Figura 12.25).
- **Assimetria entre os olhos:** diferença maior de 1 D entre os olhos é considerada anormal.

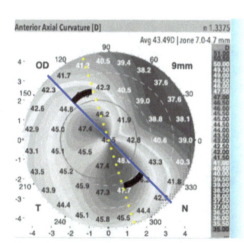

Figura 12.25. Quebra do eixo ortogonal no exame topográfico. A linha azul e a amarela determinam o eixo dos hemimeridianos no mapa topográfico. O SRAX é o ângulo agudo formado entre eles.

Fonte: Acervo da autoria do capítulo.

- ### Índice de asfericidade (Q)

Se a córnea fosse uma esfera perfeita, o valor de Q seria 0,00. Normalmente, a córnea é levemente prolada, ou seja, mais curva na região central comparada à periferia, e tem o valor levemente negativo. No caso do ceratocone, essa relação é mais marcante e os valores de Q são ainda mais negativos. De modo análogo, córneas pós-ceratotomia radial, marcantemente obladas, têm valores de Q positivos (Figura 12.26).

Córnea normal (Q) = –0,26

Ceratocone moderado (Q) = 1,0

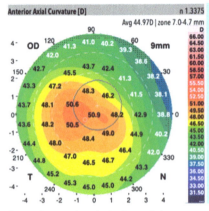

Figura 12.26. Ceratocone central (Q = –1,31).

Fonte: Acervo da autoria do capítulo.

Atenção: na detecção da ectasia, a asfericidade progressivamente mais negativa agrega risco para o diagnóstico de ceratocone. Cuidado para valores de Q mais negativos que 0,5. Exceção relativa para córneas com astigmatismos maiores, mesmo regulares e simétricos.

Mapas comparativos

Em alguns equipamentos, há a possibilidade de comparar dois exames sequenciais. São mapas úteis para avaliar alterações topográficas em ectasias, como ocorre em progressões, ou tratamentos refrativos, como a aplicação do *excimer laser* ou pós-*crosslink* corneano (Figura 12.27).

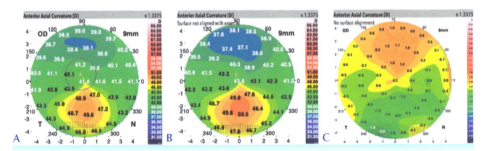

Figura 12.27. Mapa comparativo em um paciente submetido ao *crosslinking* corneano para tratamento de ceratocone em progressão. (A) Pós-operatório de 8 meses. (B) Pré-operatório, demonstrando assimetria inferior. (C) Padrão em cores de aplanamento na região inferior no ápice do cone (cores frias) e índices quantitativos de até 1,2 D de aplanamento.

Fonte: Acervo da autoria do capítulo.

Resumo rápido para a avaliação topográfica

É importante que o exame seja confiável. Quando o padrão topográfico não é normal, pode de fato haver alguma patologia, mas, inicialmente, a conduta mais segura é suspeitar do exame, avaliar a superfície ocular com cuidado e, se possível, repetir o exame.

Reconhecer os padrões normais é essencial para também reconhecer aqueles diferentes do normal. O caminho é praticar no dia a dia com todos os exames topográficos, e, claro, treinar o reconhecimento de padrões anormais, focando a energia em cuidados não fotorrefrativos.

Realizar também a análise qualitativa dos mapas e cores antes da quantitativa. Ela evita vieses. Quando reconhecer padrões de ectasia, a análise quantitativa não se faz necessária em relação à seleção para tratamentos fotorrefrativos. Além disso, também é espectral, e permite definições como "pequena quebra" ou "pequena assimetria". Esses são casos suspeitos que necessitarão de maior atenção! Atualmente, com o advento dos tomógrafos, mapas e índices paquimétricos e de elevação posterior aumentaram muito a capacidade de distinguir topografias de risco.

Esteja atento e não olhe apenas para os números. Eles são complementares para uma avaliação cuidadosa do padrão do mapa, e a maior parte deles, isolados, não é tão sensível ou específico.

Bibliografia consultada

1. Cavas-Martínez F, De la Cruz Sánchez E, Nieto Martínez J, Fernández Cañavate FJ, Fernández-Pacheco DG. Corneal topography in keratoconus: state of the art. Eye Vis (Lond). 2016 Feb 22;3:5.
2. Fan R, Chan TC, Prakash G, Jhanji V. Applications of corneal topography and tomography: a review. Clin Exp Ophthalmol. 2018 Mar;46(2):133-146.
3. Rabinowitz YS. Corneal topography. Curr Opin Ophthalmol. 1993 Aug;4(4):68-74.
4. Rabinowitz YS. Keratoconus. Surv Ophthalmol. 1998 Jan-Feb;42(4):297-319.
5. Rabinowitz YS, Yang H, Brickman Y, Akkina J, Riley C, Rotter J, Elashoff J. Videokeratography database of normal human corneas. British Journal of Ophthalmology 1996;80:610-6.
6. Wilson SE, Ambrosio R. Computerized corneal topography and its importance to wavefront technology. Cornea. 2001 Jul;20(5):441-54.

Capítulo 13

Tomografia de Córnea
(Orbscan, Pentacam, Galilei)

Rodrigo França de Espíndola

A avaliação clínica do paciente envolvendo anamnese, motivação para a cirurgia, acuidade visual, refração minuciosa, biomicroscopia, análise do filme lacrimal e fundoscopia constitui a primeira etapa na seleção do candidato à cirurgia refrativa, e, muitas vezes, crucial na definição se a cirurgia deve ser realizada e até mesmo qual a melhor técnica a ser empregada.

Com a contínua necessidade de aumentar a segurança e a eficácia da cirurgia, há necessidade de exames complementares para selecionar de maneira mais criteriosa os pacientes, melhorar o planejamento cirúrgico e personalizar ainda mais o tratamento a *laser*.

Nesse contexto, os tomógrafos de córnea são ferramentas importantes no processo de seleção. Diferentemente dos topógrafos clássicos que avaliam apenas a superfície anterior da córnea, os tomógrafos permitem reconstruir a estrutura corneana tridimensionalmente, possibilitando a avaliação da elevação anterior, da elevação posterior, do mapa paquimétrico (perfil de espessura corneana) e da câmara anterior.

Orbscan

Diversos princípios podem ser utilizados para realizar a tomografia corneana. Destacam-se o escaneamento de fenda (Orbscan II), a tomografia de coerência óptica (OCT), o sistema de Scheimpflug (Pentacam e Galilei) e a ultrassonografia de alta frequência (Artemis).

O Orbscan é um método que combina a varredura da luz em fenda com a reflexão corneana dos anéis de Plácido, que mapeia os 10 mm centrais do diâmetro corneano. As fendas são projetadas no olho (da direita para a esquerda e depois da esquerda para direita) e as bordas das superfícies anterior e posterior da córnea são detectadas. Por meio de um algoritmo interno são criados vários mapas, e entre os mais utilizados destaca-se o *quad map*, que une em uma mesma tela os mapas de elevação anterior e posterior, o mapa paquimétrico e o poder axial (Figura 13.1). Elevação é a diferença entre a localização espacial do ponto detectado pelo aparelho e a superfície ideal de referência, sendo medida em micra (μm).

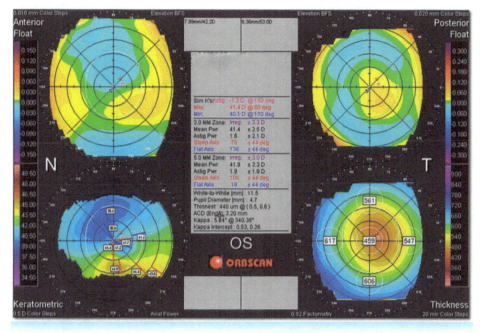

Figura 13.1. *Quad map* do Orbscan II (ectasia pós-Lasik). O mapa de elevação anterior (esquerda superior) demonstra uma área de elevação excêntrica; o mapa de elevação posterior (direita superior) demonstra uma área proeminente de elevação, coincidindo com o mapa anterior; o mapa de poder axial (esquerda inferior), evidencia aplanamento central (pós-ablação miópica) com aumento da curvatura inferior – astigmatismo irregular e assimétrico; e o mapa paquimétrico (direita inferior) os valores reduzidos centralmente.
Fonte: Acervo da autoria do capítulo.

Os mapas de elevação utilizam a *best-fit sphere* (BFS), ou seja, uma esfera de referência ideal que se adapta melhor à superfície medida do paciente. Os dados são demonstrados em um mapa de cores, no qual as cores mais frias (azul, roxo) representam pontos menos elevados em relação à referência (BFS), e as cores mais quentes (laranja, vermelho) os pontos mais elevados.

Os dados do mapa paquimétrico também são expostos em cores (áreas mais frias representam valores mais espessos e áreas mais quentes indicam regiões mais finas). Ainda, se apresenta cinco valores numéricos que representam a média daquela região mensurada (centro, nasal, temporal, superior e inferior).

Como o Orbscan é um método óptico, opacidades e cicatrizes corneanas, pós-operatórios de cirurgia refrativa e transplantes de córnea podem alterar a confiabilidade das medidas; nesses casos, outros métodos, como a OCT e os sistemas Scheimpflug, são preferíveis para melhor avaliação e seguimento.

Uma das vantagens que os tomógrafos possuem **é** a análise do mapa paquimétrico que facilita a visualização de padrões coreanos anormais (ectasias), aferição do ponto mais fino, bem como sua precisa localização (geralmente temporal inferior). No entanto, é importante destacar que os valores paquimétricos obtidos pelo Orbscan são cerca de 5% a 8% maiores dos obtidos por meio da paquimetria ultrassônica pelo fato da película lacrimal ser medida com a córnea.

Dados adicionais como medida branco a branco, tamanho pupilar (medida mesópica), profundidade de câmara anterior (ACD), ponto mais fino e ângulo kappa são disponíveis e podem ser úteis, por exemplo, na programação de implantes fácicos.

Pentacam

Esse tomógrafo foi o primeiro a utilizar o princípio de Scheimpflug, que é uma regra geométrica muito utilizada na fotografia. A técnica consiste em três planos imaginários (o plano do filme, o da lente e o plano focal) que estão dispostos de maneira não paralela. A lente é inclinada para que o plano da lente intercepte os planos do filme e o focal em uma linha de interseção, chamada linha de Scheimplug. Esse princípio permite aumentar a profundidade de foco e a nitidez dos pontos da imagem localizados em diferentes planos.

O Pentacam utiliza uma câmera rotacional nos 360°, permitindo a aquisição de múltiplas imagens em todos os meridianos em um único exame (100 imagens em 2 segundos). A análise da imagem tridimensional de Scheimplug fornece dados a partir das superfícies anterior e posterior da córnea, da face anterior da íris e do cristalino. O modelo mais recente do equipamento incorpora, além da biometria **óptica** para o cálculo da lente intraocular (presente a partir do modelo AXL), a análise das aberrações corneana e total do olho (sensor de Hartman-Schack), bem como dados da refração do paciente (Pentacam AXL *Wave*).

Diversos mapas estão disponíveis para análise no Pentacam (curvatura anterior, elevação das superfícies anterior e posterior, mapa paquimétrico), sendo o mapa refrativo (Figura 13.2) e o de Belin/Ambrósio *Enhanced Ectasia* os mais utilizados em cirurgia refrativa (Figura 13.3). Outras análises possíveis incluem a densidade do cristalino, um modelo virtual do segmento anterior e uma imagem de retroiluminação do olho (apenas AXL *Wave*).

O *display* de Belin/Ambrósio permite uma visão global dos dados tomográficos, como os mapas de elevação, paquimetria e curvatura. Os mapas de elevação anterior e posterior são demonstrados **à** esquerda e, após a criação de uma nova superfície de referência (excluindo-se os 3,0 mm centrais ao redor do ponto mais fino), um mapa diferencial **é** gerado e **áreas** suspeitas (amarela) ou alteradas (vermelha) ficam mais evidentes. Desse modo, a chance de realizar o diagnóstico de ectasia seria aumentada. Os dados da progressão paquimétrica estão dispostas **à** direita do *display* (perfil espacial da paquimetria corneana e aumento paquimétrico percentual). Esses gráficos demonstram como uma córnea (a partir do ponto mais fino) vai aumentando de espessura em direção **à** periferia. Em uma córnea normal, **é** esperado que esse aumento siga uma curva uniforme e suave, dentro de um mesmo percentil. Já em córneas com ceratocone, o aumento na espessura **é** mais abrupto (não uniforme), e, desse modo, **é** encontrada uma curva que "invade" o outro desvio-padrão médio.

Outro índice muito utilizado, presente nesse mapa, o ART Máx (*Ambrosio Relational Thickness*), consiste em uma relação entre o ponto mais fino (TP) e o índice de progressão paquimétrico (TP/PPI Máx). Ele apresenta um *cut-off* de 386 μm para ceratocone

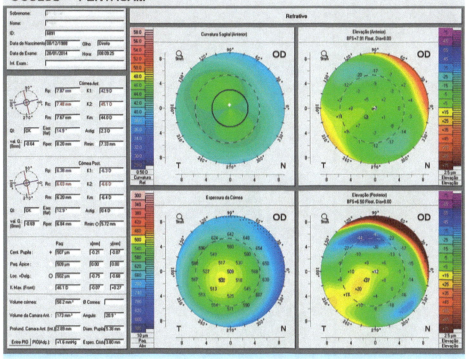

Figura 13.2. Mapa refrativo do Pentacam. Na parte superior esquerda, observa-se a curvatura sagital anterior (topografia) com astigmatismo regular, simétrico a favor da regra (asfericidade aumentada), e, à direita, o mapa de elevação anterior. Na parte inferior esquerda, observa-se o mapa paquimétrico de uma córnea fina com a demarcação do ponto mais fino (pequeno círculo contínuo), e, à direita, o mapa de elevação posterior com uma área suspeita mais elevada, em uma região correspondente ao ponto mais fino. No lado esquerdo aos mapas, estão os valores numéricos de ceratometria (K1, K2, Km), asfericidade (Q), astigmatismo (anterior e posterior), paquimetria, localização do ponto mais fino, volume da córnea e profundidade de câmera anterior.
Fonte: Acervo da autoria do capítulo.

(sensibilidade de 90,5% e especificidade de 97,2%) e de 416 μm para forma frustra de ceratocone (FFC) (sensibilidade de 85,1% e especificidade de 93,0%). O BAD_D é parâmetro global que combina vários dados por meio de uma análise de regressão. Acima de 2,11 possui sensibilidade de 99,5% e especificidade de 100% para diagnóstico de ceratocone, e acima de 1,22 possui sensibilidade de 93,6% e especificidade de 94,5% para detectar FFC.

Importante salientar que os índices presentes no aparelho (ou em qualquer dispositivo) devem ser analisados em conjunto com os dados clínicos do paciente (refração, espessura corneana, idade e outros.). Nenhum índice isoladamente alterado pode definir uma conduta. Toda tecnologia possui limitações, especialmente for levado em conta casos de FFC. Recentemente, estudos tem combinado índices do Pentacam (BAD_D) com dados da biomecânica da córnea na tentativa de aumentar a detecção de casos de ectasia.

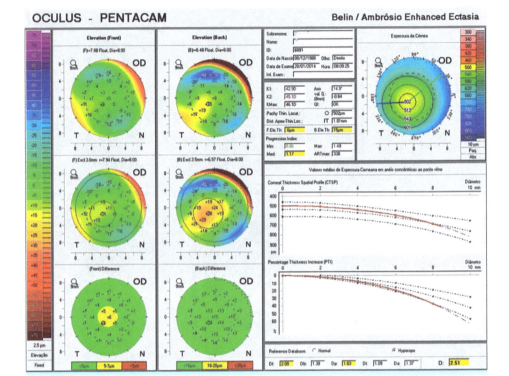

Figura 13.3. Belin/Ambrósio *Enhanced Ectasia* (mesmo olho da Figura 13.2). No lado esquerdo superior, é possível encontrar os dados da elevação anterior e posterior. No centro, o mesmo mapa com a exclusão dos 3,0 mm centrais ao redor do ponto mais fino (círculo contínuo maior). Na parte inferior, observa-se o mapa diferencial com uma área suspeita na elevação anterior apenas (cor amarela central). No lado direito, estão os dados de ceratometria, asfericidade e progressão paquimétrica. Os gráficos de perfil espacial e do aumento percentual da espessura corneana descrevem o aumento paquimétrico anelar desde o ponto mais fino. O ART (*Ambrosio Relational Thickness*) representa a razão entre o PPI (índice de progressão paquimétrica) e o ponto mais fino. O D final é calculado com base em uma análise de regressão, considerando diversos parâmetros (Df: desvio da elevação anterior; Db: desvio da elevação posterior; Dp: desvio da progressão paquimétrica; Dt: desvio do ponto mais fino; e Da: desvio do deslocamento do ponto mais fino), sendo normal na cor branca, suspeito em amarelo e alterado em vermelho.
Fonte: Acervo da autoria do capítulo.

O diagnóstico do ceratocone inicial deveria ser realizado idealmente antes que alterações topográficas ocorressem (ceratocone subclínico). Com isso, seria possível preservar a acuidade visual dos pacientes, identificando a doença no início, além de melhorar a seleção de candidatos à cirurgia refrativa. Estudos mais recentes demonstram que dados da curvatura anterior podem se alterar mais precocemente e auxiliar no diagnóstico do ceratocone em estágios mais iniciais. Shajari et al. demonstraram que os **índices** do Pentacam IVA (índice de assimetria vertical) e IHD (índice de descentração da altura) podem ser mais confiáveis que dados como BAD_D, paquimetria, ceratometria e astigmatismo para o diagnóstico das formas mais iniciais do ceratocone. O IVA (expresso em milímetros) demonstra o grau de assimetria do raio corneano em relação ao meridiano horizontal (semelhante ao **índice** I/S dos topógrafos tradicionais), e o IHD (expresso em micra) demonstra o grau de descentralização no plano vertical. O BAD_D se correlacionou melhor com a progressão da doença, já que o estudo realizou várias medidas ao longo do tempo, permitindo essa análise.

Galilei

O Galilei **é** outro modelo de tomógrafo de córnea que incorpora o disco de Plácido (assim como o Orbscan II), além da tecnologia de Scheimpflug. Essa característica pode trazer vantagens, já que a topografia de córnea **é** medida pelas projeções dos anéis sobre a córnea (como um topógrafo clássico), e não de maneira derivada como no Pentacam. As imagens são adquiridas simultaneamente por duas câmeras com rotação de 180° de cada uma, e, em tese, **é** menos influenciada pelos movimentos oculares durante o exame (duplo Scheimpflug).

O *display* refrativo do Galilei **é** semelhante ao do Pentacam, e pode ser individualizado, de acordo com as preferências de cada cirurgião (Figura 13.4). Vários **índices** para o diagnóstico do ceratocone ainda estão presentes e podem ser **úteis**. O modelo mais recente do equipamento incorpora a biometria **óptica** para o cálculo da lente intraocular (Galilei G6).

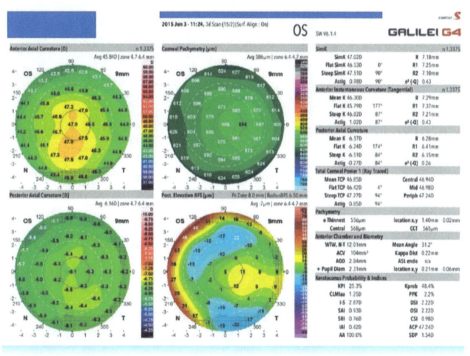

Figura 13.4. Mapa do Galilei. No lado esquerdo, estão demonstrados classicamente quatro mapas (nesse exemplo curvatura axial anterior e posterior, mapa paquimétrico e elevação posterior com BFS). À direita, estão dispostos dados numéricos como ceratometria, asfericidade, paquimetria central e do ponto mais fino, poder corneano total, branco a branco, profundidade de câmara anterior, ângulo kappa e índices para diagnóstico de ceratocone (*cone location and magnitude index* [CLMI], *percent probability of keratoconus* [PPK] e outros).
Fonte: Acervo da autoria do capítulo.

Smadja et al. compararam a habilidade da elevação corneana do Galilei em discriminar córneas normais de córneas com ceratocone e forma FFC. Os autores demonstraram que ao se trocar a esfera de referência de BFS para *best-fit toric* (BFTA), aumenta-se a sensibilidade e a especificidade (99% e 99% para ceratocone e 82% e 80% para FFC, respectivamente), com valores de *cutt-off* da elevação posterior máxima de 16 μm e 13 μm para ceratocone e FFC, respectivamente. Embora 82% de sensibilidade para detectar FFC possa parecer muito baixo como parâmetro diagnóstico isolado, é importante lembrar que esses casos possuem uma superfície anterior relativamente normal, e a elevação posterior pode acrescentar ao diagnóstico se compararmos com dados da topografia isolada.

O Galilei ainda disponibiliza o acesso direto ao porcentual de tecido alterado (PTA), um importante parâmetro utilizado como fator de risco para ectasia pós-Lasik. O **índice** consiste na relação da espessura do *flap* somado à profundidade de ablação com a espessura corneana central (ou ponto mais fino). O PTA sempre deve ser considerado no pré-operatório de pacientes míopes com topografia normal e pode ser calculado no *display* Santhiago PTA *Report* (Figura 13.5).

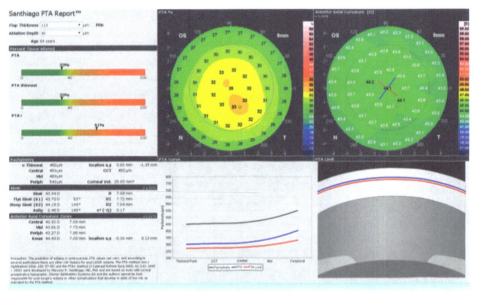

Figura 13.5. Santhiago PTA *Report*. Nesse mapa do Galilei, é possível calcular diretamente o PTA em candidatos à cirurgia refrativa, inserindo a espessura do *flap* e a profundidade de ablação programadas. Valores acima de 40% são considerados de risco para o desenvolvimento de ectasia pós-Lasik em pacientes míopes com topografia normal.
Fonte: Acervo da autoria do capítulo.

Considerações finais

Independentemente de qual tomógrafo é utilizado, a interpretação deve ser realizada em conjunto com outros dados do paciente, em especial ao padrão topográfico, que é o principal parâmetro para a análise da córnea (padrão-ouro). A qualidade da obtenção das medidas é fundamental para que dados imprecisos não levem a equívocos na tomada de decisão. Em virtude de diferenças tecnológicas na aquisição das imagens, os exames de diferentes aparelhos não podem ser considerados intercambiáveis. O ideal é que o mesmo equipamento seja utilizado tanto no pré-operatório como para o seguimento do paciente.

Biliografia consultada

1. Ambrosio R Jr, Caiado ALC, Guerra FP, Louzada R, Roy ASR, Luz A, Dupps WJ, Belin MW. Novel pachymetric parameters based on corneal tomography for diagnosing keratoconus. J Refract Surg. 2011;27(10):753-58.
2. Ambrosio R Jr. Scheimplug imaging for laser refractive surgery. Curr Opinion Ophthalmol. 2013:24:310-20.
3. Bae GH, Kim JR, Kim CH, Lim DH, Chung BS, Chung TY. Corneal topographic and tomographic analysis of fellow eyes in unilateral keratoconus patients using pentacam. Am J Ophthalmol. 2014;157:103-9.
4. Ferreira-Mendes J, Lopes BT, Faria-Correia F, Salomão MQ, Rodrigues-Barros S, Ambrósio R Jr. Enhanced ectasia detection using corneal tomography and biomechanics. Am J Ophthalmol. 2019;197:7-16.
5. Santhiago MR, Smadja D, Gomes BF, Mello GR, Monteiro MLR, Wilson SE, Randleman B. Association between the percent tissue altered and post-laser in situ keratomileusis ectasia in eyes with normal preoperative topography. Am J Ophthalmol. 2014;158:87-95.
6. Shajari M, Jaffary I, Herrmann K, Grunwald C, Steinwender G, Mayer WJ, Kohnen T. Early tomographic changes in the eyes of patients with keratoconus. J Refract Surg. 2018;34(4):254-59.
7. Smadja D, Santhiago MR, Mello GR, Krueger RR, Colin J, Touboul D. Influence of the reference surface shape for discriminating between normal corneas, subclinical keratoconus, and keratoconus. J Refract Surg. 2013;29:274-81.
8. Steinberg J, Siebert M, Katz T, Frings A, Mehlan J, Druchkiv V, Buhren J, Linke SJ. Tomographic and biomechanical scheimpflug imaging for keratoconus characterization: a validation of current indices. J Refract Surg. 2018;34(12):840-47.
9. Wegener A, Laser-Junga H. Photography of the anterior eye segment according to Scheimpflug's principle: options and limitations –A review. Clin Experiment Ophthalmol. 2009;37(1):144-54.

Capítulo 14

Tomografia da Córnea por Coerência Óptica e Mapa Epitelial

Gustavo Yamamoto
Nathalia Cavalheiro Halla

Medidas de espessura corneana, avaliação estrutural da câmara anterior e reconstrução em mapas podem ser obtidas por aparelhos de tomografia de coerência óptica (OCT), por sistemas de Scheimpflug e ultrassonografias de alta frequência (UBM). A tomografia permite recriar em modelo tridimensional para análise e estudo do interior de um objeto a partir da captura de suas imagens, sem a necessidade de procedimentos invasivos. O OCT de segmento anterior fornece dados das superfícies anterior e posterior e de toda a câmara anterior, sendo possível avaliar estruturalmente a córnea e auxiliar nos casos pré-operatórios e pós-operatórios de cirurgias refrativas (Figura 14.1), complementar a avaliação da aposição iridocorneano, além de ser útil no diagnóstico e no seguimento de doenças corneanas. A vantagem desse exame consiste em não haver contato, contudo, pode haver limitações de dados coletados na periferia.

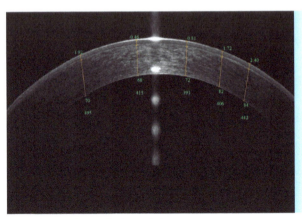

Figura 14.1. OCT mostra avaliação de espessura e do perfil paquimétrico em paciente submetido à cirurgia refrativa de superfície.

Fonte: Acervo da autoria do capítulo.

Tomógrafos são aprimorados com o decorrer do tempo, sendo possível obter imagens de alta resolução e com maior velocidade de captura, se comparados aos primeiros aparelhos, além de maior área de abrangência da periferia corneana. Existem duas tecnologias disponíveis: *time-domain* (limitação da resolução e maior tempo para captura de imagens) e *spectral-domain* (melhor resolução, sensibilidade e eficiência; menor tempo de captura das imagens).

Modelos disponíveis incluem OCT dedicados ao segmento anterior: Visante (Carl Zeiss Meditec Inc., Jena, Alemanha), CASIA2-OCT (Tomey Co., Nishi-Ku, Nagoya, Japão); e OCT de retina com módulo de segmento anterior: RTVue (Optovue Inc., Fremont, CA, Estados Unidos), Cirrus (Carl Zeiss Meditec Inc., Oberkochen, Alemanha) e Spectralis (Heidelberg Engineering, Heidelberg, Alemanha).

Visante

Tomógrafo de alta resolução, de não contato e com base no princípio de interferometria de baixa coerência que correlaciona a medida da distância e do tempo da emissão de um raio de luz e a reflexão desse raio por tecidos biológicos. Cada onda é capturada pelo interferômetro, produzindo sinais que são codificados e analisados (modo-A). A imagem construída é formada a partir de diversas imagens de modo-A alinhadas. Ele analisa imagens do segmento anterior em tempo real (córnea, câmara anterior, íris, ângulo camerular e cristalino) e pode ser considerado um modelo *time-domain* pela limitação da velocidade de varredura (2.000 A-*scan* por segundo). Comparado ao RTVue, possui comprimento de onda maior com penetração mais profunda em esclera e íris.

Há três tipos de *scans*: segmento anterior (Figura 14.2), alta resolução para córnea e mapa paquimétrico. Para a análise da estrutura, é possível optar na visualização de uma, de duas (*dual*) ou de quatro imagens (*quad scans*) da mesma área na tela, podendo medir uma área de interesse específica.

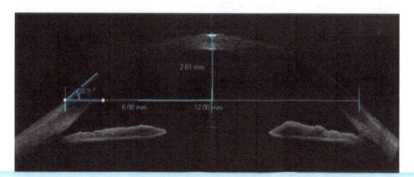

Figura 14.2. Visante mostrando segmento anterior.
Fonte: Acervo da autoria do capítulo.

Esse tomógrafo auxilia em:
- **Diagnóstico:** formas frustas de ceratocone, ectasia pós-operatória, regressão ou de hipocorreção pós-operatórios, aumento de pressão intraocular (análise de ângulo iridocorneano), tumores de segmento anterior (com limitações de corpo ciliar).

- **Terapêutica e seguimento:** programação cirúrgica em retratamentos, pacientes com indicação de ceratectomia fototerapêutica (mede profundidade das opacidades para ablação e controle do leito estromal residual), casos de implante de lente fácica (limitado a íris e, portanto, a lentes de câmara posterior), implante de anel intraestromal corneano (posicionamento do dispositivo) e em ceratoplastias (avaliação da junção do botão doador-receptor ou verificação de aderência).

OCT (RTVue, Cirrus)

Tomógrafo de não contato, do tipo *spectral* ou *fourier-domain*, e de rápida varredura (26.000 A-*scans* por segundo), que pode minimizar os efeitos dos movimentos dos olhos durante a medição, oferecendo possibilidade de uma resolução mais alta (resolução axial de 5 μm). Fornece dados que auxiliam clinicamente, assim como o Visante, porém, é capaz de recriar mapas a partir de medidas de espessura epitelial, estromal e corneana total. Pela limitação tecnológica, os mapas geralmente fornecem dados da região central (6 mm), sendo útil no planejamento cirúrgico de procedimentos refrativos miópicos e de menor valia em doenças corneanas periféricas como a degeneração marginal pelúcida. *Softwares* mais recentes diminuem essa limitação, gerando mapas de espessura que abrangem 9 mm de diâmetro.

Mapa epitelial

Mapas epiteliais podem ser criados a partir de *scans* corneanos por tomógrafos de alta resolução (Figura 14.3) ou aparelhos de ultrassonografia de alta frequência. Os mapas vêm ganhando importância em virtude da resposta do epitélio às mudanças e às irregularidades do estroma em pacientes submetidos à cirurgia refrativa, ou nos casos de doenças como o ceratocone, auxiliando na detecção deste, mesmo em estágios iniciais quando exames topográficos são aparentemente normais.

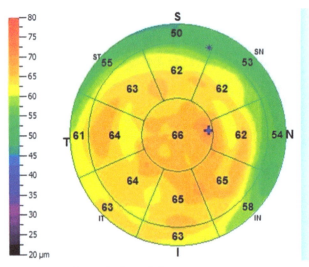

Figura 14.3. Mapa epitelial.

Fonte: Acervo da autoria do capítulo.

Sabe-se atualmente que o epitélio corneano possui capacidade de preencher depressões (p. ex., espessamento central pós-ablação miópica), afinar em áreas de protrusão (p. ex., afinamento central pós-ablação hipermetrópica ou no ápice do ceratocone) e compensar irregularidades corneanas (p. ex., pós-ceratotomia radial). Além disso, o epitélio muda proporcionalmente com as mudanças no estroma, ou seja, altas ablações miópicas acarretam um maior espessamento epitelial na área central do que baixas correções miópicas. Inversamente, como no ceratocone ou em altas ablações hipermetrópicas, o epitélio espessa na periferia e afina cada vez mais sobre a área protrusa.

Os mapas epiteliais podem auxiliar no *screening* de pacientes com ceratocone incipiente, uma vez que a topografia corneana pode estar normal ou discretamente alterada; mas isso seria resultado do afilamento epitelial na área de encurvamento do ceratocone (em ceratocones avançados, nota-se um mapa epitelial em forma de *donut*, com afilamento no ápice do ceratocone e espessamento epitelial ao redor). Em contrapartida, pacientes com topografia alterada em virtude da *warpage* (induzidas por lente de contato) podem apresentar um espessamento do epitélio, mas sem uma área correspondente de afilamento estromal. Nesse caso, a suspensão das lentes de contato é fundamental e resulta em normalidade no exame.

Considerações finais

Os tomógrafos de coerência óptica permitem um estudo mais detalhado da córnea e de toda a câmara anterior de forma não invasiva e de não contato. Novos aparelhos do tipo *spectral-domain* fornecem dados 10 a 100 vezes mais rápidos comparados aos do tipo *time-domain*, minimizando, assim, os efeitos dos movimentos oculares durante a captura e permitindo imagens de melhor resolução. Apesar da importância dos dados fornecidos, os tomógrafos possuem alto custo financeiro e ainda são limitados na avaliação da câmara posterior e periferia corneana, com diferenças significativas em relação a equipamentos com outras tecnologias. Qualidades tomográficas como precisão e alta resolução auxiliam nos diagnósticos, nas decisões terapêuticas e no seguimento do paciente.

Bibliografia consultada

1. Hashmani N, Hashmani S, Saad CM. Wide Corneal Epithelial Mapping Using an Optical Coherence Tomography. Invest Ophthalmol Vis Sci. 2018;59(3):1652-8. doi: 10.1167/iovs.17-23717.
2. Huang D, Li Y, Radhakrishnan S. Optical coherence tomography of the anterior segment of the eye. Ophthalmol Clin North Am. 2004;17(1):1-6. doi: 10.1016/S0896-1549(03)00103-2.
3. Li Y, Chamberlain W, Tan O, Brass R, Weiss JL, Huang D. Subclinical keratoconus detection by pattern analysis of corneal and epithelial thickness maps with optical coherence tomography. J Cataract Refract Surg. 2016;42(2):284-95. doi: 10.1016/j.jcrs.2015.09.021.
4. Li Y, Tan O, Brass R, Weiss JL, Huang D. Corneal epithelial thickness mapping by Fourier-domain optical coherence tomography in normal and keratoconic eyes. Ophthalmology. 2012;119(12):2425-33. doi: 10.1016/j.ophtha.2012.06.023.
5. Ramos JL, Li Y, Huang D. Clinical and research applications of anterior segment optical coherence tomography –A review. Clin Exp Ophthalmol. 2009;37(1):81-9. doi: 10.1111/j.1442-9071.2008.01823.x.
6. Randleman JB, Lynn MJ, Perez-Straziota CE, Weissman HM, Kim SW. Comparison of central and peripheral corneal thickness measurements with scanning-slit, Scheimpflug and Fourier-domain ocular coherence tomography. Br J Ophthalmol. 2015;99(9):1176-81. doi: 10.1136/bjophthalmol-2014-306340.

Capítulo 15

Pupilometria e Aberrometria

Jackson Barreto Junior

Pupilometria

O comportamento da pupila nos dá uma série de informações relevantes, não só do ponto de vista oftalmológico, mas também neurológico e comportamental. Na cirurgia refrativa, o diâmetro pupilar tem sido correlacionado com distúrbios da visão noturna. Logo, a pupilometria se tornou importante no arsenal propedêutico no pré-operatório dos candidatos à cirurgia refrativa.

O diâmetro pupilar é um elemento óptico muito importante no resultado final de uma correção refrativa. No entanto, não há um consenso sobre um diâmetro pupilar limítrofe, a partir do qual haveria maior incidência de sintomas visuais em ambiente com baixa luminosidade. O que se sabe é que as aberrações de alta ordem podem aumentar após a cirurgia refrativa, resultando em perda da sensibilidade ao contraste. Essa situação é mais frequente em condições mesópicas do que fotópicas, conforme muitos estudos já demonstraram. Logo, pupilas com diâmetros menores são mais favorecidas em termos de qualidade visual. No entanto, cabe lembrar que tanto as aberrações de alta ordem como o erro refrativo residual precisam ser levados em conta nos pacientes com queixas persistentes da visão noturna. Portanto, é difícil isolar o diâmetro pupilar como fator causal de eventuais queixas visuais pós-operatórias.

Técnicas de medir o diâmetro pupilar

A medida do diâmetro pupilar em condições de baixa luminosidade é necessária na avaliação pré-operatória dos candidatos à cirurgia refrativa. Porém, alguns fatores podem influenciar a acurácia das mensurações: reflexo acomodativo, adaptação ao escuro, acurácia da tecnologia usada para o procedimento e má técnica na obtenção das medidas. A ideia seria medir a pupila, no seu estado não acomodativo, sendo que essa situação pode ser simulada ao usar um ponto de fixação distante. Os equipamentos disponíveis não usam um ponto de fixação real, mas o paciente é orientado para focar longe (lembrando que apenas um dos olhos está sendo mensurado). Outros usam uma luz de LED interna para fixação ou mesmo fazem a captura da pupila com infravermelho.

Um dos equipamentos mais utilizados para pupilometria é o Colvard, que utiliza uma tecnologia de amplificação da luz. Outro pupilômetro disponível é o Procyon, capaz de fazer medidas binoculares em diferentes luminâncias. Alguns topógrafos, tomógrafos e aberrômetros também apresentam medidas do diâmetro pupilar (Figura 15.1). De modo geral, o diâmetro pupilar mesópico em pacientes candidatos à cirurgia refrativa gira em torno de 6 mm, mas pode variar conforme a tecnologia usada no exame. Estudos prévios já mostraram medidas menores em equipamentos que não conseguem sustentar baixa luminância na execução do exame.

Relevância clínica

Muitos estudos relatam um diâmetro pupilar médio entre 5,5 e 6 mm em candidatos à cirurgia refrativa. No entanto, pupilas maiores de 6 mm não podem ser consideradas simplesmente anormais, visto que possuem um comportamento dinâmico ao longo da vida. Geralmente, um conjunto de fatores deve ser levado em conta no resultado visual pós-cirurgia refrativa. Além do tamanho pupilar, o perfil psicossocial, a ametropia residual, a ametropia pré-operatória e a aberrometria pós-operatória devem ser avaliadas, principalmente nos pacientes queixosos de qualidade visual.

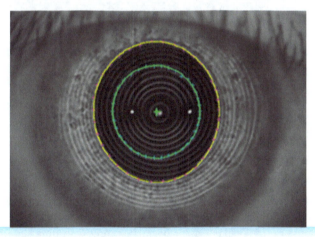

Figura 15.1. Pupilometria incorporada em um equipamento de aberrometria (análise de frentes de onda).
Fonte: Acervo da autoria do capítulo.

Aberrometria

É uma tecnologia resgatada da astronomia, que foi incorporada no estudo da visão humana. Isto porque a luz que se propaga no espaço sofre distorções ao longo do caminho e, essas distorções, geram uma série de efeitos ópticos, prejudicando a qualidade da imagem (Figuras 15.2 e 15.3). Onde entra a aberrometria? Bem, essa propagação da luz

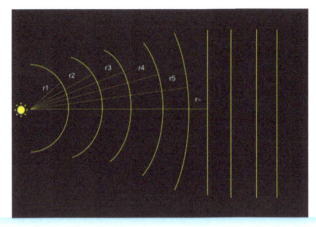

Figura 15.2. Propagação de uma fonte de luz no infinito na forma de frentes de ondas.
Fonte: Acervo da autoria do capítulo.

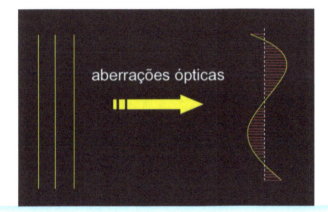

Figura 15.3. Aberrações ópticas causando distorções da frente de onda ao longo do percurso.
Fonte: Acervo da autoria do capítulo.

ocorre na forma de frentes de onda. A aberrometria mede essas aberrações de uma frente de onda real (não ideal) em relação a um plano de referência (frente de onda ideal), ao passar pelo sistema óptico ocular. Essas aberrações compõem uma superfície tridimensional complexa que pode ser decomposta em superfícies geométricas mais simples. Há várias derivações matemáticas que podem ser utilizadas para decompor uma frente de onda de um sistema óptico em superfícies mais simples. Na oftalmologia, os polinômios de Zernike e a análise de Fourier ainda são as funções mais utilizadas para representar matematicamente as aberrações oculares.

As aberrações ópticas basicamente se dividem entre as de baixa e de alta ordem. As de baixa ordem incluem o defocus (miopia/hipermetropia) e o astigmatismo primário que já estamos bem acostumados ao praticar nossa refração clínica de todo dia. Já as aberrações de alta ordem, são detectadas apenas por equipamentos chamados aberrômetros. Entre as aberrações de alta ordem mais comuns após a cirurgia fotorrefrativa, há a aberração esférica e o coma. A aberração esférica é uma aberração óptica de 4ª ordem e talvez a mais frequente, principalmente após ablações miópicas e/ou hipermetrópicas. A indução da aberração esférica pós-operatória está associada a sintomas da visão noturna, como halos e *glare*, bem como diminuição da sensibilidade ao contraste fotópica e mesópica. No entanto, baixos níveis do RMS (*root mean square*) da aberração esférica podem favorecer a profundidade de foco, principalmente em relação à aberração esférica negativa. O coma, por sua vez, é uma aberração de 3ª ordem, muito comum em decentrações pós-Lasik e em córneas assimétricas. O coma está associado a queixas visuais como halos, sintomas de explosão de estrela (*starburst*) e visão dupla, principalmente quando monocular. Obviamente, a ideia é evitar ou minimizar quaisquer desses sintomas. Por isso, o objetivo da cirurgia a *laser* guiada pela aberrometria ou análise de frentes de onda (*wavefront*) é tratar aberrações pré-operatórias e induzir o menos possível outras aberrações.

Aberrômetros

Existem diversas técnicas de captura das aberrações da frente de onda de acordo com o aberrômetro utilizado. Entre os equipamentos mais comuns no mercado, há aqueles que utilizam o princípio de Shack-Hartmann (Visx Wavescan® Johnson & Johnson Vision, Santa Ana, Califórnia), os que se baseiam no princípio de Tscherning (WaveLight Analyzer® Alcon Surgical, Estados Unidos), a aberrometria por retinoscopia rotatória automática (OPD Scan III® Nidek, Tokyo, Japão) e por *Ray tracing* (iTrace®, Tracey Technologies, Houston). Atualmente, já existem aberrômetros de alta resolução que conseguem captar maior números de pontos, como o iDesign® Advanced WaveScan Studio System (Johnson & Johnson Vision, Santa Ana, Califórnia) (1.250 pontos) e o Peramis® (Schwind Eye-tech Solutions, Kleinostheim, Alemanha) (4.5000 pontos). Apesar de haver poucos estudos controlados comparando cirurgias que utilizam esses aberrômetros de alta resolução e os aberrômetros mais antigos, os resultados dos primeiros em termos de eficácia, segurança e previsibilidade são excelentes. Ainda não disponível no mercado, o InnovEyes® da Alcon utiliza um algoritmo por *ray tracing* em que une dados de tomografia por Scheimpflug, pupilometria, *wavefront* e comprimento axial.

Relevância clínica

A aberrometria ajuda muito tanto no diagnóstico de pacientes queixosos pós-cirurgia fotorrefrativa como na programação cirúrgica das ablações personalizadas. A ablação guiada pela aberrometria apresenta excelentes resultados refrativos e de qualidade visual, tanto em olhos virgens como em retratamentos. Os tratamentos personalizados conseguem tratar aberrações assimétricas como o coma e o trefoil. Essas aberrações, quando presentes e associadas à aberração esférica negativa, pioram muito a qualidade visual dos pacientes. Novamente, os tratamentos guiados pela aberrometria produzem resultados muito satisfatórios nesses casos. Portanto, a cirurgia guiada pela análise de frente de onda torna-se uma importante ferramenta nas córneas com aberrometria alterada, ou seja, com RMS das aberrações de alta ordem acima do normal. Cabe salientar que córneas previamente alteradas como aquelas já submetidas à ceratotomia radial ou a um transplante de córnea geralmente não são boas indicações, apesar do alto RMS. O motivo é que córneas com a superfície anterior muito irregular nem sempre apresentam uma captura adequada da imagem pelo aberrômetro. Nesses casos, a ablação topoguiada pode ser uma alternativa por permitir uma melhor captação de alterações mais grosseiras da superfície corneana.

Bibliografia consultada

Pupilometria

1. Andrade EM, Chamon W. Assessment of pupillary influence in LASIK patients using a digital pupillometer and VQF 25 questionnaire. Arq Bras Oftalmol. 2013 Oct;76(5):296-300.
2. Bradley JC, Anderson JE, Xu KT, Brown SM. Comparison of Colvard pupillometer and infrared digital photography for measurement of the dark-adapted pupil diameter. J Cataract Refract Surg. 2005;31(11):2129-32.
3. Colvard M. Preoperative measurement of scotopic pupil dilation using an office pupillometer. J Cataract Refract Surg. 1998;24(12):1594-7.
4. Kohnen T, Terzi E, Buhren J, Kohnen EM. Comparison of a digital and a handheld infrared pupillometer for determining scotopic pupil diameter. J Cataract Refract Surg. 2003;29:112-17.
5. Martínez CE, Applegate RA, Klyce SD, McDonald MB, Medina JP, Howland HC. Effect of pupillary dilation on corneal optical aberrations after photorefractive keratectomy. Arch Ophthalmol. 1998;116(8):1053-62. Comment in Arch Ophthalmol. 1998;116(8): 1104-5.
6. Netto MV, Ambrósio R Jr, Wilson SE. Pupil size in refractive surgery candidates. J Refract Surg. 2004; 20(4):337-42. Comment in J Refract Surg. 2005;21(3):303.
7. Periman LM, Ambrosio R Jr, Harrison DA, Wilson SE. Correlation of pupil sizes measured with a mesopic infrared pupillometer and a photopic topographer. J Refract Surg. 2003;19(5):555-9. Comment in J Refract Surg. 2004;20(5):490; author reply 490.
8. Yi-Ting HsiehFung-Rong Hu. The Correlation of Pupil Size Measured by Colvard Pupillometer and Orbscan II. Journal of Refractive Surg. 2007; 23(8):789-95.

Aberrometria

1. Alió JL, Belda JI, Osman AA, Shalaby AM. Topography-guided laser in situ keratomileusis (TOPOLINK) to correct irregular astigmatism after previous refractive surgery. J Refract Surg. 2003 Sep-Oct;19(5):516-27.
2. Barreto J Jr, Netto MV, Cigna A, Bechara S, Kara-José N. Precision of higher order aberration repeatability with NIDEK OPD-scan retinoscopic aberrometry. J Refract Surg. 2006 Nov;22(9 Suppl):S1037-40.
3. Frings A, Hassan H, Allan BD. Pyramidal Aberrometry in Wavefront-Guided Myopic LASIK. J Refract Surg. 2020 Jul 1;36(7):442-8.
4. Gatinel D, Azar DT, Dumas L, Malet J. Effect of anterior corneal surface asphericity modification on fourth--order zernike spherical aberrations. J Refract Surg. 2014;30(10):708-15.
5. Kung JS, Manche EE. Quality of Vision After Wavefront-Guided or Wavefront-Optimized LASIK: A Prospective Randomized Contralateral Eye Study. J Refract Surg. 2016 Apr;32(4):230-6.
6. Leray B, Cassagne M, Soler V, Villegas EA, Triozon C, Perez GM, Letsch J, Chapotot E, Artal P, Malecaze F. Relationship between induced spherical aberration and depth of focus after hyperopic LASIK in presbyopic patients. Ophthalmology. 2015 Feb;122(2):233-43.
7. Moussa S, Dexl AK, Krall EM, Arlt EM, Grabner G, Ruckhofer J. Visual, aberrometric, photic phenomena, and patient satisfaction after myopic wavefront-guided LASIK using a high-resolution aberrometer. Clin Ophthalmol. 2016 Dec 12;10:2489-96.
8. Plaza-Puche AB, Salerno LC, Versaci F, Romero D, Alio JL. Clinical evaluation of the repeatability of ocular aberrometry obtained with a new pyramid wavefront sensor. Eur J Ophthalmol. 2019 Nov;29(6):585-2.
9. Reinstein DZ, Archer TJ, Carp GI, Stuart AJ, Rowe EL, Nesbit A, Moore T. Incidence and Outcomes of Optical Zone Enlargement and Recentration After Previous Myopic LASIK by Topography-Guided Custom Ablation. J Refract Surg. 2018 Feb 1;34(2):121-30.
10. Schallhorn SC, Venter JA, Hannan SJ, Hettinger KA. Outcomes of wavefront-guided laser in situ keratomileusis using a new-generation Hartmann-Shack aberrometer in patients with high myopia. J Cataract Refract Surg. 2015;41:1810-19.
11. Shaheen MS, El-Kateb M, Hafez TA, Piñero DP, Khalifa MA. Wavefront-Guided Laser Treatment Using a High-Resolution Aberrometer to Measure Irregular Corneas: A Pilot Study. J Refract Surg. 2015 Jun;31(6):411-8.
12. Shetty R, Kochar S, Grover T, Khamar P, Kusumgar P, Sainani K, Sinha Roy A. Repeatability of a Commercially Available Adaptive Optics Visual Simulator and Aberrometer in Normal and Keratoconic Eyes. J Refract Surg. 2017 Nov 1;33(11):769-72.

13. Sia RK, Ryan DS, Stutzman RD, Pasternak JF, Eaddy JB, Logan LA, Torres MF, Bower KS. Wavefront-guided versus wavefront-optimized photorefractive keratectomy: Clinical outcomes and patient satisfaction. J Cataract Refract Surg. 2015 Oct;41(10):2152-64.
14. Smadja D, De Castro T, Tellouck L, Tellouck J, Lecomte F, Touboul D, Paya C, Santhiago MR. Wavefront analysis after wavefront-guided myopic LASIK using a new generation aberrometer. J Refract Surg. 2014 Sep;30(9):610-5.
15. Stonecipher K, Parrish J, Stonecipher M. Comparing wavefront-optimized, wavefront-guided and topography-guided laser vision correction: clinical outcomes using an objective decision tree. Curr Opin Ophthalmol. 2018 Jul;29(4):277-85.
16. Xu Z, Hua Y, Qiu W, Li G, Wu Q. Precision and agreement of higher order aberrations measured with ray tracing and Hartmann-Shack aberrometers. BMC Ophthalmol. 2018 Jan 27;18(1):18.

Capítulo 16

Avaliação Biomecânica da Córnea

Gustavo Mori Gabriel

Atualmente, a avaliação de risco biomecânico atual está pautada na morfologia da córnea, que evoluiu da topografia à tomografia tridimensional, com inserção de parâmetros multimétricos, tornando mais sensível e específico o diagnóstico do ceratocone em fases iniciais.

É fato que não há consenso sobre os parâmetros exatos do ceratocone subclínico. Sob a hipótese de que as alterações estruturais sejam seguidas de uma fragilidade localizada na córnea afetada, o tempo diagnóstico ideal seria prévio às mudanças de forma. Nesse espaço, a avaliação biomecânica surge como uma nova ferramenta de avaliação operatória para cirurgia refrativa.

A estrutura mecânica da córnea é caracterizada por um complexo equilíbrio entre dureza, força e extensibilidade, e é constantemente submetida a distorções por forças internas (pressão intraocular) e externas. Além disso, deve ser transparente e manter um formato óptico adequado (asférico e regular).

Sobre os conceitos:
- **Dureza:** determinada pela disposição longitudinal das fibras de colágeno.
- **Força:** estudos de tensão em córneas de doadores humanos mostram que o tecido estromal na porção 40% anterior é mais forte, enquanto a 60% posterior é, pelo menos, 50% mais fraca que o anterior.
- **Viscoelasticidade = viscosidade + elasticidade:** transdutor de estresse. Está relacionada à taxa de deformação e depende da composição do tecido e sua hidratação.

Visto isso, dentre as várias aplicações clínicas da avaliação biomecânica da córnea, está a medida da pressão intraocular, que ocorre pela interface desta. Na cirurgia refrativa, a avaliação detecta formas precoces de ectasia, seguimento e tratamento, e também gradua o risco de desenvolver ectasia em olhos sujeitos às modificações cirúrgicas.

Em evolução...

O primeiro dispositivo disponível para a avaliação da resposta biomecânica da córnea foi o ORA (*Ocular Response Analyser*, Reichert Ophthalmic Instruments, Buffalo, Nova York) em 2005. Trata-se de um tonômetro de não contato com um sopro de ar colimado que indenta a córnea em seus 3 a 6 mm centrais, avaliando o seu movimento bidirecional por meio de raios infravermelhos. A intensidade do jato de ar tem uma distribuição gaussiana explicada pela inércia do pistão de ar, o que gera uma fase de inflexão da córnea que contém o primeiro aplanamento (desliga o jato de ar – medida da pressão do jato [P1]) relacionado à pressão máxima do jato, e uma fase côncava; na fase de deflexão, há um segundo aplanamento (nova medida da pressão [P2]).

São gerados os parâmetros de histerese corneana (CH = P1 – P2), relacionada à viscosidade, e o fator de resistência corneana (CRF = $a \times (P1 - 0{,}7 \times P2) + d$, em que a e d são constantes para ajuste da espessura central da córnea, o qual estaria ligado à "resistência" da córnea (Figura 16.1).

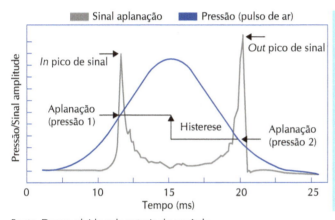

Figura 16.1. *Ocular Response Analyzer*. Gráfico em configuração gaussiana que representa o pulso de ar, e desligado no ponto de aplanação/pressão 1 (P1). Fase de aplanação na inflexão (P1), fase côncava e fase de aplanação na deflexão (medida de P2).

Fonte: Desenvolvida pela autoria do capítulo.

Há diferenças entre os parâmetros avaliados em olhos normais comparados a olhos com ceratocone, entretanto, com sensibilidades e especificidades baixas. Recentemente, dados tomográficos associados demonstraram melhor acurácia na detecção de formas iniciais de ectasia, e dados derivados da forma da córnea durante o exame detectou diferenças em pacientes submetidos ao *crosslinking* (Tabela 16.1).

Tabela 16.1. 112 olhos normais *versus* 41 olhos com ectasia.

	Valores de referência	CI (95%)	Sensibilidade (%)	Especificidade (%)	AUC
p1area	≤ 1554.438	0,888 a 0,971	80,5	96,4	0,939
p2area	≤ 2865.500	0,877 a 0,965	82,9	89,3	0,929
CH	≤ 8.600	0,835 a 0,939	87,8	80,4	0,895
CRF	≤ 8.700	0,786 a 0,904	75,6	86,8	0,852

p1area: área sob o pico durante a primeira aplanação; p2area: área sob o pico durante a segunda aplanação; CH: histerese corneana; CRF: fator de resistência corneana; AUC: área sob a curva ROC (*receiver operating characteristics*).

Fonte: Esporcatte et al., 2020.

Para uso clínico, os índices pouco foram incorporados de modo pragmático.

Posteriormente, surge o Corvis ST (Oculus, Wetzlar, Alemanha), que do mesmo modo utiliza um pulso de ar para avaliar as pressões relacionadas à deformação e à aplanação da córnea. Dois pontos o diferem do ORA: pico de pressão máximo do sopro é fixo e, em vez do infravermelho, está associado a uma câmera de Scheimpflug *ultra-high-speed* (velocidade ultrarrápida) que capta 140 imagens nos 8 mm avaliados em 33 ms (Quadro 16.1 e Figura 16.2).

Quadro 16.1. Parâmetros de deformação do Corvis ST.

Primeira aplanação	Primeira aplanação (ms) e comprimento (em mm)
Maior concavidade	Máxima concavidade da córnea durante o pulso de ar (ms), distância dos picos da córnea nesse momento (mm)
Segunda aplanação	Segunda aplanação (ms) e comprimento (em mm)
Máxima deformação	Máxima deformação durante o pulso de ar (mm)
Distância da asa	Distância entre os dois picos da córnea (mm)
Máxima velocidade (*in*)	Máxima velocidade durante a inflexão (m/s)
Máxima velocidade (*out*)	Máxima velocidade durante a deflexão (m/s)
Raio de curvatura normal	Raio de curvatura da córnea em seu estado natural (mm)
Raio de curvatura HC	Raio de curvatura no momento da máxima concavidade (mm)
Espessura da córnea	Medida da espessura corneana (mm)
Raio inverso integrado	Inverso do raio de curvatura durante a fase côncava de deformação
Razão da amplitude de deformação em 1 ou 2 mm	Deformação central dividida pela média de deformação 1 ou 2 mm ao redor do centro com o máximo valor justamente antes da primeira aplanação
IOP Pressão intraocular	Medida da pressão intraocular (mmHg)
bIOP	IOP biomecanicamente corrigida

Milímetros (mm); milissegundos (ms); metros/segundo (m/s); milímetros de mercúrio (mmHg).

Fonte: Esporcatte et al., 2020.

A primeira geração de parâmetros foi similar ao ORA na diferenciação do cone frustro, mas ao encontrar correção de fatores como a influência da PIO associada às câmeras de Scheimpflug permitiu o desenvolvimento de novos parâmetros por meio da resposta dinâmica da córnea.

Em 2014, um grupo multicêntrico desenvolveu o *Vinciguerra Screening Report*, correlacionando dados de normalidade e a PIO biomecanicamente corrigida (bIOP). A avaliação horizontal de Scheimpflug e seu perfil paquimétrico, como o ARTh (*Ambrosio Relational Thickness horizontal*), gerou, por meio de regressão linear associada aos dados de deformação corneana, o CBI (*Corvis Biomechanical Index*) (Figura 16.3).

Na sequência, Ambrósio et al. continuaram os estudos multicêntricos que culminaram no desenvolvimento do TBI (*Tomographic Biomechanical Index*), utilizando dados tomográficos e de biomecânica sob o uso de inteligência artificial.

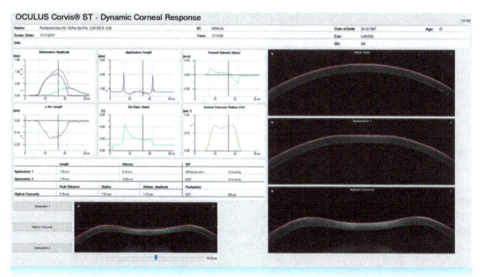

Figura 16.2. Parâmetros padrão do Corvis ST. A figura mostra amplitude de deformação, comprimentos de aplanação, velocidades da córnea registradas durante as fases de entrada e saída e o raio de curvatura na concavidade mais alta. Assim, é possível calcular e registrar a espessura da córnea e a IOP.
Fonte: Gentileza de Oculus Brasil. Esporcatte et al., 2020.

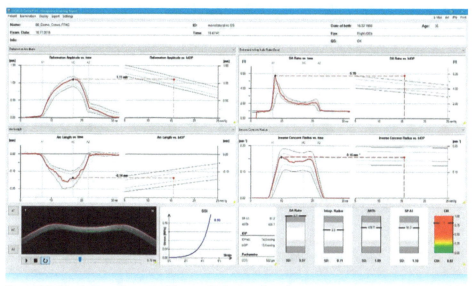

Figura 16.3. *Vinciguerra Screening Report* (Relatório de Triagem Vinciguerra). Fornece correlações de valores de normalidade e pressão intraocular ajustada biomecanicamente. A medida tem como base a primeira aplanação por um fator de calibração. Cálculo da espessura relacional de Ambrósio no meridiano horizontal (ARTh) e o CBI.
Fonte: Imagem cedida por Oculus Brasil (https://www.corneal-biomechanics.com/en/biomechanics/).

Como são selecionados os pacientes desses estudos?

De acordo com o Consenso Global de Ceratocone de 2015, o ceratocone é uma doença bilateral. Portanto, se o paciente tem um olho afetado com sinais topográficos e tomográficos, ele tem o diagnóstico de ceratocone subclínico no olho adelfo (VAE-NT), mesmo que não tenha critérios de imagem. Seria o olho ideal para o diagnóstico precoce. Para evitar a variabilidade de seleção dos exames de imagem, foram utilizados critérios objetivos quantitativos topográficos, como o KISA < 60% e I-S < 1,45, e tomográficos, como o BAD_D. É bem estabelecido que esses índices isolados podem subestimar o diagnóstico do cone subclínico, o que gerou variabilidade na seleção das populações e alguns resultados heterogêneos. Ainda, são olhos incomuns na população geral.

Em boa parte dos estudos utilizando o TBI, a córnea-controle (normal) foi diferente estatisticamente de córneas com ceratocone e de córneas com topografias normais em pacientes com ectasia estabelecida no olho contralateral (VAE-NT). Ambrósio et al. determinaram o *cut-off* de 0,79 para normal *versus* ceratocone com sensibilidade e especificidade de 100% e AUC (área sob a curva ROC) = 0,996; e *cut-off* de 0,29 para normal *versus* VAE-NT com sensibilidade de 90,4% e especificidade de 96% com AUC = 0,985. Diversos estudos foram realizados para atestar a validade e o poder desses índices. Houve variação entre trabalhos nos quesitos seleção (topográficos, tomográficos e étnicos), sensibilidade/especificidade e valores de corte, nem todos com alto poder discriminativo para utilização como fatores de risco isolados. Por exemplo, como o TBI contém parâmetros como o BAD_D, sua utilização como corte de seleção pode gerar poder estatístico diferente no resultado final para o TBI (Figura 16.4).

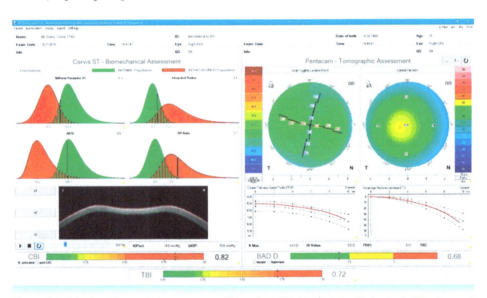

Figura 16.4. *Display* biomecânico e tomográfico de ARV (Ambrósio, Roberts & Vinciguerra) mostrando índice biomecânico de Corvis (CBI) e índice biomecânico tomográfico (TBI).
Fonte: Imagens cedidas por Oculus Brasil (https://www.corneal-biomechanics.com/en/biomechanics/).

Com relação ao CBI, *cut-off* sugerido para olhos normais *versus* ceratocone e normal *versus* VAE-NT é de 0,50 e 0,35, respectivamente. É importante lembrar que, na segunda comparação, o CBI apresentou a área sob a curva ROC menor que o TBI.

Adicionalmente, o *display* CBI-LVC combina os parâmetros de resposta corneana dinâmica em olhos submetidos ao *laser* para graduar o risco de ectasia pós-tratamento, com corte sugerido de 0,2.

Parâmetros multimétricos foram combinados e por meio da regressão logística foi notado maior poder de diferenciação de córneas normais e com ceratocone.

- **SP-A1:** (pressão do pulso de ar – bIOP)/deslocamento do ápice corneano no momento da primeira aplanação é apresentado como biomarcador de rigidez corneana. Menor em córneas finas em relação às normais, e maior em córneas submetidas ao *crosslinking*.
- **Algoritmo SSI (*stress-strain index*):** simula o efeito do pulso de ar e a IOP na córnea, primeira métrica mecânica que pôde ser derivada *in vivo* e descrevendo uma curva completa de tensão da córnea. Documentação clínica de alterações pós-*crosslinking*, progressão de ectasia e mudanças pós-cirurgia refrativa (Figura 16.5).

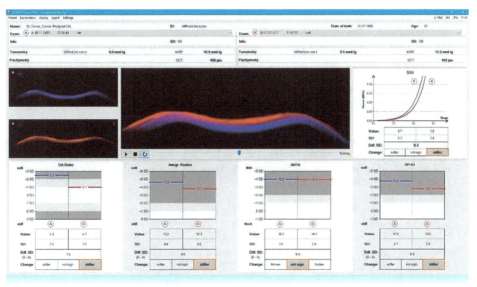

Figura 16.5. *Comparison Display*. Antes (A) e depois do *crosslinking* (B). Imagens sobrepostas à maior deformação. SSI, curvas do SSI, junto com a relação DA comparativa, raio integrado e o parâmetro de rigidez na primeira aplanação (SPA1), indicando um comportamento mais rígido após o procedimento.
Fonte: Imagens cedidas por Oculus Brasil (https://www.corneal-biomechanics.com/en/biomechanics/).

Atenção: note que no capítulo houve divisão entre índices de diagnóstico e de progressão.

Sugestão de uso: até o presente momento, tanto o sopro como método quanto o CBI e o TBI como índices, enquanto são incrementados em números de casos e em seus nomogramas de uso, são índices que corroboram com a avaliação clínico-tomográfica da córnea, principalmente em córneas suspeitas. É possível que se tornem fatores isolados de graduação de risco; por enquanto, aguardamos para tal.

Outros métodos de avaliação biomecânica

In vivo

Brillouin Optical Microscopy (microscopia óptica de Brillouin), por meio da dispersão de luz, próximo da frequência do infravermelho, e uma imagem confocal, avalia a propriedade viscoelástica da córnea de modo amplo e módulo longitudinal, independentemente da estrutura ou da pressão aplicada. Apesar da baixa acurácia, Seiler demonstrou diferença entre córneas normais e aquelas com ceratocone.

Ex vivo

Métodos que avaliam as imagens de resposta ondular da córnea em olhos de porco ou doadores humanos, como o *Surface Wave Elastometry*, e por meio de estresse de aplanação, com a *Elastography with Gonioscopy Lens*, são exemplos de tecnologias com potencial introdução nos olhos *in vivo*.

Bibliografia consultada

1. Ambrósio RJ, Lopes BT, Faria-Correia F, Salomão MQ, Bühren J, Roberts CJ et al. Integration of Scheimpflug-based corneal tomography and biomechanical assessments for enhancing ectasia detection. J Refract Surg. 2017;33(7):434-43.
2. Eliasy A, Chen KJ, Vinciguerra R, Lopes BT, Abass A, Vinciguerra P et al. Determination of corneal biomechanical behavior in-vivo for healthy eyes using CorVis ST tonometry: stress-strain index. Front Bioeng Biotechnol. 2019;7:105.
3. Esporcatte LPG, Salomão MQ, Vinciguerra P, Vinciguerra R, Roberts C, Elsheikh A, Daniel G, Dawson DG, Ambrósio RJ. Biomechanical diagnostics of the cornea. Eye Vis (Long). 2020 Feb 5;7:9. doi: 10.1186/s40662-020-0174-x. eCollection 2020.
4. Luz A, Fontes BM, Lopes B, Ramos I, Schor P, Ambrósio R Jr. ORA waveform- derived biomechanical parameters to distinguish normal from keratoconic eyes. Arq Bras Oftalmol. 2013;76(2):111-7.
5. Moshirfar M, Motlagh MN, Murri MS, Momeni-Moghaddam H, Ronquillo YC, Hoopes PC. Advances in Biomechanical Parameters for Screening of Refractive Surgery Candidates: A Review of the Literature, Part III. Med Hypothesis Discov Innov Ophthalmol. Fall 2019;8(3):219-40.
6. Roberts CJ. Concepts and misconceptions in corneal biomechanics. J Cataract Refract Surg. 2014;40(6):862-9.
7. Scarcelli G, Besner S, Pineda R, Yun SH. Biomechanical characterization of keratoconus corneas ex vivo with Brillouin microscopy. IOVERSUS. 2014;55:4490-5.
8. Steinberg J, Siebert M, Katz T, Frings A, Mehlan J, Druchkiv V et al. Tomographic and biomechanical scheimpflug imaging for keratoconus characterization: a validation of current indices. J Refract Surg. 2018;34(12):840-7.
9. Terai N, Raiskup F, Haustein M, Pillunat LE, Spoerl E. Identification of biomechanical properties of the cornea: the ocular response analyzer. Curr Eye Res. 2012;37(7):553-62.
10. Vinciguerra R, Ambrósio R Jr, Elsheikh A, Hafezi F, Yong Kang DS, Kermani O, Koh S, Lu N, Padmanabhan P, Roberts CJ, Taneri S, Trattler W, Vinciguerra P. Detection of Post-Laser Vision Correction Ectasia with a new Combined Biomechanical Index. J Cataract Refract Surg. 2021 Feb 24.
11. Vinciguerra R, Ambrósio R Jr, Elsheikh A, Roberts CJ, Lopes B, Morenghi E et al. Detection of keratoconus with a new biomechanical index. J Refract Surg. 2016;32(12):803-10.

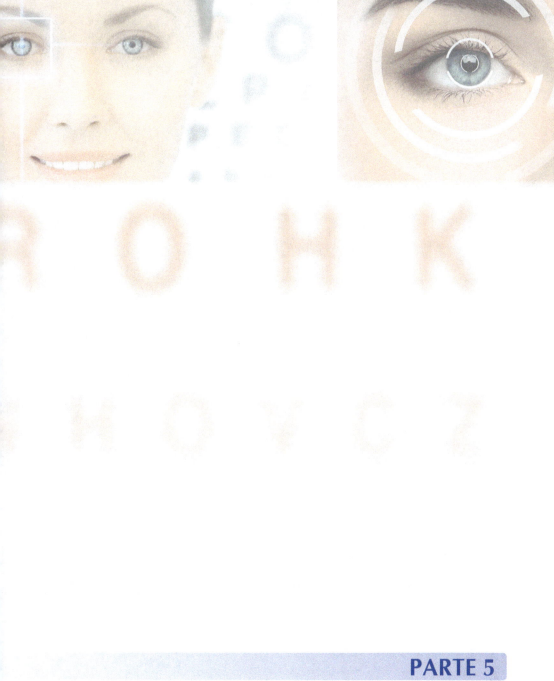

PARTE 5

Técnicas de Cirurgia Refrativa

Capítulo 17

Técnicas de Ablação de Superfície

Verônica Bresciani Giglio

As técnicas de ablação de superfície têm sofrido um período de ressurgimento nas últimas décadas após uma melhor prevenção do *haze*, com o emprego da mitomicina C (MMC) no intraoperatório, e após um melhor entendimento da biomecânica corneana e predileção por essa técnica em córneas sob risco de desenvolver ectasia nas cirurgias lamelares.

Ablação de superfície é um termo genérico que engloba procedimentos em que o *excimer laser* é aplicado diretamente na camada de Bowman/estroma anterior, logo abaixo do epitélio. As técnicas são: PRK (*photorefractive keratectomy*), Lasek (*laser--assisted sub-epithelial keratomileusis*) e epi-Lasik (*epithelial-laser-assisted in situ keratomileusis*). As técnicas de Lasek e epi-Lasik caíram em desuso com o PRK e suas variantes e o procedimento de ablação de superfície tem sido a técnica escolhida pelos cirurgiões refrativos.

Lasek

Nessa técnica, o epitélio é separado de sua membrana basal para, após a fotoablação, ser reposicionado. Exposto a álcool 20% por 30 segundos, o epitélio fica menos aderido em seu plano posterior, possibilitando que seja enrolado e rebatido perifericamente, mantendo um ou mais pedículos de adesão (Figura 17.1). Uma vez defletido o epitélio, parte-se para a aplicação do *excimer laser* e posterior reposicionamento da camada epitelial. O intuito da preservação do epitélio no Lasek é acelerar a reabilitação visual e reduzir a incidência de *haze* e o desconforto pós-operatório que se via no PRK. Na prática clínica, no entanto, a presença de tecido epitelial não viável sobre o leito estromal frequentemente acaba tendo efeito contrário, retardando o processo cicatricial, e, por esse motivo, não costuma ser muito realizado.

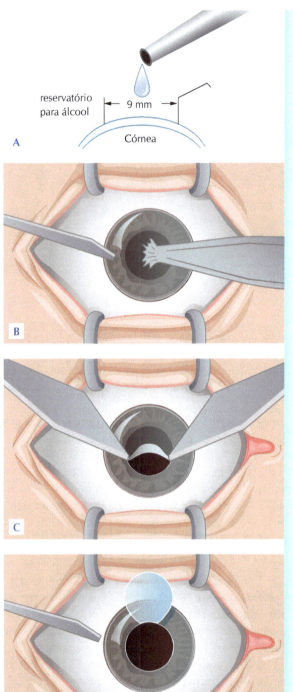

Figura 17.1. Passos da técnica Lasek.

Fonte: Desenvolvida pela autoria do capítulo.

Epi-Lasik

No epi-Lasik, para separação do epitélio, em vez do uso de agentes químicos, utiliza-se um epicerátomo. Após obtenção de vácuo mediante aplicação de anel de sucção, ativa-se a lâmina do epicerátomo, em uma técnica semelhante ao Lasik, porém mais superficial, no nível da camada de Bowman. Esse *flap* fino confeccionado é em seguida defletido sobre o pedículo e, após a fotoablação pelo *excimer laser*, reposicionado manualmente. A ideia principal da técnica era de, ao se manter íntegra a membrana basal, a viabilidade do *flap* epitelial ser maior. No entanto, na prática clínica, não foi comprovado recuperação visual mais rápida ou redução da incidência de *haze* comparado a PRK e Lasek.

PRK

O PRK, sem dúvidas, é a técnica de ablação de superfície mais realizada. As etapas do PRK são as seguintes: desepitelização dos 8 a 9 mm centrais corneanos, seguido pela fotoablação com *excimer laser*, tratamento com MMC tópica sobre o leito residual, quando indicado e, por fim, colocação de lente terapêutica.

Desepitelização

Diferentemente do Lasek e do epi-Lasik mencionados anteriormente, no PRK o epitélio é removido e descartado. A desepitelização pode ser feita das seguintes maneiras (Figura 17.2):

- **Manual:** com auxílio de uma lâmina crescente ou *brush* rotatório, a desepitelização manual deve ser cuidadosa, evitando-se irregularidades, como manutenção de ilhas epiteliais ou endentações iatrogênicas na camada de Bowman e estroma anterior. Isso porque essas irregularidades promovem uma ablação irregular, que consequentemente se reverterá em alteração do resultado refrativo final.
- **Auxiliado por álcool:** expondo o epitélio a álcool 20% por 20 a 40 segundos, ele fica mais solto de sua membrana basal, facilitando sua posterior remoção por epiteliorexis com uso de merocel seco ou lâmina crescente, garantindo um leito regular para posterior fotoablação. Assemelha-se ao procedimento descrito no Lasek com a diferença que, nesse caso, o epitélio é descartado. Deve-se evitar a exposição do álcool na conjuntiva, em virtude de sua característica irritativa. Para tanto, o álcool deve ser mantido em um recipiente circular de 8 a 9 mm de diâmetro, de acordo com a zona de ablação programada, posicionado sobre a córnea. Após o período de exposição do álcool sobre a córnea, enxuga-se o álcool com uso de merocel antes de remover o recipiente a fim de evitar transbordamento. Caso, inadvertidamente, o álcool vaze do recipiente, deve-se proceder com irrigação abundante com BSS na córnea e conjuntiva para minimizar sintomas de conjuntivite irritativa nos dias seguintes à cirurgia.
- **Trans-PRK:** essa técnica ocorre quando, alternativamente, a remoção do epitélio pode ser feita pela própria fotoablação com *excimer laser*. A principal vantagem dessa técnica chamada *no touch*, disponível em algumas plataformas de *laser* atuais, é o fato da desepitelização ser exatamente na dimensão da ablação, sem, portanto, áreas corneanas desepitelizadas desnecessariamente. Contudo, caso a

camada epitelial seja mais espessa do que o programado, ou caso seja irregular, como em córneas previamente operadas, a fotoablação estromal não será como esperado, prejudicando o resultado final. No futuro, com o avançar da tecnologia e a disponibilidade do mapeamento epitelial, será possível vermos a evolução dessa técnica com um tratamento personalizado.

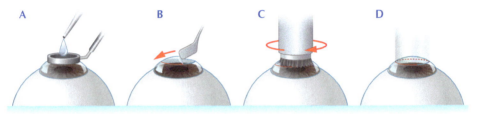

Figura 17.2. Métodos possíveis de desepitelização no PRK. (A) Auxiliado por álcool. (B) Manual. (C) Manual com *brush* rotatório. (D) Trans-PRK.
Fonte: Desenvolvida pela autoria do capítulo.

Fotoablação com *excimer laser*

Após a desepitelização, parte-se para a aplicação de *excimer laser*. O *excimer laser* promove, mediante fotoablação estromal planejada, remodelamento do contorno anterior da córnea e consequente alteração de seu poder refrativo. O mesmo princípio é adotado na cirurgia de Lasik, com a diferença de que, nessa técnica Lasik, a fotoablação é realizada em um plano estromal mais profundo.

No caso do PRK, deve-se atentar que quanto mais tempo a córnea permanece exposta após a desepitelização há desidratação do estroma subjacente, e, uma vez que o *excimer laser* é aplicado, pode-se ter hipercorreção do erro refrativo. Recomenda-se, por esse motivo, a aplicação de um merocel embebido com BSS sobre a córnea, após a desepitelização, logo antes da aplicação do *excimer laser*, a fim de retomar a turgescência corneana basal e prevenir esse efeito adverso.

Mitomicina C

A MMC é um antibiótico quimioterápico que se liga de forma covalente ao DNA, inibindo a replicação celular. No PRK, seu uso inibe a mitose celular e a proliferação das células epiteliais e estromais, prevenindo o *haze* e a regressão refracional, anteriormente frequentes em maiores ablações. Sem dúvida, o advento e o emprego da MMC nas técnicas de ablação de superfície permitiram uma ampliação da gama de erros refrativos a serem tratados com eficácia e segurança nesses procedimentos.

Nos casos em que há indicação de seu uso profilático (Quadro 17.1), terminada a fotoablação pelo *excimer laser*, prossegue-se com a exposição de MMC 0,02% sobre o leito estromal. Ao utilizar a MMC, o cirurgião deve tomar a precaução que seu contato seja confinado à córnea central, empregando reservatório circular durante sua aplicação, do mesmo modo descrito na desepitelização com auxílio de álcool. Deve-se evitar, assim, o contato com a conjuntiva e o limbo pelo risco de retardo de reepitelização. O tempo de exposição escolhido varia entre cirurgiões de 12 segundos a 2 minutos. No serviço de cirurgia refrativa do Hospital das Clínicas da Faculdade de Medicina da Universidade de São Paulo (HCFMUSP), preconiza-se 30 segundos em tratamentos primários e 1 a 2 minutos em retratamentos, visto que o risco de *haze* é maior nesses casos. No Capítulo 7 – Aspectos Gerais do Exame Oftalmológico e Refração para Cirurgia Refrativa, deste livro, é abordado com mais detalhes o *haze* corneano pós-PRK. Após aplicação de MMC, a córnea deve ser irrigada com BSS a fim de remover qualquer debri ou MMC residual.

Quadro 17.1. Indicação de uso de MMC em PRK.

- Profundidade de ablação > 65 mm
- *Haze* corneano no olho contralateral
- Cirurgia corneana prévia (pós-Lasik, pós-PRK, pós-transplante)
- Ablação hipermetrópica
- Astigmatismo > 1,25 D

Fonte: Desenvolvido pela autoria do capítulo.

Lente de contato terapêutica

Finalizado o procedimento, instila-se 1 gota de antibiótico (fluorquinolona de 4ª geração) associado a corticoide, e, em seguida, coloca-se uma lente de contato terapêutica. A lente de contato terapêutica age reduzindo a dor pós-operatória e facilitando a reepitelização. Dá-se preferência para lentes de silicone-hidrogel (maior DK) e de baixo grau (menor espessura) que deverão ser mantidas até reepitelização corneana, sendo removidas, portanto, entre o 4º e o 7º dia pós-operatório pelo próprio cirurgião.

Pós-operatório PRK

O paciente a ser submetido ao PRK deve ser orientado previamente do que ocorrerá no seu pós-operatório, a fim de que ele siga corretamente os cuidados e entenda a recuperação visual mais lenta em comparação à técnica do Lasik.

Orientações

- **Dor pós-operatória:** esperado desconforto em virtude da desepitelização realizada no PRK, sobretudo nas primeiras 48 horas após o procedimento. A dor referida pode variar consideravelmente de paciente para paciente, porém, todos devem ser previamente orientados e terem prescritos analgésicos e anti-inflamatórios para prevenirem os sintomas.
- **Recuperação visual mais lenta:** comparado à técnica do Lasik, a recuperação visual nas técnicas de ablação de superfície é mais lenta, sobretudo por conta do processo de cicatrização e remodelamento epitelial. O paciente deve ser orientado de que apresentará flutuação visual, sobretudo no primeiro mês pós-operatório. Por volta do 5º ao 10º dia pós-operatório, a linha de cicatrização epitelial costuma estar coincidente com o eixo visual, ocasionando queixa de piora do embaçamento visual nesse período. Após 3 meses, a maioria das alterações já estarão concluídas e a refração final é esperada; no entanto, deve-se, preferencialmente, aguardar 6 meses da cirurgia para avaliação e eventual tratamento de erro refrativo residual.

- **Proteção UV:** sugere-se que exposições mais altas a ultravioleta no pós-operatório aumentam a chance de desenvolvimento de *haze*. Por esse motivo, o paciente deve ser encorajado a usar óculos escuros com proteção UV quando estiver em ambiente externo nos primeiros 3 meses pós-operatórios.

Prescrição pós-operatória PRK

O paciente deve ser orientado para espaçar a instilação dos colírios em pelo menos 10 minutos para máxima absorção dos princípios ativos.

- **Antibiótico:** fluorquinolona de 4ª geração (moxifloxacina ou gatifloxacina) a cada 4 a 6 horas até completa reepitelização e retirada da lente de contato terapêutica, ou seja, entre 5 e 7 dias.
- **Anti-inflamatório não hormonal (AINH):** por três dias; a prescrição de um AINH tópico de 8 em 8 horas é benéfica para o controle álgico, porém não deve ser prolongado a fim de não prejudicar a cicatrização epitelial.
- **Anti-inflamatório hormonal:** o uso de corticoide tópico costuma ser prescrito em desmame progressivo por 4 a 6 semanas no pós-operatório. Na primeira semana, pode ser empregado colírio combinado ao antibiótico e, posteriormente, substituído por um corticoide de baixa penetração, como fluormetolona, com acompanhamento da pressão intraocular.
- **Lubrificante ocular:** a lubrificação frequente dos olhos no pós-operatório do PRK auxilia nos sintomas de sensação de corpo estranho e olho seco. Em virtude do seu uso frequente nas primeiras semanas e a fim de não aumentar a exposição do epitélio à conservantes pela quantidade de colírios prescritos, dá-se preferência pelo uso de lágrimas artificiais sem conservantes.
- **Analgesia sistêmica:** os primeiros três dias pós-operatórios constituem o período mais crítico de dor no pós-operatório do PRK. A prescrição de analgésicos simples e AINH de horário com associação de codeína de resgate é recomendado.

Vantagens e desvantagens do PRK em relação ao Lasik

As técnicas cirúrgicas mais realizadas com fim refrativo, inegavelmente, são o PRK e o Lasik. Enquanto alguns casos poderiam ser submetidos a qualquer uma das duas técnicas, outros casos se beneficiariam mais de uma em particular. Conhecendo as vantagens e as desvantagens de cada técnica, o cirurgião refrativo pode eleger a mais indicada para seu paciente. No Quadro 17.2, são elencadas situações em que se prefere a ablação de superfície.

Com relação ao Lasik, o PRK oferece os seguintes benefícios:

- **Menor alteração da biomecânica corneana:** especialmente em pacientes sem alterações ao exame topográfico e tomográfico, porém com PTA (percentual de tecido alterado) maior de 40% no Lasik, deve-se indicar uma cirurgia de ablação de superfície para garantir maior segurança, com risco significativamente menor de ectasia corneana secundária.
- **Menor indução de olho seco no pós-operatório:** a cirurgia de superfície pode ser preferida, sobretudo em pacientes com queixas pré-operatórias significativas de olho seco.

- **Ausência de *flap* corneano:** por essa característica, pode ser mais prudente escolher a técnica de PRK para pacientes com alto risco de trauma ocular, como em praticantes de lutas marciais, que teriam um risco potencialmente maior de deslocamento de *flap* no pós-operatório.
- **Tratamento superficial:** no PRK, como discutido, o *excimer laser* é aplicado nas camadas superficiais corneanas (membrana basal, camada de Bowman, estroma anterior). Em pacientes que apresentem patologias como distrofias de membrana basal, erosão recorrente ou pequenos leucomas superficiais (p. ex., infiltrados subepiteliais), a fotoablação não se limita a sua função refrativa, adquirindo também função terapêutica.
- **Maior risco de regressão refracional:** em ablações hipermetrópicas e astigmáticas, em especial, há maior risco de regressão pela hiperplasia epitelial no processo cicatricial. Esse efeito foi minimizado com a associação da MMC 0,02% no intraoperatório e com o padrão de ablação das plataformas modernas de *excimer laser*, porém em hipermetropias e astigmatismos mais elevados dá-se preferência ao Lasik, desde que exames pré-operatórios normais e PTA dentro dos limites de segurança.
- **Maior área de cicatrização epitelial necessária:** deve-se atentar a esse fato, sobretudo em pacientes com comorbidades que podem retardar a reepitelização, como diabetes *mellitus* e doenças autoimunes.

Quadro 17.2. Situações em que o PRK é preferível em relação ao Lasik.

- Córneas saudáveis, porém com PTA > 40% para Lasik
- Predisposição à trauma ocular direto (p. ex., praticantes de artes marciais)
- Distrofias de membrana basal (*map-dot-fingerprint*)
- Olho seco moderado/grave
- Leucomas corneanos anteriores (p. ex., cicatriz pós-ceratite prévia, infiltrados subepiteliais)
- Retratamento de complicações de confecção de *flap* prévio com Lasik (p. ex., *button-hole*)

Fonte: Desenvolvido pela autoria do capítulo.

Bibliografia consultada

1. Li S-M et al. Laser-assisted subepithelial keratectomy (LASEK) versus photorefractive keratectomy (PRK) for correction of myopia. Cochrane Database Syst Rev. 2016;29(4):661-56.
2. Reynolds A et al. Excimer laser surface ablation – A review. Clin Exp Ophthalmol. 2010;38(2):168-82.
3. Spadea L, Giovannetti F. Main Complications of Photorefractive Keratectomy and their Management. Clin Ophtalmol. 2019;13:2305-15.
4. Stojanovic A, Nitter TA. Correlation between ultraviolet radiation level and the incidence of late-onset corneal haze after photorefractive keratectomy. J Cataract Refract Surg. 2001;27(3):404-10.

Capítulo 18

Cirurgia Lamelar com Microcerátomo

Rodrigo França de Espíndola

O microcerátomo mecânico (MK) vem sendo paulatinamente substituído ao redor do mundo pelo *laser* de fentossegundo para a confecção do *flap* (ou lamela) pela técnica do *laser in situ keratomileusis* (Lasik). Embora a maioria dos estudos publicados até hoje não evidenciam diferenças significativas em termos de acuidade visual final e refração, é inegável a vantagem que o *laser* de fentossegundo proporciona em termos de previsibilidade na espessura do *flap* e segurança nessa etapa da cirurgia. No entanto, em razão do maior custo com a criação do *flap* a *laser*, o Lasik com MK ainda é utilizado em vários centros.

Os cuidados antes da cirurgia são fundamentais, já que com isso é possível diminuir a chance de infecção e a presença de debris na interface corneana no pós-operatório. Quaisquer sinais e/ou sintomas de blefarite devem ser tratados previamente ao procedimento. O paciente deve comparecer ao centro cirúrgico sem o uso de perfumes, maquiagens ou cremes, e deve ser encorajado a lavar o rosto com sabão neutro antes de sair de casa. Assepsia da pele e isolamento dos cílios com campos estéreis são mandatórios antes da colocação do blefarostato, e o olho contralateral deve ser ocluído, a fim de evitar a fixação cruzada e comprometer a centralização do *laser*.

A marcação da córnea com corantes é fundamental antes da passagem do MK, para que haja o correto reposicionamento do *flap* ao final da cirurgia. Após as marcações, inicia-se a confecção da lamela. O mecanismo de funcionamento do MK basicamente consiste em um anel de sucção acionado por uma bomba de vácuo, que estabiliza e aplana a córnea para a passagem da lâmina do MK impulsionada por um pequeno motor. Antes do acionamento do motor (via pedal), a pressão ocular deve ser checada com o tonômetro de contato de Barraquer e, quando a medida for de pelo menos 65 mmHg, a lamela pode ser gerada. Pressões menores podem induzir complicações como *flaps* incompletos, muito delgados ou até mesmo buracos no *flap* (*buttonhole*). Caso seja notado que a pressão é insuficiente, deve-se liberar o vácuo, checar as vias e, por fim, reposicionar o anel de sucção para uma nova tentativa.

Após a confecção do *flap*, ele é rebatido gentilmente com uma espátula romba, e a base do pedículo deve ser protegida com uma esponja durante a aplicação do *excimer laser*. O paciente deve ser orientado a manter o foco na luz referência do *laser* para o correto alinhamento da ablação. Qualquer pequeno movimento do olho é corrigido constantemente pelo sistema de *eye tracker*. Por fim, o *flap* é reposicionado após a retirada dos debris com solução salina balanceada, e as marcas corneanas realizadas devem ficar coincidentes (Figura 18.1). Todo o líquido da interface deve ser cuidadosamente retirado para evitar deslocamentos do *flap* ou até mesmo o surgimento de pequenas estrias no pós-operatório.

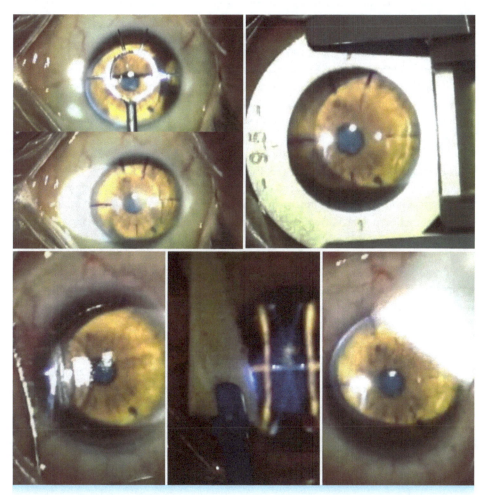

Figura 18.1. Etapas do Lasik com MK. Marcação da córnea, colocação do anel de sucção (9,5 mm) e passagem do microcerátomo, levantamento do *flap* com espátula, aplicação do *excimer laser* e proteção do pedículo e reposicionamento do *flap*.
Fonte: Acervo da autoria do capítulo.

A etapa de escolha do tamanho do anel de sucção é fundamental. Os anéis mais utilizados são de 8,5 e 9,5 mm de diâmetro e devem ser escolhidos de acordo com a ceratometria e as recomendações do fabricante. Quanto maior o anel, maior será a quantidade de tecido corneano protuso dentro dele, o que gera *flaps* com diâmetros maiores e vice-versa. A combinação de uma córnea muito curva associada a um maior anel de sucção pode gerar *flaps* com diâmetros grandes e aumentar o risco de uma complicação intraoperatória chamada *buttonhole*. Nesses casos, é necessário utilizar anéis menores. Semelhantemente, córneas mais planas exigem anéis de sucção maiores, a fim de evitar outra complicação em que ocorre o corte total da lamela sem a formação do pedículo (*free cap*).

A posição do pedículo pode variar de acordo com o MK escolhido. Nos MK longitudinais (p. ex., Nidek) a posição do pedículo é nasal, já nos MK rotacionais (p. ex., Moria, Hansatome), o pedículo pode ser colocado em qualquer posição, sendo a mais comum superior. Acreditava-se que os pedículos localizados superiormente induziriam mais olho seco do que os posicionados nasalmente. Porém, estudos mais recentes (com MK e *laser* de fentossegundo) não demonstraram diferenças significativas ao se mudar a posição do pedículo.

O *flap* realizado por MK possui um formato de menisco (maior espessura na periferia) com uma variabilidade média de espessura significativamente maior que o *flap* criado por fentossegundo (de formato planar). Essa maior variabilidade pode comprometer a segurança do procedimento em alguns casos, especialmente em pacientes com córneas finas e/ou altas ablações.

De acordo com o último censo de cirurgia refrativa publicado em 2013, o MK mais utilizado no Brasil era o Hansatome (55,8%), seguido do Moria (21,5%), Nidek (7,84%) e Amadeus (2,94%). Naquela época, cerca de 6% dos cirurgiões realizavam o *flap* com *laser* de fentossegundo; mas provavelmente nos dias atuais esse número seja bem maior.

As complicações mais frequentes durante a confecção do *flap* corneano e no pós-operatório precoce com o MK são: *flap* incompleto, *free cap*, *buttonhole*, *flap* fino ou irregular, perda de sucção, estrias/dobras, defeitos epiteliais, ceratite lamelar difusa (DLK), ceratite infecciosa, crescimento epitelial e partículas na interface. As incidências dessas complicações são baixas e variam muito na literatura. Essas mesmas intercorrências também podem ser observadas em *flaps* criados por fentossegundo, e os mesmos cuidados para preveni-las devem ser seguidos.

É recomendado examinar o paciente na lâmpada de fenda já no pós-operatório imediato. Pequenos debris, corpos estranhos ou estrias já podem serem vistos nesse momento, e uma revisão da cirurgia pode ser realizada sem que o paciente saia da clínica. Outra medida necessária é fazer a avaliação já no primeiro dia de pós-operatório. Sabe-se que, embora raros, a ceratite infecciosa e o DLK podem ser reconhecidos e tratados precocemente, evitando a evolução do quadro e a perda da visão.

Considerações finais

O Lasik com MK vem perdendo cada vez mais espaço para o *laser* de fentossegundo. A previsibilidade na espessura e a segurança em permitir corrigir alguma intercorrência na confecção do *flap* já no mesmo dia fazem com que o Lasik com fentossegundo seja a principal técnica de escolha (se não a única) em alguns países. Mesmo assim, o Lasik com MK proporciona há anos uma cirurgia bastante segura e com resultados visuais comparáveis ao fentossegundo.

Bibliografia consultada

1. Carrillo C, Chayet AS, Dougherty PJ, Montes M, Magallanes R, Najman J, Fleitman J, Morales A. Incidence of complications during flap creation in lasik using Nidek MK-2000 microkeratome in 26.600 cases. J Refract Surg. 2005;21(5):S655-7.
2. Chen S, Feng Y, Stojanovic A, Jankov MR 2nd, Wang Q. Intralase femtosecond laser vs mechanical microkeratomes in lasik for myopia: a systematic review and meta-analysis. J Refract Surg. 2012;28(1):15-24.
3. Feng YF, Yu JG, Wang DD, Li JH, Huang JH, Shi JL, Ye T, Wang QM, Zhao YE. The effect of hinge location on corneal sensation and dry eye after LASIK: a systematic review and meta-analysis. Graefes Arch Clin Exp Ophthalmol. 2013;251:357-66.
4. Huang JC, Sun CC, Chang CK, Ma DH, Lin YF. Effect of hinge position on corneal sensation and dry eye parameters after femtosecond laser-assisted lasik. J Refract Surg. 2012;28(9):625-31.
5. Moshirfar M, Gardiner JP, Schliesser JA, Espandar L, Feiz V, Mifflin MD, Chang JC. Laser in situ keratomileusis flap complications using mechanical microkeratome versus femtosecond laser: retrospective comparison. J Cataract Refract Surg. 2010;36:1925-33.
6. Netto MV, Espindola RF, Nogueira RGF, Ambrosio R. Censo Brasileiro de Cirurgia Refrativa. Arq Bras Oftalmol. 2013;76(1):29-32.
7. Vaddavalli PK, Yoo SH, Diakonis VF, Canto AP, Shah NV, Haddock LJ, Feuer WJ, Culbertson WW. Femtosecond laser-assisted retreatment for residual refractive errors after laser in situ keratomileusis. J Cataract Refract Surg. 2013;39:1241-47.
8. Zhang ZH, Jin HY, Suo Y, Patel SV, Montés-Micó R, Manche EE, Xu X. Femtosecond laser versus mechanical microkeratome laser in situ keratomileusis for myopia: metaanalysis of randomized controlled trials. J Cataract Refract Surg. 2011;37:2151-59.

Capítulo 19

Cirurgia Lamelar com *Laser* de Fentossegundo (Femto-Lasik)

André A. M. Torricelli

Os *lasers* de fentossegundo foram um marco na cirurgia refrativa e ganharam ampla aceitação em virtude da sua versatilidade, precisão, reprodutibilidade e segurança. Desde seu surgimento em 2001, diversas plataformas de *lasers* de fentossegundo tornaram-se disponíveis com a melhora gradual dos seus parâmetros e perfis de tratamento. Embora o *laser* de fentossegundo tenha inúmeras utilidades (Quadro 19.1), a criação do *flap* durante o Lasik permanece como a principal aplicação do *laser*.

Quadro 19.1. Indicações do *laser* de fentossegundo.
- Criação do *flap* corneano para Lasik
- SMILE ou FLEx
- Correção do astigmatismo
    - Incisões arqueadas
    - Túnel estromal para implante de anel intraestromal
- Correção da presbiopia
    - Túnel para implante de *inlays*
    - INTRACOR
- Cirurgia de catarata
- Ceratoplastia lamelar ou penetrante
- Biópsia corneana

Fonte: Desenvolvido pela autoria do capítulo.

O *laser* de fentossegundo é um *laser* sólido fotodisruptivo que opera próximo ao comprimento de onda do infravermelho (1.053 nm). Alcança máxima precisão de corte e mínimo dano colateral, permitindo, assim, seu uso em córneas transparente. A fluência (energia/área) foi diminuída, encurtando o tempo de duração do pulso e reduzindo o ponto focal do *laser*. Comparado com o *laser* de Nd:YAG que opera em um comprimento de onda semelhante, mas em nanossegundos (10^{-9}), o *laser* de fentossegundo emprega uma duração de pulso 10^6 vezes menor (10^{-15} de segundo) e, consequentemente, uma energia menor que, por sua vez, produz menor efeito térmico e menor dano aos tecidos adjacentes. Como dito anteriormente, a base de funcionamento dos *lasers* sólidos é a fotodestruição pela qual a energia direcionada a determinada estrutura induz a formação de plasma (conjunto de íons e elétrons em movimento aleatório), com posterior formação da bolha de gás carbônico e água. Essa bolha gera os efeitos mecânicos de cavitação que dissecam o tecido ou a estrutura em que se aplica o *laser* (Figura 19.1).

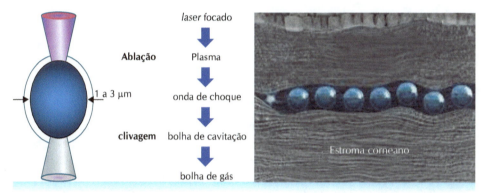

Figura 19.1. *Laser* de fentossegundo.
Fonte: Desenvolvida pela autoria do capítulo.

Atualmente, existem cinco plataformas de *laser* de fentossegundo disponíveis para a criação de *flap* corneano: IntraLase (Johnson&Johnson Vision, Estados Unidos), WaveLight FS200 (Alcon Laboratories Inc, Estados Unidos), VisuMax (Carl Zeiss Meditec AG, Jena, Alemanha), Femto LDV (Ziemer Ophthalmic Systems, Suíça), e Victus (antigo "Femtec"; Bausch+Lomb Technolas, Rochester, Nova York). Além dessas, as plataformas Catalys (Johnson&Johnson Vision, Estados Unidos) e LenSx (Alcon Laboratories, Inc.) estão disponíveis para cirurgia de catarata. As características de cada *laser* estão resumidas no Quadro 19.2.

O primeiro *laser* comercialmente disponível foi o IntraLase de 6 kHz, subsequentemente os modelos de 10, 15, 30, 60 e, atualmente, o de 150 kHz. Esse avanço trouxe uma redução marcante da energia utilizada na córnea, minimizando a resposta inflamatória na córnea e suas complicações associadas (p. ex., ceratite lamelar difusa). Os novos modelos permitem o uso de energia muito menor na criação do *flap* a tal ponto que a resposta inflamatória não é significativamente diferente quando comparada com o microcerátomo mecânico.

Quadro 19.2. Comparação entre as plataformas de *laser* de fentossegundo.

	IntraLaser iFS 150	WaveLight FS200	VisuMax	Femto LDV	Victus	Catalys	LenSx
Energia pulso (nJ)	500 a 1.300	300 a 1.500	< 300	< 100	> 500	500 a 1.000	1.500
Frequência	150 kHz	200 kJz	500 kHz	> 5 MHz	160 kHz	30 a 120	50
Padrão	Linear	Linear	Espiral	Linear	Espiral	–	–
Visualização	Visual	Visual	Visual	Virtual	OCT	OCT	OCT
Interface de contato	Plana	Plana	Curva	Plana	Curva	Curva	Curva
Capacidades adicionais	AK, biopsia, PK, ISP, ICRS	AK, ICRS, ISP, KP	ICRS, KP	AK, ICRS, ISP, KP, Flacs	KP, Intracor	–	–
Particularidade	–	–	Smile	Portátil	–	Flacs	Flacs

AK: ceratotomia arqueada; PK: transplante de córnea; ISP: *pocket* instraestromal; ICRS: implante de anel intraestromal; Flacs: cirurgia de catarata assistida com *laser* de fentossegundo.
Fonte: Desenvolvido pela autoria do capítulo.

Potenciais vantagens do *laser* de fentossegundo sobre os microcerátomos mecânicos são: menor risco de complicações durante a criação do *flap* (p. ex., *flaps* irregulares, *free cap*, *botton hole*, defeito epitelial); melhora da reprodutibilidade da espessura do *flap* e uniformidade; menor impacto biomecânico; menor incidência de olho seco pós-operatório; menor incidência de crescimento epitelial; menor indução de aberrações de alta ordem; menos estrias e deslocamento do *flap*. O *laser* de fentossegundo também permite a oportunidade de continuar a criação do *flap* corneano após a perda de vácuo ou outras interrupções no corte original, diferentemente do microcerátomo mecânico, que requer o adiamento da cirurgia e a mudança da cirurgia para uma ablação de superfície meses depois.

Uma importante característica do *flap* criado com o *laser* de fentossegundo é seu formato planar, diferentemente do *flap* criado com microcerátomo mecânico que possui formato em menisco (Figura 19.2). Ou seja, o *flap* criado com *laser* de fentossegundo mantém sua espessura durante toda sua extensão, diferentemente do *flap* criado com microcerátomo mecânico que é mais espesso na periferia do que no centro.

Embora muitas complicações tenham sido reduzidas com o *laser* de fentossegundo, outros inconvenientes específicos foram criados, como o vertical *gas breakthrought*, *opapque bubble layer*, *rainbow glare* e *transiente light sensitive* síndrome. Além disso, a barreira financeira e o custo mais elevado são limitantes para o amplo uso dos *lasers* de fentossegundo em nosso meio.

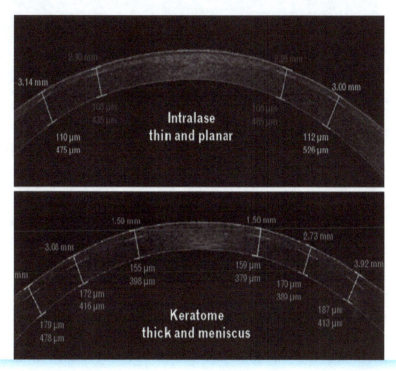

Figura 19.2. Comparação *flap* com *laser* de fentossegundo e microcerátomo mecânico.
Fonte: Acervo da autoria do capítulo.

Bibliografia consultada

1. Callou TP, Garcia R, Mukai A, Giacomin NT, de Souza RG, Bechara SJ. Advances in femtosecond laser technology. Clin Ophthalmol. 2016 Apr 19;10:697-703.
2. Chen LY, Manche EE. Comparison of femtosecond and excimer laser platforms available for corneal refractive surgery. Curr Opin Ophthalmol. 2016 Jul;27(4):316-22.
3. Farjo AA, Sugar A, Schallhorn SC, Majmudar PA, Tanzer DJ, Trattler WB, Cason JB, Donaldson KE, Kymionis GD. Femtosecond Lasers for LASIK Flap Creation. Ophthalmology. 2013 Mar;120(3):e5-e20.
4. Marino GK, Santhiago MR, Wilson SE. Femtosecond Lasers and Corneal Surgical Procedures. Asia Pac J Ophthalmol (Phila). 2017 Sep-Oct;6(5):456-64.

Capítulo 20

Cirurgia Optimizada *versus* Personalizada

Jackson Barreto Junior

A cirurgia ceratorrefrativa a *laser* corrige a miopia por aplanar a córnea central e encurvar a periferia. Ou seja, ocorre um remodelamento da curvatura corneana, tornando uma córnea originalmente prolada em uma córnea oblada (Figura 20.1). O inverso ocorre nos tratamentos hipermetrópicos, resultando em uma córnea hiperprolada. Essas modificações induzem as chamadas aberrações de alta ordem que estão associadas a sintomas visuais como *glare*, presença de halos e piora da sensibilidade ao contraste.

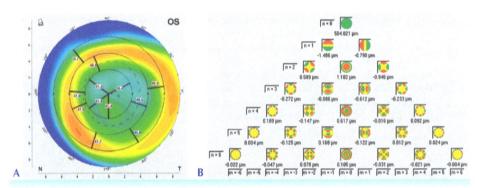

Figura 20.1. (A) Topografia de uma ablação miópica com aplanamento central típico e discreta descentração. (B) Pirâmide de Zernike mostrando aberrações tipo coma horizontal (n = 3; m = 1) e aberração esférica (n = 4; m = 0) aumentados.
Fonte: Acervo da autoria do capítulo.

Compreender a influência do remodelamento corneano sobre a qualidade visual fez com que inovações tecnológicas fossem incorporadas às plataformas de *excimer laser*. Isso favoreceu muito os resultados refrativos, principalmente em relação à qualidade visual pós-operatória por diminuir a indução das aberrações ópticas de alta ordem. Entre os perfis de ablação disponíveis no mercado atualmente, os mais utilizados são os optimizados, os guiados pelo exame de frente de ondas (ou aberrometria) e os guiados pela topografia. Todos eles com o objetivo comum de deixar a superfície corneana pós-operatória mais próxima do normal, ou seja, prolada e com índices aberrométricos satisfatórios. Neste capítulo, serão abordados os tratamentos guiados pela aberrometria ou análise de frentes de onda e os optimizados.

Cirurgia personalizada

Com o advento da análise de frentes de ondas, o termo "cirurgia personalizada" fazia referência ao tratamento guiado pela aberrometria (*wavefront-guided*). No entanto, hoje, esse termo pode ser extensivo ao tipo de personalização adotada, seja pela aberrometria, seja pelo perfil corneano (*topoguided*). De qualquer modo, o objetivo da cirurgia personalizada ou guiada pelos mapas de frente de onda (*wavefront*) é tratar as aberrações já existentes e induzir o menos possível outras aberrações. Em vista disso, o planejamento cirúrgico no *excimer laser* tem como base os dados derivados dos mapas de frente de onda obtidos pelo exame de aberrometria pré-operatório. Existem diversas técnicas de captura das aberrações da frente de onda de acordo com o aberrômetro utilizado. Por isso, é importante conhecer bem o equipamento a ser escolhido, pois ele vai influenciar diretamente na correção proposta.

A correção personalizada também necessita um perfil de ablação bem mais complexo, visto que ela vai corrigir não só as aberrações de baixa ordem (defocus e astigmatismo) como também as de alta ordem. Ou seja, o que se vê no mapa tridimensional da ablação proposta é um padrão não necessariamente simétrico, como visto nos tratamentos convencionais para corrigir o defocus e o astigmatismo. Além disso, a magnitude do tratamento das aberrações de alta ordem é bem menor e mais delicada que a correção esferocilíndrica. Logo, um registro acurado da ciclotorsão e um rastreamento preciso dos movimentos oculares involuntários durante a cirurgia são fundamentais para se obter o resultado a que se propõe.

Obviamente que o resultado matemático teórico não é o que exatamente se vê na prática, pois este sofre influência do processo cicatricial e do comportamento biomecânico da córnea. Geralmente, a indução das aberrações ocorre mesmo com a cirurgia personalizada, porém em menor magnitude que os tratamentos mais antigos. Mesmo assim, a ablação guiada pela aberrometria apresenta excelentes resultados refrativos e de qualidade visual.

Nos míopes, por exemplo, sabe-se que a indução da aberração esférica positiva é inevitável. Portanto, a ideia é eliminar a aberração esférica prévia e induzi-la o mínimo possível por tratar a periferia corneana com mais pulsos de *laser*. Nos retratamentos, o princípio é o mesmo, e já há maior quantidade de aberrações induzidas pela cirurgia anterior, sendo aberração esférica, coma ou outra qualquer. Não piorar e diminuir o quadro aberrométrico desse paciente é uma prioridade. Nas córneas com irregularidades de superfície, como nos casos pós-ceratotomia radial ou transplantes, novamente uma ablação assimétrica é muitas vezes a melhor opção. Cabe lembrar que um fator limitante nesses casos é a magnitude da irregularidade corneana, pois superfícies muito alteradas não geram exames aberrométricos confiáveis. Nessas situações, a cirurgia topoguiada é a melhor opção.

Cirurgia optimizada

Essa cirurgia melhora o perfil corneano pós-operatório por levar em conta a curvatura pré-operatória e aplicar maior número de pulsos de *laser* na periferia. Ao fazer isso, a cirurgia optimizada compensa o efeito cosseno existente nas plataformas mais antigas, em que o *laser* aplicado na periferia perdia sua eficácia em virtude do ângulo de incidência do pulso. Ao aplicar mais energia na periferia, a transição da zona de tratamento (zona óptica) para a área não tratada fica mais suave, menos abrupta, preservando, assim, a asfericidade corneana e induzindo menos aberrações de alta ordem, especialmente a aberração esférica.

Nesses casos, a programação é baseada simplesmente na refração do paciente. As aberrações preexistentes não são levadas em consideração como na cirurgia personalizada. Isso se deve ao fato de que estudos recentes mostram que a maioria dos pacientes não possui aberrações de alta ordem significativamente elevadas. Logo, a não indução de novas aberrações seria mais relevante na correção refrativa desses pacientes do que a correção das aberrações preexistentes.

Considerações finais

Afinal, qual é a melhor opção? Apesar de haver numerosas publicações, os estudos bem desenhados, controlados contralaterais e prospectivos não são a maioria. De modo geral, os resultados são excelentes e muito similares entre as técnicas. Talvez uma discreta superioridade é percebida das ablações guiadas pela frente de onda e pela topografia quando comparadas às ablações optimizadas, principalmente naqueles casos com aberrometria pré-operatória alterada. Mas, mesmo assim, há muitos questionamentos que são difíceis de equacionar, pois quando se fala em qualidade visual, fala-se, na verdade, de percepções subjetivas. E, infelizmente, não há uma métrica objetiva capaz de traduzir todas percepções subjetivas da modo mais acurado possível.

Bibliografia consultada

1. Barreto J Jr, Barboni MT, Feitosa-Santana C, Sato JR, Bechara SJ, Ventura DF, Alves MR. Intraocular straylight and contrast sensitivity after contralateral wavefront-guided LASIK and wavefront-guided PRK for myopia. J Refract Surg. 2010 Aug;26(8):588-93.
2. Kung JS, Manche EE. Quality of Vision After Wavefront-Guided or Wavefront-Optimized LASIK: A Prospective Randomized Contralateral Eye Study. J Refract Surg. 2016 Apr;32(4):230-6.
3. Myrowitz EH, Chuck RS. A comparison of wavefront-optimized and wavefront-guided ablations. Curr Opin Ophthalmol. 2009;20(4):247-50.
4. Netto MV, DuppsW Jr, Wilson SE. Wavefront-guided ablation: evidence for efficacy compared to traditional ablation. Am J Ophthalmol. 2006 Feb;141(2):360-368.

5. Padmanabhan P, Mrochen M, Basuthkar S, Viswanathan D, Joseph R. Wavefront-guided versus wavefront-optimized laser in situ keratomileusis: contralateral comparative study. J Cataract Refract Surg. 2008; 34(3):389-97.
6. Perez-Straziota CE, Randleman JB, Stulting RD. Visual acuity and higher-order aberrations with wavefront-guided and wavefront-optimized laser in situ keratomileusis. J Cataract Refract Surg. 2010;36(3):437-41.
7. Roe JR, Manche EE. Prospective, Randomized, Contralateral Eye Comparison of Wavefront-Guided and Wavefront-Optimized Laser in Situ Keratomileusis. Am J Ophthalmol. 2019 Nov;207:175-83.
8. Ryan DS, Sia RK, Rabin J, Rivers BA, Stutzman RD, Pasternak JF, Eaddy JB, Logan LA, Bower KS. Contrast Sensitivity After Wavefront-Guided and Wavefront-Optimized PRK and LASIK for Myopia and Myopic Astigmatism. J Refract Surg. 2018 Sep 1;34(9):590-6.
9. Sia RK, Ryan DS, Stutzman RD, Pasternak JF, Eaddy JB, Logan LA, Torres MF, Bower KS. Wavefront-guided versus wavefront-optimized photorefractive keratectomy: clinical outcomes and patient satisfaction. J Cataract Refract Surg. 2015 Oct;41(10):2152-64.

Capítulo 21

Implantes Fácicos e Facorrefrativa

Rodrigo C. de Oliveira

O implante de uma lente fácica, ou seja, frente ao cristalino, é uma alternativa à cirurgia ceratorrefrativa e destinada a pacientes que almejam obter a independência dos óculos ou lentes de contato. É um procedimento particularmente considerado em ametropias moderadas a elevadas, quando se deseja manter a habilidade acomodativa do cristalino. Essa modalidade terapêutica vem se popularizando entre os cirurgiões refrativos, tendo sido recentemente empregada também para tratamento de baixa miopia. A cirurgia facorrefrativa, extração do cristalino transparente com implante de lente intraocular, é geralmente considerada em pacientes que apresentam algum prejuízo da acomodação.

Embora o procedimento de implante de uma lente fácica seja mais invasivo do que cirurgias refrativas corneanas, e com possíveis complicações intraoculares, apresenta as seguintes vantagens: ser reversível; não alterar a curvatura corneana; não predispor a ectasias ou olho seco; permitir o tratamento de altas ametropias, com menor indução de aberrações esféricas e comáticas e melhor sensibilidade ao contraste; além de promover magnificação da imagem em pacientes míopes. Com relação à cirurgia facorrefrativa, o implante de lentes fácicas tem como vantagens a preservação da acomodação e o menor risco de descolamento de retina e edema macular pós-operatório.

Lentes fácicas

Classificação e modelos

As lentes são classificadas quanto ao local de suporte em:
- **Lentes fácicas de câmara anterior de fixação angular:** Domilens®, Chiron-Domilens® (Baush & Lomb), Nuvita® (Baush & Lomb), I-Care® (Corneal), Vivarte® (Ciba Vision), Kelman Duet® (Tekia) e AcrySof Cachet® (Alcon). Esses implantes não estão disponíveis comercialmente em função do alto índice de complicações apresentadas, como significante perda endotelial, fibrose angular e subsequente glaucoma secundário.

- **Lentes fácicas de câmara anterior de fixação iriana:** Verisyze® (AMO), Veriflex® (AMO), Artisan® (Ophtec) e Artiflex® (Ophtec).
- **Lentes fácicas de câmara posterior de fixação no sulco ciliar:** Phakic refractive lens® (PRL; Carl Zeiss Meditec), Implantable phakic contact lens® (IPCL; Care Group), Refractive Implantable Lens® (RIL; Appasamy), Visian implantable collamer lens® (ICL; Staar Surgical), EVO Visian ICL® (Staar Surgical), EVO+ Visian ICL® (Staar Surgical) e Eyecryl Phakic IOL® (Biotech Vision Care).

Os Quadros 21.1 e 21.2 elencam as lentes fácicas de câmara anterior e posterior disponíveis no mercado brasileiro atual, respectivamente.

Quadro 21.1. Lentes fácicas de câmara anterior comercializadas no Brasil.

Lente	Artisan®	Artisan® Tórica	Artiflex®
Material	PMMA	PMMA	PMMA (hápticos) + Polisiloxano (ZO)
Diâmetro ZO	5,0 a 6,0 mm (miopia) 5,0 mm (hipermetropia)	5,0 mm	6,0 mm
Diâmetro lente	8,5 mm	8,5 mm	8,5 mm
Incisão principal	5,2 ou 6,2 mm	5,2 mm	3,2 mm
Dioptrias esféricas (incremento 0,5 D)	−1 a −23,5 D +1 D a +12 D	−22 a +14 D	−2 a −14,5 D
Dioptrias cilíndricas	–	1 a 7,5D (incremento 0,5 D)	–

D: dioptrias; mm: milímetros; PMMA: polimetil metacrilato; ZO: zona óptica.
Fonte: Desenvolvido pela autoria do capítulo.

Quadro 21.2. Lentes fácicas de câmara posterior disponíveis no mercado brasileiro atual.

	EVO Visian ICL®	EVO+®	Eyecryl Phakic®
Material	Collamer	Collamer	Acrílico hidrofílico
Diâmetro ZO	4,9 a 5,8 mm	5,0 a 6,1 mm	4,65 a 5,5 mm
Diâmetro lente	12,1/12,6/13,2/13,7 mm	12,1/12,6/13,2/13,7 mm	12/12,5/13/13,5 mm
Incisão principal	3,2 mm	3,2 mm	2,8 mm
Dioptrias esféricas (incrementos 0,5 D)	−6 D a −18 D	−6 D a −14 D	0 a −23 D
Dioptrias cilíndricas	0,5 a 6 D (incremento 0,5 D)	0,5 a 6 D (incremento 0,5 D)	0,5 a 5 D (incremento 0,5 D)

D: dioptrias; mm: milímetros; ZO: zona óptica.
Fonte: Desenvolvido pela autoria do capítulo.

Indicação

Os implantes fácicos são geralmente considerados para correção de erros refrativos em pacientes com idade acima de 21 anos, variação refracional ≤ 0,5 dioptrias (D) por período superior a 1 ano, sem doenças oculares preexistentes, não candidatos à cirurgia refrativa corneana, como os que:

- excedem o limite dióptrico do tratamento com *excimer laser* (miopia superior a –12 D, hipermetropia superior +6 D e astigmatismo superior a 6 D);
- apresentam percentual de tecido alterado superior a 40% ou leito estromal residual inferior a 250 a 300 (Lasik) ou 340 (PRK);
- exibem ceratometria final calculada inferior a 35 D ou superior a 48,5 a 50 D;
- apresentam alterações topográficas e/ou tomográficas que contraindiquem Lasik e PRK.

Avaliação pré-operatória

Pacientes que se enquadram nos critérios de indicação devem ser submetidos a minuciosa avaliação oftalmológica com o intuito de se identificar possíveis patologias pre-existentes ou contraindicações específicas aos implantes fácicos. A documentação da saúde ocular pré-operatória confere ao cirurgião a possibilidade de realizar comparações pós-operatórias acertadas e, eventualmente, pode vir a servir de embasamento legal. Além disso, alguns exames pré-operatórios são fundamentais para o adequado cálculo da lente a ser implantada. Sendo assim, recomenda-se que as seguintes avaliações sejam incluídas no manejo pré-operatório de implante de lentes fácicas:

- **Acuidade visual com e sem correção.**
- **Refração dinâmica e estática:** considerar distância vértice de 12 mm.
- **Motilidade ocular extrínseca, *cover* e *uncover test*, e avaliação da binocularidade:** pacientes com baixa amplitude de fusão podem descompensar um desvio previamente compensado diante da ocorrência de hipo ou hipercorreção pós-operatória ou após uma tentativa de monovisão.
- **Biomicroscopia:** especial atenção à anatomia iriana e cristaliniana, e de suas inter-relações. Íris convexas possuem maior risco de toque em face posterior de lentes de câmara anterior de fixação iriana e, nesses casos, lentes de câmara posterior podem ser uma alternativa mais favorável. Contudo, íris côncavas predispõem ao toque à face anterior de lentes fácicas posteriores e, nesse caso, lentes fácicas de câmara anterior seriam mais aconselháveis. Deve-se ainda avaliar e tratar blefarites, visto que aumentam o risco de infecção pós-operatória.
- **Diâmetro da pupila escotópica:** o diâmetro pupilar deve ser inferior ao diâmetro da zona óptica +1 mm, com intuito de reduzir o risco de halos e *glare*.
- **Gonioscopia:** uma vez que dispersão pigmentar, goniossinéquias e fechamento angular são complicações possíveis, a avaliação da pigmentação angular pré-operatória pode ajudar no seguimento e na identificação dessas complicações.
- **Tonometria de aplanação.**
- **Mapeamento de retina e retinografia:** pacientes alto míopes possuem risco elevado de descolamento de retina, assim, faz-se necessária a identificação e o tratamento de fatores predisponentes. Implantes fácicos podem causar alterações angulares e, assim, glaucoma secundário, sendo recomendável a avaliação e a documentação pré-operatória da relação escavação/disco do nervo óptico e da espessura da camada de fibras nervosas da retina.
- **Avaliação da anatomia e da profundidade da câmara anterior (ACD):** exame imprescindível na seleção de pacientes candidatos aos implantes de lentes fácicas. Profundidade de câmara anterior superior a 3,0 mm e 3,2 mm, medida a partir do epitélio da córnea, é desejável para se manter a indicação das lentes Artisan®

e Artiflex®, respectivamente. Já as lentes EVO® ou EVO+ Visian ICL® e Eyecryl Phakic® podem ser implantadas em câmara anterior de 2,8 mm, medida a partir do endotélio. A ACD pode ser facilmente medida por diferentes biômetros, imagens de Scheimpflug, tomografia de coerência óptica de segmento anterior (AS-OCT) ou biomicroscopia ultrassônica (UBM). Importante salientar que alguns exames, como o Pentacam (Oculus, Irvine, CA, Estados Unidos), medem a ACD a partir do endotélio, enquanto outros, como o IOL Master (Carl Zeiss, Jena, Alemanha), medem a profundidade da câmara anterior a partir do epitélio e, nesse caso, deve-se subtrair o valor encontrado na paquimetria. Além disso, deve-se ter em mente que a profundidade da câmara anterior tende a se reduzir com a acomodação. Baikoff propôs que para o implante de lentes de fixação iriana seja respeitado uma distância máxima de 600 μm entre a face anterior do cristalino e uma linha imaginária formada pela junção de dois ângulos iridocorneanos opostos.
- **Microscopia especular da córnea:** em conjunto com a análise da profundidade de câmara anterior é um exame pré-operatório imperativo na avaliação de indicação de implantes de lentes fácicas. A contagem endotelial mínima recomendável de acordo com a idade é elencada no Quadro 21.3.

Quadro 21.3. Contagem endotelial pré-operatória mínima de acordo com a idade.

Idade	Contagem endotelial pré-operatória (células/mm²) mínima
Menores de 25 anos	2.800
26 a 30 anos	2.650
31 a 35 anos	2.400
36 a 45 anos	2.200
Maiores de 45 anos	2.000

Fonte: Güell et al., 2010.

- **Avaliação do diâmetro sulco a sulco:** fundamental para o cálculo do diâmetro da lente fácica de câmara posterior e dispensável em casos de lentes fácicas de câmara anterior, pois estas possuem diâmetro único, o qual independent do diâmetro ocular. Meticulosa análise faz-se necessária, visto que implante de lentes mal dimensionadas podem resultar em complicações. A medida do diâmetro horizontal da córnea (branco a branco – WTW), por compasso, biômetros, imagens de Scheimpflug ou AS-OCT fornece apenas uma estimativa do diâmetro sulco a sulco. Liliana et al. não encontraram relação entre a distância WTW e o diâmetro sulco a sulco ao analisar 22 olhos de cadáveres. Alguns cirurgiões refrativos advogam que ao valor de WTW obtido por IOL Master ou LenStar deve-se subtrair 0,2 a 0,3 e 0,3 a 0,4 mm ao se estimar o diâmetro de sulco a sulco, respectivamente. Enquanto ao valor de WTW obtido por Scheimpflug ou AS-OCT deve-se somar 0,5 a 1,0 mm. A medida do WTW obtida pelo Orbscan tem sido reportada como coincidente com o diâmetro sulco a sulco, não necessitando de acréscimo ou subtração. O AS-OCT possibilita ainda a medida de ângulo a ângulo, enquanto a UBM fornece a medida direta do diâmetro sulco a sulco e tem se mostrado superior aos outros métodos em determinar o diâmetro correto da lente a ser implantada.
- **Ceratometria, topografia e/ou tomografia corneana:** auxiliam o estudo do astigmatismo e o cálculo da lente a ser implantada.

Cálculo da lente fácica

Cálculo em lentes fácicas de câmara anterior

Esse cálculo independe do comprimento axial do olho. Nesses casos, considera-se a refração, a ceratometria central e a profundidade da câmara anterior. Esses dados são inseridos em uma calculadora *online* disponibilizada pelo fornecedor da lente (<https://www.ophtec.com/calculation>).

Cálculo em lentes fácicas de câmara posterior

Para esse cálculo, a refração, a ceratometria, a paquimetria, a profundidade da câmara anterior (medida a partir do endotélio) e a medida do WTW são aplicadas nos nomogramas dos fabricantes (<https://ocos.staarag.ch/> e <www.biotechcalculators.com> ou pelo aplicativo "Biotech calculators"). O cálculo do diâmetro de uma lente fácica de câmara posterior pode ser desafiador mesmo com todos os aparelhos tecnológicos descritos. O *vault* obtido no primeiro olho de um implante bilateral auxilia a otimização do cálculo do diâmetro da lente a ser implantada no olho contralateral. Além disso, a avaliação do volume da câmara anterior parece ter um futuro promissor no cálculo do diâmetro da lente a ser implantada.

Técnica cirúrgica

Técnica cirúrgica em lentes fácicas de câmara anterior

As lentes fácicas de câmara anterior exigem iridotomia periférica, geralmente superior, que são idealmente confeccionadas no pré-operatório com Nd:YAG *laser*. No dia da cirurgia, os pacientes podem ser orientados a utilizar colírio de pilocarpina a 2% para se obter constrição pupilar. A técnica anestésica depende da escolha do cirurgião, podendo-se realizar desde anestesia tópica associada a anestésico intracameral (lidocaína 1% sem conservante) até anestesia peribulbar (particularmente considerada em casos de implante da lente Artisan® em função da necessidade de extensa abertura limbar).

Técnica cirúrgica – Artisan® (Figura 21.1)

1. Confeccionar incisão principal medindo 6,2 ou 5,2 mm, a depender do diâmetro óptico da lente, direcionada para a pupila.
2. Aplicar constritor pupilar intracameral (reduz o risco de toque cristaliniano e facilita centralização da lente), seguido da introdução de material viscoelástico coesivo (mais facilmente removível posteriormente). Evita-se substância viscoelástica dispersiva com alta osmolaridade pelo risco de alteração cristaliniana.
3. Confeccionar duas paracenteses, às 10 e 2 horas do relógio, direcionadas para os locais de fixação. Devem medir 1,2 mm ou 1,5 mm se utilizado agulha de encravamento ou VacuFix®, respectivamente. Caso se opte pela utilização de pinça de encravamento, deve-se realizar duas paracenteses de 2,0 a 2,5 mm às 9 e 3 horas do relógio, direcionadas para a pupila.
4. Introduzir a lente na câmara anterior direcionada para 6 horas do relógio.
5. Adicionar viscoelástico sobre a lente para proteção endotelial.
6. Girar da lente para posição horizontal.
7. Centralizar a lente na pupila e, então, segurá-la firmemente pela periferia da zona óptica.

8. Prosseguir ao encravamento da íris, o que pode ser realizado de duas maneiras:
   a) **Com uso da agulha de encravamento:** introduzir a agulha de encravamento pela paracentese e confeccionar uma prega iriana por meio da movimentação simultânea da agulha para baixo em direção à íris e para cima em direção à fenda entre os hápticos da lente, promovendo a fixação da lente na íris. Repetir o processo com a outra paracentese.
   b) **Com o uso do VacuFix®:** introduzir o VacuFix® pela paracentese, garantindo que o óstio do VacuFix® seja posicionado abaixo da fenda entre os hápticos da lente. Crie o vácuo para aprisionar a íris. Mova o VacuFix® com a prega iriana obtida distalmente em direção ao háptico inferior da lente, e então superiormente em direção ao háptico inferior, por fim, trazendo a prega iriana para a fenda entre os hápticos. Libere o vácuo, promovendo a fixação da lente na íris. Repetir o processo com a outra paracentese.
9. Realizar iridotomia periférica (caso não realizada no pré-operatório), remover material viscoelástico (com uso de cânula de irrigação, dupla via, bimanual ou I/A) e proceder ao fechamento da incisão principal com mononylon 10-0 (geralmente são necessárias 3 a 4 suturas para incisões de 5,2 m, e 4 a 5 suturas para incisões de 6,2 mm, podendo-se realizar sutura em X).
10. Aplicar antibiótico profilático (intracameral ou subconjuntival) e confeccionar curativo oclusivo.

Técnica cirúrgica – Artiflex® (Figura 21.2)

1. Confeccionar duas paracenteses, às 10 e 2 horas do relógio, direcionadas para os locais de fixação. Devem medir 1,2 mm ou 1,5 mm se for ser utilizada agulha de encravamento ou VacuFix®, respectivamente.
2. Aplicar constritor pupilar intracameral, seguido da introdução de viscoelástico coesivo.
3. Confeccionar incisão principal, medindo 3,2 mm, direcionada para a pupila.
4. Posicionar a lente na espátula de inserção específica do fabricante.
5. Introduzir a lente na câmara anterior, por meio da espátula de inserção, direcionada para 6 horas.
6. Retrair a espátula de inserção enquanto se utiliza de uma pinça para exercer contrapressão.
7. Adicionar viscoelástico sobre a lente para proteção endotelial.
8. Girar a lente para posição horizontal.
9. Centralizar a lente na pupila e, então, segurá-la firmemente pelo háptico superior da lente, utilizando-se da pinça de retenção Artiflex®.
10. Prosseguir ao enclavamento da íris, o que pode ser realizado por meio da utilização de uma agulha de enclavamento ou com o uso do VacuFix®, semelhante à técnica previamente descrita para a lente Artisan®. É de fundamental importância que a prega iriana seja trazida de encontro ao háptico inferior, o qual não está sendo utilizado para segurar a lente. Ao trazer a prega iriana de encontro ao háptico superior, o qual é utilizado para imobilização da lente, pode-se danificar o háptico.

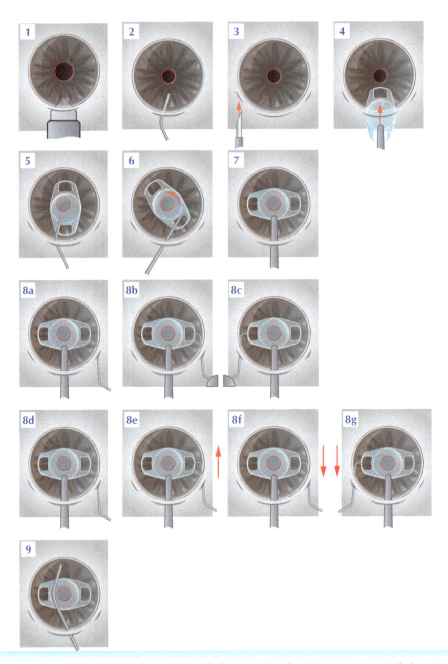

Figura 21.1. Técnica cirúrgica do implante da lente Artisan®. (1) Incisão principal de 5,2 ou 6,2 mm. (2) Adição de mióticos e viscoelástico intracameral. (3) Confecção de paracenteses. (4) Inserção da lente na câmara anterior. (5) Adição de viscoelástico sobre a lente. (6) Rotação da lente para a posição horizontal. (7) Apreensão da lente pela periferia da zona óptica centrada na pupila. (8a a 8g) Fixação da lente na íris com uso da agulha de encravamento ou VacuFix®, respectivamente. (9) Remoção do viscoelástico e posterior sutura.

Fonte: Desenvolvida pela autoria do capítulo.

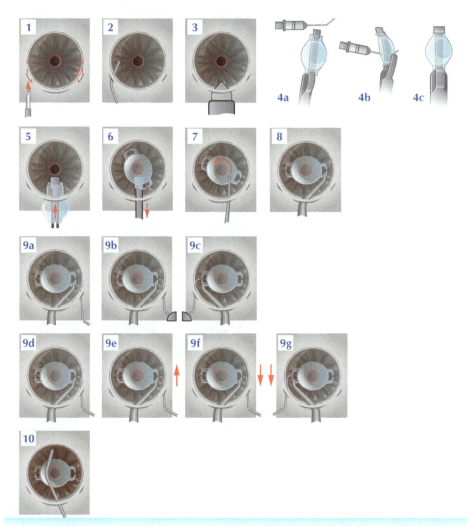

Figura 21.2. Técnica cirúrgica do implante da lente Artiflex®. (1) Confecção de paracenteses. (2) Adição de mióticos e viscoelástico intracameral. (3) Incisão principal de 3,2 mm. (4) Posicionamento da lente na espátula de inserção. (5) Inserção da lente na câmara anterior e adição de viscoelástico sobre a lente. (6) Remoção da espátula de inserção. (7) Adição de viscoelástico sobre a lente e rotação da lente, posicionando-a horizontalmente. (8) Apreensão da lente pelo háptico superior com a pinça de retenção Artiflex® e zona óptica centrada na pupila. (9a a 9g) Encravamento da íris com uso da agulha de encravamento ou VacuFix®, respectivamente. (10) Remoção do viscoelástico e fechamento de incisão (sutura ou hidratação).
Fonte: Desenvolvida pela autoria do capítulo.

11. Realizar iridotomia periférica (caso não realizada no pré-operatório), remoção de material viscoelástico (com uso de cânula de irrigação, dupla via, bimanual ou I/A) e fechamento da incisão principal (seja por hidratação, seja por sutura).
12. Aplicar antibiótico profilático (intracameral ou subconjuntival) e confeccionar curativo oclusivo.

Técnica cirúrgica em lentes fácicas de câmara posterior

Os novos modelos de lentes fácicas de câmara posterior possuem orifício central médio de 350 a 360 µm e, portanto, não necessitam de iridotomia. Requerem midríase (mínima de 8 mm) pré-operatória, seja pela instilação de colírios de tropicamida, seja por fenilefrina.

Técnica cirúrgica – EVO Visian ICL®, EVO+® e Eyecryl Phakic® (Figura 21.3)

Se lente tórica, deve-se marcar, em lâmpada de fenda, o eixo 0° a 180°, imediatamente antes da cirurgia, com o paciente sentado olhando para frente. No início da cirurgia, marca-se o eixo com um anel de Mendez. A cirurgia se prossegue da seguinte maneira:

1. Confeccionar duas paracenteses, às 12 e 6 horas do relógio, medindo 1 a 1,5 mm, anguladas.
2. Preencher a câmara anterior com viscoelástico (hidroxipropilmetilcelulose 2%).
3. Confeccionar incisão principal temporal em córnea clara, direcionada para a pupila e paralela ao plano da íris. As incisões devem medir 3,2 mm paras as lentes EVO Visian ICL® ou EVO+® e 2,8 mm para a lente Eyecryl Phakic®.
4. Introduzir a lente na câmara anterior sobre a íris. Para o implante das lentes EVO Visian ICL® e EVO+® o orifício de direcionamento distal deve estar posicionado à direita, enquanto o proximal deve estar posicionado à esquerda. Já para a lente Eyecryl Phakic®, o orifício de direcionamento distal deve estar posicionado à esquerda, enquanto o proximal deve estar posicionado à direita.
5. Adicionar viscoelástico sobre a lente, nunca sob a lente.
6. Posicionar a lente atrás da íris, utilizando-se dos *footplates* ou do corpo háptico. Nunca toque a zona óptica! Posiciona-se primeiro o pedículo distal, e depois o proximal.
7. Aspiração de viscoelástico cuidadosa (com uso de cânula de irrigação, dupla via, bimanual ou I/A). Não se deve aspirar pelo orifício central.
8. Checar posicionamento da lente. Lentes tóricas, independentemente do eixo do cilindro, devem ser posicionadas horizontalmente, podendo haver variação, sendo então necessária a rotação da lente de acordo com as marcas da lente e da córnea. Rotação máxima é de até 15° a 2°, no sentido horário ou no anti-horário.
9. Aplicar miótico intracameral. Seu uso é controverso, uma vez que pode incitar espasmo ciliar, com consequente anteriorização do cristalino e estreitamento angular.
10. Fechar incisão principal (seja por hidratação, seja por sutura), aplicar antibiótico profilático (intracameral ou subconjuntival) e confeccionar curativo oclusivo.

Pós-operatório

Após o ato cirúrgico, são prescritos colírios de antibiótico, como quinolonas de 4ª geração (4 vezes por dia, mantido por 7 dias), corticoide (em redução, mantido por 3 a 4 semanas) e medicações hipotensoras (tópicas ou orais, podem ser rotineiramente prescritas nos

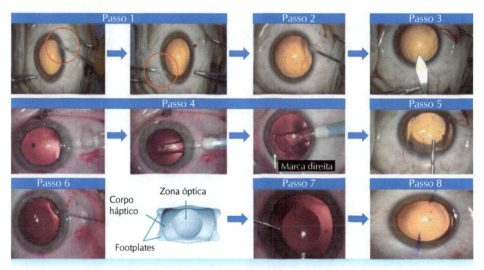

Figura 21.3. Técnica cirúrgica do implante das lentes EVO Visian ICL®, EVO+® e Eyecryl Phakic®. (1) Confecção de paracenteses. (2) Preenchimento da câmara anterior com viscoelástico. (3) Incisão principal temporal medindo 3,2 mm paras as lentes EVO Visian ICL® ou EVO+® e 2,8 mm para a lente Eyecryl Phakic®. (4) Inserção da lente na câmara anterior. (5) Adição de viscoelástico sobre a lente. (6) Posicionamento dos *footplates* atrás da íris. (7) Remoção de viscoelátsico. (8) Reavaliação do posicionamento da lente e fechamento da incisão principal por sutura ou hidratação.
Fonte: Imagens cedidas por Staar Surgical.

primeiros dias de pós-operatório ou de acordo com a necessidade). O colírio de brimonidina, além de manter adequado controle pressórico ocular, possui como benefício secundário promover miose e, assim, reduzir queixa de visualização de halos.

O paciente deve ser idealmente reavaliado em 2 a 4 horas, 1, 7, 14 e 30 dias após a cirurgia. Em cada uma dessas visitas, o paciente deve ser submetido ao exame biomicroscópico, com avaliação da inflamação da câmara anterior e da anatomia do segmento anterior, além de aferição de pressão intraocular e medição da distância entre a face anterior da lente e o endotélio – em se tratando de lentes fácicas de câmara anterior – ou da distância central entre a superfície anterior do cristalino e a superfície posterior da lente (*vault*) – em se tratando de um implante de lente fácica de câmara posterior. Essas distâncias são idealmente avaliadas por AS-OCT ou UBM. Os fabricantes das lentes sugerem como *vault* ideal o que se encontra entre 0,5 e 1,5 vezes a espessura corneana (250 e 750 µm), embora seja aceitável o *vault* entre 100 e 1.000 µm. A Figura 21.4 demonstra o aspecto biomicroscópico de um *vault* normal (A), excessivo (B – lente superdimensionada) e reduzido (C – lente subdimensionada). Suturas podem ser seletivamente removidas a depender do astigmatismo refracional e topográfico a partir de 1 mês e até 3 meses de pós-operatório.

Os pacientes devem ser reavaliados com 3 meses, a cada 6 meses durante o primeiro ano e anualmente após o primeiro ano, com o intuito de manter a segurança do implante em longo prazo. As consultas de seguimento pós-operatório devem incluir todos os exames anteriormente citados, além de refração, gonioscopia, mapeamento da retina e

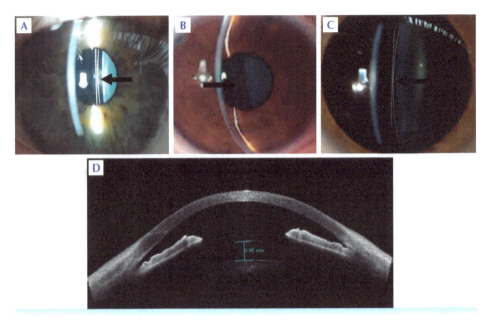

Figura 21.4. Avaliação da distância central entre a superfície anterior do cristalino e a superfície posterior da lente (*vault*). (A) *Vault* normal (seta) medindo entre 250 e 750 μm. (B) *Vault* aumentado > 750 μm (seta). (C) *Vault* diminuído < 250 μm (seta). (D) AS-OCT demonstrando *vault* elevado medindo 980 μm.
Fontes: (A, B e C) Imagens cedidas por Staar Surgical. (D) Acervo da autoria do capítulo.

monitoramento da contagem e morfologia das células endoteliais da córnea. Diante de qualquer alteração, visitas mais frequentes se fazem necessárias. A utilização de ciclopentolato para refração pós-operatória de olhos com implante fácico de câmara posterior se mostrou segura.

Complicações
Lentes fácicas de câmara anterior

As complicações podem ser didaticamente divididas em intra ou pós-operatórias. As complicações intraoperatórias geralmente estão associadas ao tamanho da incisão (hérnia de íris) ou à manipulação da íris durante o ato cirúrgico (hifema e ovalização da pupila por excesso de aprisionamento de íris). Dentre as complicações pós-operatórias, pode-se citar uveíte anterior, hipertensão ocular, dispersão pigmentar, descentração e subluxação da lente, percepção de halos e *glare*, perda de células endoteliais e catarata. Irite com presença de células e *flare* na câmara anterior podem ocorrer nos primeiros dias a semanas de pós-operatório, ou se manter de forma crônica. Geralmente, é responsiva a corticoides tópicos, e deve ser diferenciada de uma possível infecção, uma vez que possuem tratamentos opostos. Se inflamação persistente e intratável, o explante da lente deve ser considerado. Elevação da pressão ocular transitória pode ocorrer no pós-operatório recente em virtude do trauma operatório e/ou por retenção de material viscoelástico. Essa elevação tende a ser branda e facilmente controlada com medicações hipotensoras. Elevação da pressão também pode ocorrer como resultado de dispersão pigmentar provocada pela manipulação iriana durante o ato cirúrgico ou cronicamente diante de um encravamento iriano incorreto ou toque entre superfície posterior da lente e íris. Implante de lentes fácicas de fixação iriana em olhos hipermétropes aumenta risco de dispersão pigmentar, e deve-se tomar cuidado ao escolher esse tipo de implante nesses casos.

Descentração ou subluxação da lente podem ocorrer secundariamente a trauma ocular ou atrofia iriana, ou ainda de forma espontânea. Subluxação possui incidência reportada de 2%, e deve ser prontamente corrigida pelo risco de catarata e perda endotelial. Percepção de halos ou *glare* pode ocorrer em pacientes com lente descentrada ou pupilas maiores que a zona óptica da lente, o que pode afetar o cotidiano do paciente, principalmente em condições escotópicas, como dirigir à noite. O tratamento se resume no uso de colírios mióticos ou no explante e na substituição da lente por lentes de zona óptica maiores.

A perda de células endoteliais é uma das complicações mais preocupantes de um implante de lente fácica de fixação iriana. Tem sido relacionada ao trauma cirúrgico, à proximidade entre a região central e/ou periférica da lente e o endotélio (permitindo contato intermitente), ou a hábitos inadequados dos pacientes, como coçar ou dormir sobre os olhos. A contagem de células endoteliais pós-implante de lente fácica tem se mostrado controversa entre os estudos, variando desde perda até ganho de células endoteliais. Essa divergência de resultados pode ser explicada por inúmeros fatores, como baixa reprodutibilidade da mensuração da contagem de célula endotelial, pequena amostra utilizada em alguns estudos, amostras distintas entre os estudos (p. ex., diferença entre a idade média dos pacientes avaliados) e diferentes critérios de inclusão entre os estudos (p. ex., diferentes valores mínimos aceitáveis de profundidade de câmara anterior para implante de lente fácica). Tahzib et al. estudaram a perda de células endoteliais durante 10 anos de seguimento em 89 olhos com profundidade de câmara anterior superior a 3,0 mm que foram submetidos a implante da lente Artisan®. Os autores não encontraram perda de células endoteliais de forma crônica; ao contrário, demonstraram relativo ganho de células endoteliais entre 1 e 10 anos de pós-operatório, o qual correlacionaram a possível renovação de células endoteliais e descontinuidade do uso de lentes de contato em coerência com demonstrado por outros estudos. Jonker et al., ao comparar a densidade de células endoteliais obtida aos 6 meses e 10 anos após implante da lentes Artisan® miópica e tórica, reportaram perda de células endoteliais de 16,6% e 21,4% em cada grupo, respectivamente. Pacientes jovens e com menores profundidades de câmara anterior foram os de maior risco. Sabe-se que a acomodação induz a redução da distância entre a face anterior da lente e o endotélio corneano, assim, os autores atribuíram a maior perda de células endoteliais encontrada na população jovem ao contato lente-endotélio induzido pela acomodação. Diante de perda endotelial total superior a 20% em relação aos valores pré-operatórios ou contagem inferior a 1.500 células/mm², pacientes devem ser reavaliados a cada 4 ou 6 meses de intervalo. O explante da lente deve ser considerado, se perda endotelial anual for superior a 1%.

Formação de catarata por lentes de fixação iriana é incomum (incidência reportada de 1,1%). A maioria dos casos se tratam de catarata nuclear, e provavelmente não relacionados com a lente em si, enquanto o restante dos casos reportados foram de formação de vácuolos corticais ou de catarata subcapsular anterior, possivelmente decorrente de trauma cirúrgico. Caso haja redução de acuidade visual, é indicada a cirurgia de catarata e remoção da lente em mesmo tempo cirúrgico.

Lentes fácicas de câmara posterior

Lentes fácicas de câmara posterior têm se mostrado seguras e eficazes no tratamento da miopia, porém não são isentas de complicações. A má técnica cirúrgica pode predispor ao desenvolvimento de catarata tanto por toque cristaliniano quanto por turbilhonamento de fluidos próximo ao orifício central da lente. Portanto, deve-se evitar manipular instrumentos sobre a zona óptica e proceder a cuidadosa irrigação ou aspiração de viscoelástico. Elevação de pressão ocular no pós-operatório de um implante de lente fácica de câmara posterior pode ocorrer em virtude de retenção de viscoelástico, dispersão pigmentar, ou pelo uso de colírio de corticoide, assim como por fechamento angular ou goniossinéquias induzidas por lente mal dimensionada. Entretanto, recente estudo realizado após o advento do orifício central da lente descreveu incidência de elevação da pressão intraocular em 0,13% de 763 olhos avaliados, sem relato de bloqueio pupilar ou fechamento angular agudo. Infecções no pós-operatório recente, como endoftalmite, são extremamente raras (0,0167% ou aproximadamente 1 caso em 6.000 implantes). Percepção de halos e *glare* pode ocorrer em pacientes com pupilas grandes ou lentes descentradas acima de 1,0 mm, e são manejadas como descrito anteriormente. Surgimento de cistos iridociliares tem sido descrito, porém, sem relevância clínica. A perda de células endoteliais pós-implante de lentes fácicas de câmara posterior parecem se relacionar ao ato cirúrgico, sendo mais pronunciada no primeiro ano de pós-operatório, com estabilidade ou baixa progressão após esse período.

Lentes hiperdimensionadas, quando maiores do que deveriam, sofrem abaulamento anterior, resultando em *vault* elevado, e, assim, favorecem irite, dispersão pigmentar, anteriorização do complexo lente-íris, fechamento angular agudo, formação de goniossinéquias e perda endotelial (pela maior proximidade íris-córnea, predispondo ao toque intermitente). Em se tratando de uma lente esférica (não tóricas) com *vault* elevado, pode-se tentar a rotação vertical da lente, uma vez que o diâmetro de sulco a sulco vertical é usualmente maior que o horizontal. *Vault* elevado também pode decorrer de retenção de viscoelástico entre a lente e o cristalino, assim como do incorreto suporte dos pedículos da lente sobre o corpo ciliar, em vez de corretamente posicionados sobre o sulco ciliar. Ao longo do tempo, com reabsorção do material viscoelástico residual e interação íris-lente resultante da acomodação e da movimentação iriana, ocorre o deslocamento posterior da lente com redução do *vault* no pós-operatório (redução média de 20 μm por mês nos primeiros 6 meses, com desaceleração gradual, atingindo 2 μm por mês após 36 meses). Além disso, progressiva redução do *vault* também se deve ao contínuo espessamento e anteriorização do cristalino.

Lentes hipodimensionadas, quando menores do que o diâmetro sulco a sulco, resultam em *vault* diminuído e predispõem rotação da lente e descentralização, que podem resultar em prejuízos visuais, principalmente em se tratando de uma lente tórica. O *vault* baixo pode repercutir em desenvolvimento de catarata, seja por toque cristaliniano, seja por má circulação de humor aquoso sobre a região central da face anterior do cristalino, sendo maior o risco em *vault* abaixo de 100 μm, idade acima de 45 anos e equivalente esférico pré-operatório maior que –14 D. Com o advento do orifício central da lente, houve significativa redução do risco de formação de catarata. Diâmetro pupilar maior ou igual a 5,5 mm eleva o risco de catarata em casos com *vault* inferior a 100 μm, uma vez que promove a redução do fluxo do humor aquoso pelo orifício central, enquanto pupilas menores que 3,5 mm, ao elevar o fluxo de humor aquoso pelo vão central, reduzem o risco de catarata. Para cada dioptria de acomodação o polo anterior do cristalino é deslocado 30 μm em direção anterior, o que pode ter grande interferência na relação cristalino-lente em situações de baixo *vault*. Uma vez que o ato cirúrgico para o explante da lente e sua substituição por implantes maiores também aumenta o risco de desenvolvimento de catarata, lentes com *vault* abaixo do limite ideal, que não estejam causando danos oculares, podem ser cuidadosamente acompanhadas. Mesmo lentes com valores de *vault* adequados podem ter a relação cristalino-lente ameaçada pelo espessamento e anteriorização do cristalino que ocorre naturalmente com o envelhecimento (18 a 20 μm por ano).

Descolamento de retina tem sido descrito pela literatura, com incidência de 0,7% a 2,07% pós-implante de lentes fácicas. Embora existam casos relatados que relacionam o descolamento da retina com descolamento do vítreo posterior induzido pelo ato cirúrgico, a maioria dos casos de descolamento retiniano pós-implantes fácicos ocorrem meses a anos após a cirurgia, e, assim, são correlacionados a desfecho natural da miopia degenerativa.

Resultados visuais

Ambos os modelos (fixação iriana e de câmara posterior) se mostraram eficazes em obter bons resultados visuais com estabilidade em longo prazo para o tratamento da miopia ou hipermetropia, com ou sem astigmatismo associado. Rijn et al. analisaram, em uma recente metanálise, os resultados refrativos de implantes de lentes fácicas de fixação iriana. Os autores, ao estudar 534 olhos míopes, demonstraram equivalente esférico médio de −0,8 ± 0,25 D com seguimento de 2 anos (equivalente esférico pré-operatório de −13,6 ± 2,3 D). Oitenta e nove olhos míopes com 10 anos de seguimento tiveram média de equivalente esférico pós-operatório de −0,7 ± −0,7 D (equivalente esférico pré-operatório de −10,4 ± 0 D). Choi et al. avaliaram o equivalente esférico após 6 meses e 10 anos do implante de lentes fácicas de câmara posterior para correção de miopia e astigmatismo em 71 olhos. Aos 6 meses de pós-operatório, houve redução significativa da miopia (equivalente esférico médio −0,20 ± 0,50 D) em comparação aos valores pré-operatório (equivalente esférico médio −12,01 ± 3,70 D). Aos 10 anos de seguimento, ocorreu aumento significativo da miopia (equivalente esférico médio de −0,65 ± 1,09 D) quando comparado com os valores de equivalente esférico médio obtido aos 6 meses. Entretanto, a regressão miópica em longo prazo parece estar relacionada ao desenvolvimento de esclerose nuclear ou alongamento axial do olho.

Futuro

Com o desenvolvimento de novos modelos de lentes fácicas, o futuro dessa modalidade terapêutica aparenta ser promissor. Lente fácica difrativa multifocal se encontra disponível no mercado internacional, e tem demonstrado bons resultados. Lentes fácicas multifocais ou tóricas implantadas em *piggyback* têm sido sugeridas como uma alternativa para correção refrativa residual pós-cirurgia de catarata ou transplante de córnea. Além disso, lentes fácicas tóricas vêm sendo cada vez mais utilizadas para correção refrativa de ceratocone não progressivo. O avanço no *design* das lentes e facilitadores técnicos, como fornecimento de lente em cartucho pré-montado, tendem a minimizar cada vez mais as complicações, elevando a segurança e a popularização dos implantes fácicos.

Cirurgia facorrefrativa

Melhorias obtidas na cirurgia de catarata proveram segurança e excelentes resultados visuais pós-operatórios, impulsionando interesse na extração do cristalino transparente para fins refrativos. As principais indicações são casos de altas ametropias e pacientes présbitas que desejam a independência dos óculos ou lentes de contato. A técnica cirúrgica difere da facoemulsificação tradicional em olhos com opacificação do cristalino, uma vez que os olhos aqui contemplados possuem cristalino transparente. Além disso, olhos com alta miopia axial possuem anatomia ocular anormal, geralmente com câmaras anteriores profundas e instáveis. O risco de descolamento de retina em pacientes submetidos à cirurgia facorrefrativa é motivo de discussão sobre a implementação dessa modalidade de tratamento refrativo. Esse risco tem se mostrado aumentado em pacientes com idade abaixo de 50 anos, com comprimento axial elevado, do sexo masculino, etnia caucasiana, que apresentam degenerações periféricas da retina, que tiveram rotura de cápsula posterior intraoperatória, ou que foram submetidos à capsulotomia com Nd:YAG *laser*. Cada milímetro de comprimento axial eleva em 1,5 vezes o risco de descolamento de retina após capsulotomia com Nd:YAG. Em contrapartida, o descolamento do vítreo posterior mostrou reduzir o risco descolamento de retina. Outra complicação possível, embora incomum, é o desenvolvimento de neovascularização de coroide, que tende a ocorrer em olhos míopes com *lacquer cracks* maculares ou presença de neovascularização de coroide em olho contralateral. Além disso, olhos submetidos à cirurgia facorrefrativa têm se mostrado mais suscetíveis a degeneração macular relacionada a idade. Sendo assim, Alio et al. advogam pela não realização da cirurgia facorrefrativa em olhos míopes nas seguintes situações: 1) Olhos com degeneração *lattice* avançada; 2) pacientes jovens sem completo descolamento do vítreo posterior; 3) miopia elevada com *lacquer cracks* maculares ou neovascularização de coroide em olho contralateral; e 4) presença de degeneração macular inicial.

Pacientes hipermétropes axiais possuem câmara anterior rasa e são mais suscetíveis a glaucoma de ângulo fechado, e, portanto, até mesmo hipermétropes moderados aparentam bom risco-benefício com a cirurgia facorrefrativa. A cirurgia é particularmente considerada em pacientes de idade pouco avançada, que já possuem prejuízo da acomodação, porém, cristalino transparente, sendo uma boa opção o implante de lentes multifocais ou acomodativas. Cirurgia facorrefrativa também surge como opção em casos de hipermetropias elevadas em que a cirurgia refrativa corneana induziria grandes aberrações de alta ordem. Olhos hipermétropes, especialmente os com comprimento axial inferior a 21 mm, apresentam maior risco pós-operatório de bloqueio pupilar, elevação de pressão intraocular e efusão uveal.

É importante salientar que as expectativas de um paciente com a cirurgia facorrefrativa são superiores a do paciente submetido à cirurgia de catarata. A Resolução n. 1.622/01, do Conselho Federal de Medicina, em seu art. 2º, inciso V e VI, considera como procedimento experimental a extração do cristalino com fins refrativos. Sendo assim, esse procedimento e só pode ser realizado sob protocolo científico aprovado por Comitê de Ética em Pesquisa, em instituição habilitada, com consentimento do paciente devidamente esclarecido sobre cirurgia e possíveis consequências.

Bibliografía consultada

1. Alfonso JF, Fernández-Vega L, Lisa C, Fernandes P, González-Meijome J, Montés-Micó R. Long-term evaluation of the central vault after phakic Collamer® lens (ICL) implantation using OCT. Graefe's Arch Clin Exp Ophthalmol = Albr von Graefes Arch fur Klin und Exp Ophthalmol. 2012;250(12):1807-12.
2. Alfonso JF, Lisa C, Fernández-Vega Cueto L, Belda-Salmerón L, Madrid-Costa D, Montés-Micó R. Clinical outcomes after implantation of a posterior chamber collagen copolymer phakic intraocular lens with a central hole for myopic correction. J Cataract Refract Surg. 2013;39(6):915-21.
3. Alfonso JF, Lisa C, Fernández-Vega L, Almanzar D, Pérez-Vives C, Montés-Micó R. Prevalence of cataract after collagen copolymer phakic intraocular lens implantation for myopia, hyperopia, and astigmatism. J Cataract Refract Surg. 2015;41(4):800-5.
4. Alió JL, Grzybowski A, Romaniuk D. Refractive lens exchange in modern practice: when and when not to do it? Eye Vis (London, England). 2014;1:10.
5. Allan BD, Argeles-Sabate I, Mamalis N. Endophthalmitis rates after implantation of the intraocular Collamer lens: survey of users between 1998 and 2006. J Cataract Refract Surg. 2009;35(4):766-9.
6. Almalki S, Abubaker A, Alsabaani NA, Edward DP. Causes of elevated intraocular pressure following implantation of phakic intraocular lenses for myopia. Int Ophthalmol. 2016;36(2):259-65. doi:10.1007/s10792-015-0112-4.
7. Alshamrani AA, Alharbi SS. Phakic intraocular lens implantation for the correction of hyperopia. J Cataract Refract Surg. 2019;45(10):1503-11.
8. Baïkoff G. Anterior segment OCT and phakic intraocular lenses: a perspective. J Cataract Refract Surg. 2006;32(11):1827-35. doi:10.1016/j.jcrs.2006.08.025.
9. Baïkoff G, Bourgeon G, Jodai HJ, Fontaine A, Lellis FV, Trinquet L. Pigment dispersion and Artisan phakic intraocular lenses: crystalline lens rise as a safety criterion. J Cataract Refract Surg. 2005;31(4):674-80.
10. Baikoff G, Lutun E, Wei J, Ferraz C. Anterior chamber optical coherence tomography study of human natural accommodation in a 19-year-old albino. J Cataract Refract Surg. 2004;30(3):696-701.
11. Barsam A, Allan BDS. Excimer laser refractive surgery versus phakic intraocular lenses for the correction of moderate to high myopia. Cochrane database Syst Rev. 2014;(6):CD007679.
12. Budo C, Hessloehl JC, Izak M et al. Multicenter study of the Artisan phakic intraocular lens. J Cataract Refract Surg. 2000;26(8):1163-71.
13. Chen L-J, Chang Y-J, Kuo JC, Rajagopal R, Azar DT. Metaanalysis of cataract development after phakic intraocular lens surgery. J Cataract Refract Surg. 2008;34(7):1181-200.
14. Choi JH, Lim DH, Nam SW, Yang CM, Chung ES, Chung T-Y. Ten-year clinical outcomes after implantation of a posterior chamber phakic intraocular lens for myopia. J Cataract Refract Surg. 2019;45(11):1555-61.
15. Choi KH, Chung SE, Chung TY, Chung ES. Ultrasound biomicroscopy for determining visian implantable contact lens length in phakic IOL implantation. J Refract Surg. 2007;23(4):362-7.
16. Dick HB, Budo C, Malecaze F, et al. Foldable Artiflex phakic intraocular lens for the correction of myopia: two-year follow-up results of a prospective European multicenter study. Ophthalmology. 2009;116(4):671-7.
17. Fernandes P, González-Méijome JM, Madrid-Costa D, Ferrer-Blasco T, Jorge J, Montés-Micó R. Implantable collamer posterior chamber intraocular lenses: a review of potential complications. J Refract Surg. 2011;27(10):765-76.
18. Fernández-Vigo JI, Macarro-Merino A, Fernández-Francos J et al. Computational study of aqueous humor dynamics assessing the vault and the pupil diameter in two posterior-chamber phakic lenses. Invest Ophthalmol Vis Sci. 2016;57(11):4625-31.
19. Galvis V, Carreño NI, Tello A, Laiton AN. Severe pigment dispersion after iris-claw phakic intraocular lens implantation. Indian J Ophthalmol. 2017;65(12):1492-94.
20. Galvis V, Tello A, Carreño NI, Berrospi RD, Niño CA, Cuadros MO. Endothelial loss with AcrySof(®) Cachet(®) angle-supported phakic lens. Arch Soc Esp Oftalmol. 2017;92(9):e53-e54.
21. Gargallo-Martinez B, Garcia-Medina JJ, Rubio-Velazquez E et al. Vault changes after cyclopentolate instillation in eyes with posterior chamber phakic intraocular lens. Sci Rep. 2020;10(1):9646.
22. Gonzalez-Lopez F, Mompean B, Bilbao-Calabuig R, Beltran J, Llovet F, Baviera J. Optimization of the lens sizing for the second eye based on the vault obtained in the first eye in bilateral myopic collamer phakic intraocular lens surgery. Arch Soc Esp Oftalmol. 2018;93(8):368-74.

23. Güell JL, Morral M, Gris O, Gaytan J, Sisquella M, Manero F. Evaluation of Verisyse and Artiflex phakic intraocular lenses during accommodation using Visante optical coherence tomography. J Cataract Refract Surg. 2007;33(8):1398-404.
24. Güell JL, Morral M, Kook D, Kohnen T. Phakic intraocular lenses part 1: historical overview, current models, selection criteria, and surgical techniques. J Cataract Refract Surg. 2010;36(11):1976-93.
25. Jonker SMR, Berendschot TTJM, Ronden AE, Saelens IEY, Bauer NJC, Nuijts RMMA. Long-Term endothelial cell loss in patients with Artisan myopia and Artisan toric phakic intraocular lenses: 5- and 10-Year results. Ophthalmology. 2018;125(4):486-94.
26. Kamiya K, Shimizu K, Igarashi A et al. Posterior chamber phakic intraocular lens implantation: comparative, multicentre study in 351 eyes with low-to-moderate or high myopia. Br J Ophthalmol. 2018;102(2):177-81.
27. Kohnen T, Kook D, Morral M, Güell JL. Phakic intraocular lenses: part 2: results and complications. J Cataract Refract Surg. 2010;36(12):2168-94.
28. Konomi K, Zhu C, Harris D, Joyce NC. Comparison of the proliferative capacity of human corneal endothelial cells from the central and peripheral areas. Invest Ophthalmol Vis Sci. 2005;46(11):4086-91.
29. Lapeyre G, Delyfer M-N, Touboul D. Retinal detachment after acute posterior vitreous detachment resulting from posterior chamber phakic intraocular lens implantation. J Cataract Refract Surg. 2018;44(1):103-5.
30. MacRae S, Holladay JT, Hilmantel G et al. Special Report: American Academy of Ophthalmology task force recommendations for specular microscopy for Phakic Intraocular Lenses. Ophthalmology. 2017;124(1):141-2.
31. Maeng H-S, Chung T-Y, Lee D-H, Chung E-S. Risk factor evaluation for cataract development in patients with low vaulting after phakic intraocular lens implantation. J Cataract Refract Surg. 2011;37(5):881-5.
32. Menezo JL, Cisneros AL, Rodriguez-Salvador V. Endothelial study of iris-claw phakic lens: four year follow-up. J Cataract Refract Surg. 1998;24(8):1039-49.
33. Moran S, Kirwan C, O'Keefe M, Leccisotti A, Moore T. Incidence of dislocated and subluxed iris-fixated phakic intraocular lens and outcomes following re-enclavation. Clin Experiment Ophthalmol. 2014;42(7):623-8.
34. Moya T, Javaloy J, Montés-Micó R, Beltrán J, Muñoz G, Montalbán R. Implantable Collamer Lens for myopia: Assessment 12 years after implantation. J Refract Surg. 2015;31(8):548-56.
35. Muccioli C, Goldchmit M, Campos M, Bechara SJ, Costa VP. [Is crystalline lens extraction experimental?]. Arq Bras Oftalmol. 2007;70(5):735-6.
36. Odenthal MTP, Gan IM, Oosting J, Kijlstra A, Beekhuis WH. Long-term changes in corneal endothelial morphology after discontinuation of low gas-permeable contact lens wear. Cornea. 2005;24(1):32-8.
37. Padhy SK, Mandal S. Spontaneous disenclavation of phakic intraocular iris claw lens. BMJ Case Rep. 2018.
38. Pandey SK, Sharma V. Commentary: Expanding indications of newer and economically viable phakic posterior chamber intraocular lens designs. Indian J Ophthalmol. 2019;67(7):1066-7.
39. Pop M, Payette Y. Initial results of endothelial cell counts after Artisan lens for phakic eyes: an evaluation of the United States Food and Drug Administration Ophtec Study. Ophthalmology. 2004;111(2):309-17.
40. Ranta P, Tommila P, Kivelä T. Retinal breaks and detachment after neodymium: YAG laser posterior capsulotomy: five-year incidence in a prospective cohort. J Cataract Refract Surg. 2004;30(1):58-66.
41. Repplinger B, Kohnen T. [Intraocular pressure after implantation of an ICL with aquaport : Development of intraocular pressure after implantation of an ICL (model V4c) with aquaport without iridotomy]. Ophthalmologe. 2018;115(1):29-33.
42. Rishi P, Attiku Y, Agarwal M et al. Retinal Detachment after Phakic Intraocular Lens Implantation: A 10-Year Multicenter Study. Ophthalmology. 2019;126(8):1198-200.
43. Rodríguez-Una I, Rodríguez-Calvo PP, Fernández-Vega Cueto L, Lisa C, Fernández-Vega Cueto A, Alfonso JF. Intraocular pressure after implantation of a Phakic Collamer Intraocular Lens with a central hole. J Refract Surg. 2017;33(4):244-9.
44. Sarver EJ, Sanders DR, Vukich JA. Image quality in myopic eyes corrected with laser in situ keratomileusis and phakic intraocular lens. J Refract Surg. 2003;19(4):397-404.
45. Schempf T, Jung HC. Off-Label use of phakic intraocular lens with a "Piggyback" technique. Case Rep Ophthalmol. 2018;9(3):465-72.
46. Srinivasan S. Phakic intraocular lenses: Lessons learned. J Cataract Refract Surg. 2019;45(11):1529-30.
47. Stodulka P, Slovak M, Sramka M, Polisensky J, Liska K. Posterior chamber phakic intraocular lens for the correction of presbyopia in highly myopic patients. J Cataract Refract Surg. 2020;46(1):40-4.

48. Tahzib NG, Nuijts RM, Wu WY, Budo CJ. Long-term study of Artisan phakic intraocular lens implantation for the correction of moderate to high myopia: ten-year follow-up results. Ophthalmology. 2007;114(6):1133-42.
49. Takagi Y, Kojima T, Nishida T, Nakamura T, Ichikawa K. Prediction of anterior chamber volume after implantation of posterior chamber phakic intraocular lens. PLoS One. 2020;15(11):e0242434.
50. van Rijn GA, Gaurisankar ZS, Ilgenfritz AP et al. Middle- and long-term results after iris-fixated phakic intraocular lens implantation in myopic and hyperopic patients: a meta-analysis. J Cataract Refract Surg. 2020;46(1):125-37.
51. Werner L, Izak AM, Pandey SK, Apple DJ, Trivedi RH, Schmidbauer JM. Correlation between different measurements within the eye relative to phakic intraocular lens implantation. J Cataract Refract Surg. 2004;30(9):1982-8.
52. Whikehart DR, Parikh CH, Vaughn A V, Mishler K, Edelhauser HF. Evidence suggesting the existence of stem cells for the human corneal endothelium. Mol Vis. 2005;11:816-24.
53. Zhang X, Chen X, Wang X, Zhou X. Iridociliary cysts do not impact on posterior phakic intraocular lens implantation for high myopia correction: A prospective cohort study in 1569 eyes. PLoS One. 2018;13(4):e0196460.

Capítulo 22

SMILE (*Small Incision Lenticule Extraction*)

Francisco Penteado Crestana

O *laser* de fentossegundo é empregado na cirurgia refrativa desde 2000, inicialmente para realizar o *flap* em Femto-Lasik e, posteriormente, em túneis para implante de anéis intraestromais, transplantes de córnea e cirurgias de catarata.

Com a evolução da tecnologia, as cirurgias se tornaram mais seguras, previsíveis e novas técnicas surgiram como alternativa ao PRK e ao Lasik.

O ReLEx (*refractive lenticule extraction*) é uma técnica em que uma lentícula com o erro refracional a ser corrigido é criada no estroma corneano com o *laser* de fentossegundo a cerca de 150 µm da superfície epitelial. A lentícula é retirada inteira, ao invés de ser ablada, como ocorre nas cirurgias que utilizam o *excimer laser* (Figura 22.1).

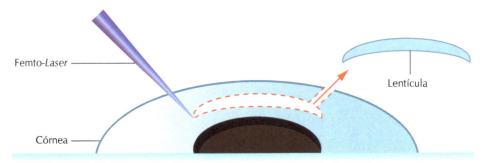

Figura 22.1. Esquema representando confecção da lentícula.
Fonte: Desenvolvida pela autoria do capítulo.

Existem duas técnicas para remoção da lentícula do estroma corneano:
- ReLEx Flex (*femtosecond lenticule extraction*): após a confecção da lentícula, um *flap* semelhante ao do Lasik é realizado para a sua remoção.

- ReLEx SMILE (*small-incision lenticule extraction*): técnica mais recente e mais utilizada entre as duas. No ReLEx SMILE, o *laser* é utilizado para cortar a face posterior da lentícula, a seguir, a face anterior e, finalmente, realiza uma incisão lateral com cerca de 4 mm por onde a lentícula é removida. Após a aplicação do *laser* é utilizada uma espátula romba para liberar a face anterior e posterior da lentícula (nesse momento, é preciso muita atenção para evitar trauma no estroma anterior). Com a lentícula liberada, uma pinça é utilizada para a sua remoção completa (Figura 22.2).

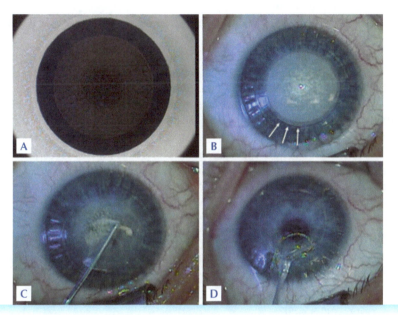

Figura 22.2. (A) *Laser* de fentossegundo confeccionando a lentícula. (B) Incisão (setas) para dissecção e retirada da lentícula. (C) Dissecção da face anterior e posterior da lentícula. (D) Extração da lentícula.
Fonte: Acervo da autoria do capítulo.

Com o ReLEx SMILE (ou SMILE), a região anterior da córnea, teoricamente mais resistente, permanece praticamente intacta. Nessa técnica, o corte lateral é muito menor do que aquele utilizado no Lasik (50° em vez de 330°), o que afeta menos a biomecânica corneana.

O fato de o SMILE não realizar um *flap* também causa menor dano aos plexos nervosos corneanos, menor indução de olho seco e menos alteração nos testes de sensibilidade corneana.

Outra importante vantagem do SMILE é o fato da cirurgia ser realizada com mínima exposição do estroma corneano, o que teoricamente reduziria problemas relacionados à desidratação da córnea durante o procedimento, ao crescimento epitelial de interface e às possíveis infecções.

Apesar de seguro, o SMILE pode ter complicações semelhantes àquelas que ocorrem no Lasik, além das possíveis complicações relacionadas à lentícula.

Entre as complicações já descritas no SMILE, é possível citar:
- **Complicações intraoperatórias:** perda de sucção, *Opaque Bubble Layer* (quando bolhas de gás que normalmente se formam no procedimento não se dissipam, reduzindo a transparência corneana e a atuação do *laser*), *Black Spots* (região corneana onde o *laser* não conseguiu agir, geralmente em virtude da presença de opacidades entre a córnea e o cone de sucção), hemorragias na incisão (ou subconjuntival), incisões incompletas, dificuldade para retirada da lentícula, perfuração da região anterior da córnea (geralmente durante a retirada mecânica da lamela) e retirada incompleta da lentícula.
- **Complicações pós-operatórias:** ceratite infecciosa, ceratite lamelar difusa (DLK) e ectasia.

Não há diferença significativa entre o SMILE e o Femto-Lasik com relação à segurança e à eficiência para correção da miopia, entretanto, tem se mostrado que o resultado da correção do astigmatismo no SMILE é inferior ao Lasik, o que pode ser explicado pela não correção da ciclotorção, possíveis descentrações do cone de sucção e a possível incompatibilidade entre a face anterior da córnea com astigmatismo e a curvatura do cone de aplanação.

Atualmente, o SMILE está aprovado para correção de até dez dioptrias de miopia e cinco dioptrias de astigmatismo, respeitando um equivalente esférico máximo de 12 dioptrias. A técnica não realiza a correção da hipermetropia ou cirurgia guiada por frente de onda.

Bibliografia consultada

1. Cartwright NEK, Tyrer JR, Jaycock PD, Marshall J. Effects of variation in depth and side cut angulations in LASIK and thin-flap LASIK using a femtosecond laser: a biomechanical study J Refract Surg. 2012 Jun;28(6):419-25.
2. Chow SSW, Chow LLW, Lee CZ, Chan TCY. Astigmatism Correction Using SMILE. Asia-Pacific Journal of Ophthalmology. 2019;8(5):391-6.
3. Ishii R, Shimizu K, Igarashi A, Kobashi H, Kamiya K. Influence of femtosecond lenticule extraction and small incision lenticule extraction on corneal nerve density and ocular surface: a 1-year prospective, confocal, microscopic study. J Refract Surg. 2015 Jan;31(1):10-5.
4. Kanellopoulos AJ. Topography-Guided LASIK Versus Small Incision Lenticule Extraction (SMILE) for Myopia and Myopic Astigmatism: a Randomized, Prospective, Contralateral Eye Study. J Refract Surg. 2017 May 1;33(5):306-12.
5. Krueger RR, Meister CS. A review of small incision lenticule extraction complications. CO-ophthalm ology. 2018;29:1-7.
6. Nordan LT, Slade SG, Baker RN, Suarez C, Juhasz T, Kurtz R. Femtosecond laser flap creation for laser in situ keratomileusis: six-month follow-up of initial U.S. clinical series J Refract Surg. 2003 Jan-Feb;19(1):8-14.
7. Wei S, Wang Y. Comparison of corneal sensitivity between FS-LASIK and femtosecond lenticule extraction (ReLEx flex) or small-incision lenticule extraction (ReLEx SMILE) for myopic eyes. Graefes Arch Clin Exp Ophthalmol. 2013;251:1645-54.
8. Zhang Y, Shen Q, Jia Y, Zhou D, Zhou J. Clinical outcomes of SMILE and FS-LASIK used to treat myopia: a meta-analysis. J Refract Surg. 2016;32:256-65.

Capítulo 23

Inlay Corneanos

André A. M. Torricelli

Métodos para correção da presbiopia incluem monovisão, lentes de contato multifocal, lentes intraoculares multifocais, ceratoplastia condutiva e cirurgias corneanas a *laser*. *Inlays* corneanos são relativamente uma nova opção de tratamento da presbiopia. Novos materiais com melhor biocompatibilidade junto com avanços tecnológicos (p. ex., *laser* de fentossegundo) têm aumentado o sucesso cirúrgico dos *inlays* corneanos. Uma vantagem desse tratamento é o fato deles não consumirem tecido corneano, o que os torna reversível, isto é, pode ser removido e permitir outras técnicas para correção da presbiopia no futuro.

Atualmente existem quatro modelos de *inlays* corneanos disponíveis: o kamra vision (Acufocus Inc, Irvine, CA, Estados Unidos), o Raindrop (ReVision Optics Inc., Lake FOREST, CA, Estados Unidos), o Presbia Flexvie Microlens (Presbia Cooperatief U.A., Amsterdã, Holanda) e o Icolens (Neoptics AG, Huenenberg, Suíça).

Modelos e mecanismo de ação

- Kamra: *inlay* de pequena abertura, é o mais antigo, estudado e usado *inlay* no mundo. A versão atual (ACI 7000 PDT) é feita de fluoreto de polivinilideno e tem 5 µm de espessura. Possui 3,8 mm de diâmetro com uma abertura central de 1,6 mm que permite a luz central alcançar a retina (Figura 23.1). A abertura central tem 8.400 microperfurações a *laser* de 5 a 11 µm de diâmetro para permitir a passagem de nutrientes no estroma corneano. Mecanismo de ação: melhora a visão de perto, aumentando a profundidade de foco. Usa o princípio no qual pequenas aberturas produzem um aumento na profundidade de foco.

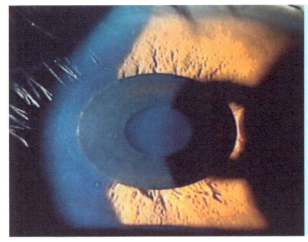

Figura 23.1. *Inlay* Kamra.
Fonte: Acervo da autoria do capítulo.

- **Raindrop:** *inlay* que ocupa espaço, foi desenvolvido em 2007. Feito de um material de hidrogel biocompatível com 80% de água. Apresenta 10 μm de espessura na periferia e de 32 μm no centro. No modelo mais recente, possui 2 mm de diâmetro (Figura 23.2). Mecanismo de ação: remodela a superfície central anterior da córnea, criando uma região hiperprolada que, por sua vez, aumenta o poder de foco para perto e intermediário.

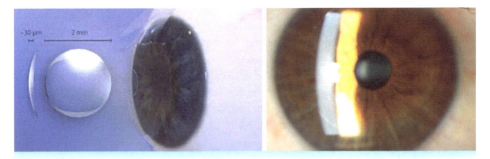

Figura 23.2. *Inlay* Raindrop.
Fonte: Acervo da autoria do capítulo.

- **Flexivue Microlens:** *inlay* refrativo, composto de um polímero hidrofílico acrílico com 3 mm de diâmetro e 15 a 20 μm de espessura, dependendo do poder da adição. No seu desenho, também apresenta um pequeno furo central de 0,15 mm que permite oxigênio e nutrientes perfundirem a córnea livremente (Figura 23.3). Mecanismo de ação: o *inlay* fornece um poder refracional adicional para perto. A área central de 1,6 mm não apresenta poder refracional e funciona para a visão de longe. A zona periférica possui um maior índice de refração do que a córnea, gerando poderes adicionais que variam de +1,25 a +3,00 D e pode ser personalizado para o paciente com aumentos de 0,25 D.

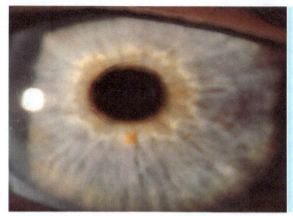

Figura 23.3. *Inlay* Flexivue Microlens.

Fonte: Acervo da autoria do capítulo.

- **Icolens:** *inlay* refrativo, composto de hidrogel hidrofílico acrílico com 3 mm de diâmetro e com uma espessura periférica menor que 15 µm. Semelhante ao Flexivue, possui um pequeno furo central de 0,15 mm para difusão de nutrientes. Mecanismo de ação: possui um desenho bifocal com a zona central para longe com correção variando de –1,00 a +1,50 D e adição na zona periférica variando de +1,50 a +3,00 D com incrementos de 0,5 D.

Técnica cirúrgica

Inlays são colocados no olho não dominante do paciente. No começo, eles eram colocados sob o *flap* estromal após *laser in situ* keratomileusis (Lasik). Mais recentemente, com o uso de *lasers* de fentossegundo, é possível a criação de um *pocket* corneano para melhor implantação dos dispositivos. A profundidade do *flap* ou *pocket* é geralmente de 150 a 300 µm, dependendo do *inlay* e seu mecanismo de ação (Quadro 23.1). Por exemplo, o Raindrop precisa ser colocado relativamente mais próximo da superfície da córnea, uma vez que seu efeito refrativo ocorre pelo aumento da curvatura central da córnea. A maioria dos fabricantes desenvolveram instrumentos específicos para facilitar a introdução e o posicionamento do *inlay* no estroma da córnea. A centralização é fundamental para o bom funcionamento do *inlay* corneano e é recomendado que o *inlay* esteja alinhado com o centro da pupila ou com o eixo visual (Quadro 23.1). No final do procedimento, a irrigação do leito estromal não deve ser realizada para evitar a movimentação do *inlay* e sua descentralização.

Pós-operatório

Antibióticos tópicos são administrados por 1 semana enquanto corticoides tópicos são administrados por cerca de 1 mês em esquema de regressão para minimizar cicatriz na interface, *haze* ou opacificação, assim como evitar desvios refracionais.

Resultados clínicos e vantagens

Os resultados clínicos mostram que a maioria dos pacientes atingem boa acuidade visual para perto e intermediário com acuidade visual não corrigida próxima ao J2 com

Quadro 23.1. Comparação entre os diferentes *inlays* corneanos.

	Diâmetro	Espessura	Material	Mecanismo de ação	Profundidade/Implantação	Centralização
Kamra	3,8 mm (1,6 mm abertura central)	5 μm	Fluoreto de polivivilideno	Aumenta profundidade de foco com princípio do pinhole	200 a 250 μm	Primeiro reflexo de Purkinje
Raindrop	2 mm	32 μm	Hidrogel	Aumenta a curvatura central da córnea	120 a 200 μm	Centro pupilar
Flexivue	3 mm	15 a 20 μm	Copolímero de hidrometilmetacrilato e metilmetacrilato	Multifocalidade corneana	250 a 300 μm	Primeiro reflexo de Purkinje
Icolens	3 mm	10 a 30 μm	Hidrogel	Multifocalidade corneana	250 a 300 μm	Primeiro reflexo de Purkinje

Fonte: Desenvolvido pela autoria do capítulo.

algum impacto na visão de longe. Entretanto, a visão de longe continua a ser boa no olho dominante emétrope. Com relação à segurança, os *inlays* corneanos são seguros e como a cirurgia é limitada à córnea o risco tende a ser menor quando comparado a implante de LIO fácicas ou implante de LIO multifocais. Outras vantagens incluem: reversibilidade, o *inlay* pode ser explantado, caso paciente insatisfeito; combinação com outras cirurgias como Lasik e PRK ou em pacientes já submetidos a implante de LIO monofocal ou lente fácica; e não impede o exame de fundo de olho ou imagens da retina. As lentes transparentes Flexivue e Raindrop, assim como a porção opaca do Kamra, não afetam o exame de estruturas oculares. No campo visual, os *inlays* não produzem escotomas ou defeitos.

Efeitos colaterais

Os principais efeitos colaterais são: halos, *glare* e alterações visuais noturnas; diminuição de sensibilidade ao contraste; dificuldade de ler na penumbra; alterações com o tamanho da pupila (pupilas pequenas podem dificultar a visão para distância e pupilas grandes podem deixar a visão de perto embaçada); recuperação visual mais lenta quando associado com Lasik.

Complicações

As principais complicações relatadas na literatura são: descentralização da lente, mais comum ocorrer no pós-operatório inicial em virtude da pouca adesão do *flap*; olho seco pela lesão dos nervos corneanos durante a criação do *flap* ou *pocket*; opacificação e/ou vascularização, sendo essas complicações mais comuns com os modelos mais antigos de *inlays* corneanos que apresentavam maior espessura e materiais com menor biocompatibilidade; crescimento epitelial, no qual células epiteliais podem ser implantadas na interface ao redor do implante e infecção.

Considerações finais

Os *inlays* corneanos são mais uma opção para o tratamento da presbiopia. Os novos modelos e matérias trazem resultados eficazes e seguros. Apesar de resultados promissores e potencial reversibilidade, esse procedimento ainda é acompanhado de sintomas visuais que podem resultar em insatisfação do paciente. Além disso, o relativo alto custo do implante é um limitante da técnica. Cabe ao oftalmologista orientar o paciente e explicar a ele as opções de tratamento da presbiopia e, assim, definirem juntos a melhor opção.

Bibliografia consultada

1. Arlt E, Krall E, Moussa S, Grabner G, Dexl A. Implantable inlay devices for presbyopia: the evidence to date. Clin Ophthalmol. 2015 Jan 14;9:129-37.
2. Dick HB. Small-aperture strategies for the correction of presbyopia. Curr Opin Ophthalmol. 2019 Jul;30(4):236-42.
3. Konstantopoulos A, Mehta JS. Surgical compensation of presbyopia with corneal inlays. Expert Rev Med Devices. 2015 May;12(3):341-52.
4. Lindstrom RL, Macrae SM, Pepose JS, Hoopes PC Sr. Corneal inlays for presbyopia correction. Curr Opin Ophthalmol. 2013 Jul;24(4):281-7.
5. Moarefi MA, Bafna S, Wiley W. A Review of Presbyopia Treatment with Corneal Inlays. Ophthalmol Ther. 2017 Jun;6(1):55-65.

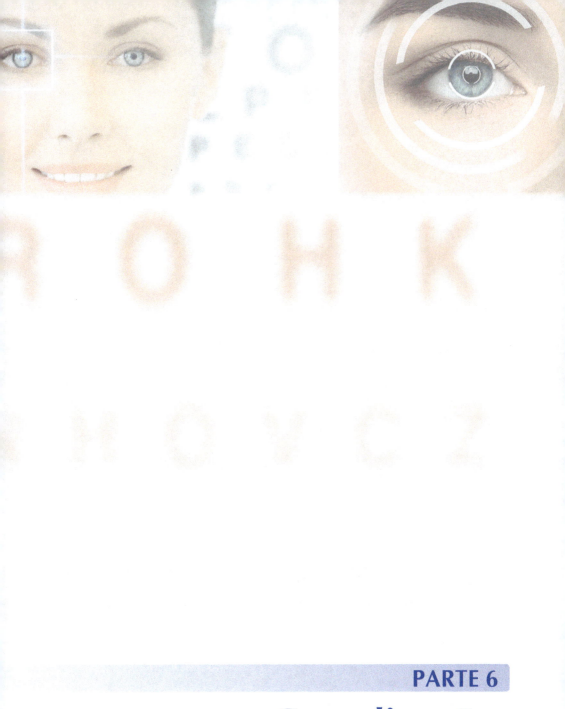

PARTE 6

Complicações em Cirurgia Refrativa

Capítulo 24

Complicações da Cirurgia de Superfície

Renato Garcia

Neste capítulo, serão discutidas as complicações da PRK, divididas em intraoperatórias, pós-operatórias precoces e pós-operatórias tardias.

Complicações intraoperatórias

- **Desepitelização:** durante a desepitelização, é possível provocar:
  - desidratação do estroma: ocasiona hipercorreção;
  - hidratação do estroma: ocasiona hipocorreção;
  - irregularidade no estroma: ocasiona *haze*;
  - extravasamento de álcool: ocasiona queimadura química e dor;
  - hipermetropia em casos de transPRK por não compensar a indução de hipermetropia comum a esse método.
- **Descentração da ablação:** pode ser tratada com retratamento por PRK customizado e mitomicina C (MMC).
- **Extravasamento de MMC para limbo e conjuntiva:** deve ser lavado abundantemente (mais de 20 mL), pois pode ocasionar a insuficiência das células germinativas próximas ao limbo.

Complicações pós-operatórias precoces

- Dor.
- Atraso na reepitelização.
- Ceratite infecciosa.

Complicações pós-operatórias tardias

- *Haze*.
- Olho seco.
- Ectasia.
- Erosões recorrentes.
- Regressão.

Dor

A dor pós-operatória da PRK permanece como uma das limitações principais na maior adesão à PRK. As primeiras 24 a 36 horas do procedimento compreendem o período crítico para a dor, podendo atingir níveis de dor comparados às fraturas. Outros sintomas como lacrimejamento, fotofobia, desconforto e sensação de corpo estranho podem estar associados. A dificuldade no manejo da dor no pós-operatório também decorre da grande variação de dor entre indivíduos submetidos aos mesmos procedimentos e nas mesmas condições.

- **Conduta:** anti-inflamatórios não esteroides (AINES) tópicos, 4 vezes ao dia, são utilizados nas primeiras 48 a 72 horas, que podem ser utilizados em associação com esteroides tópicos em pequena quantidade. O uso de lente de contato terapêutica é imperativo para a redução da dor causada pela exposição das fibras nervosas como resultado da desepitelização. Anti-inflamatórios e analgésicos orais também podem ser utilizados no processo de modulação da dor.

Atraso na reepitelização

Essa condição pode ser resultado de perda da lente de contato terapêutica, distrofia da membrana basal anterior, irregularidade estromal iatrogênica na desepitelização, olho seco ou toxicidade a qualquer uma das medicações tópicas utilizadas no pós-operatório.

- **Conduta:** manutenção da lente de contato por um tempo maior, reduzir colírio de corticosteroide.

Ceratite infecciosa

Incidência extremamente baixa (0,02% a 0,2%), tendo como principais fatores de risco os defeitos epiteliais persistentes, blefarite, olho seco, trauma ocular, conjuntivite, exposição prolongada a ambientes da área da saúde e uso de lente de contato. Geralmente, surge nos primeiros dias de pós-operatório, podendo ter como etiologia S. aureus, S. pneumoniae, Pseudomonas, Mycobacterium, fungos e Acantamoeba.

- **Conduta:** suspensão da lente de contato e de corticoide tópico, caso este esteja sendo usado, e manter tratamento antibiótico tópico com quinolona de 4ª geração. Se o infiltrado infeccioso for pequeno, periférico, sem defeito epitelial associado (ou mínimo defeito) e reação de câmara anterior ausente, aumenta-se a frequência do antibiótico e faz-se uma reavaliação do paciente em 24 horas. Se houver evolução para úlcera infecciosa (Figura 24.1), devem ser obtidas cultura do material corneano e da lente de contato, e também devem ser iniciados os antibióticos fortificados.

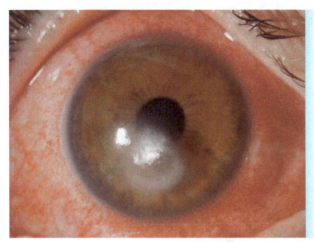

Figura 24.1. Ceratite pós-PRK.

Fonte: Acervo da autoria do capítulo.

Haze

A opacidade corneana (*haze*) é uma das principais complicações pós-PRK. A transparência do tecido corneano depende de perfeita organização e distribuição das fibras de colágeno, dos ceratócitos e de suas alterações fenotípicas. O *haze* (Figura 24.2) está relacionado a um processo cicatricial complexo. A lesão do epitélio da córnea causada pela PRK induz apoptose de ceratócitos, ocasionando proliferação e migração dos ceratócitos circundantes ao estroma médio e anterior após 12 a 24 horas. Esses ceratócitos, caracterizados por intensa atividade proliferativa, originam fibroblastos e miofibroblastos. Uma a duas semanas após a lesão, identificam-se inúmeros miofibroblastos, que se caracterizam por alto poder contrátil e são marcados por alterada transparência, secundária à produção desorganizada de colágeno. O *haze* pode surgir nas primeiras semanas (forma recente) ou entre 4 e 12 meses (forma tardia) após a cirurgia. Possíveis fatores associados como elevada quantidade de tecido removido pelo *laser*, reepitelização tardia, luz ultravioleta excessiva e irregularidade do tecido estromal gerado na desepitelização (Figura 24.3) podem contribuir para o seu aparecimento.

Na maioria das vezes, o grau de opacidade tende a diminuir com o passar do tempo. Após 12 meses, observa-se melhora significativa da maior parte dos casos em virtude da regeneração da integridade da membrana basal do epitélio, o que reduz a passagem de fatores de proliferação celular da superfície ocular até o estroma. Várias modalidades de tratamento foram sugeridas para tratar o *haze*, entre elas: corticosteroides, PTK (ceratectomia fototerapêutica) e aplicação de MMC 0,02%, que pode ser empregada com caráter terapêutico em casos de opacidade preexistente, ou profilático, em pacientes com alto risco para formação de opacidade corneana pós-operatória. A MMC é um agente alquilante e antiproliferativo que bloqueia replicação de DNA e RNA e inibe a síntese proteica no nível celular. Na córnea, a MMC age induzindo apoptose de ceratócitos no estroma anterior, inibindo a ativação, a proliferação e a migração dos ceratócitos e sua posterior transformação em fibroblastos e miofibroblastos, evitando, dessa maneira, a formação de colágeno desorganizado e opacidade.

- **Conduta:** aumento da dose de esteroides tópicos, podendo ser utilizado acetato de prednisolona 1%, de hora em hora ou a cada 2 horas, por 1 a 2 semanas, conforme a gravidade do quadro. O paciente deve ser monitorado quanto ao aumento da pressão intraocular. Caso não haja resposta após 1 semana de intensa terapia com esteroides, estes devem ser suspensos. Nos casos de *haze* intenso e persistente, com comprometimento importante da acuidade visual, deve-se realizar remoção mecânica da área epitelial afetada ou com PTK, seguido de aplicação de MMC 0,02% por 2 minutos, na tentativa de resolução do quadro. Foi demonstrada a eficácia da MMC 0,02% na prevenção da opacidade da córnea após a cirurgia de PRK para a correção de altas ametropias (mais de 80 μm de profundidade de ablação), retratamentos, pós-ceratotomia radial e pós-transplante de córnea. O tempo de exposição à MMC 0,02% profilática pode variar de 15 segundos a mais de 1 minuto, de acordo com a indicação empírica para cada caso.

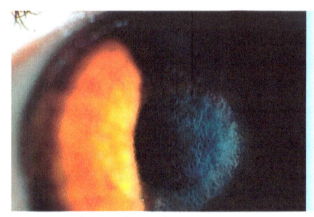

Figura 24.2. *Haze* pós-PRK.

Fonte: Acervo da autoria do capítulo.

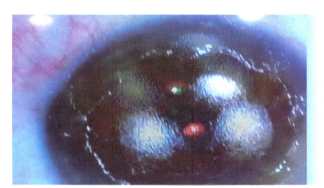

Figura 24.3. Irregularidades estromais iatrogênicas pós-desepitelização.

Fonte: Acervo da autoria do capítulo.

Erosões recorrentes

Lesões semelhantes àquelas observadas na distrofia da membrana basal anterior, em geral, são observadas nas áreas fora da zona de ablação onde o epitélio também foi removido. Sintomas como sensação de corpo estranho e dor podem estar presentes.

- **Conduta:** lente de contato terapêutica, colírio lubrificante várias vezes ao dia e gel lubrificante à noite, conforme a intensidade dos sintomas. Pacientes com quadros recorrentes podem se beneficiar de um ciclo rápido de corticoide típico milesimal. A PTK tem sido proposta para os casos persistentes, com bons resultados relatados.

Ectasia

Complicação menos frequente e de longo prazo. O risco de ectasia é menor após a ablação da superfície do que após o Lasik. Estudos de relatos de caso de ectasia após cirurgia refrativa constataram que 96% dos casos de ectasia ocorreram após Lasik e apenas 4% ocorreu após a PRK. Esse tema será abordado com mais ênfase no Capítulo 25 – Complicações da Cirurgia Lamelar com Microcerátomo Mecânico.

Olho seco

Causa comum de insatisfação do paciente PRK e Lasik, sendo mais frequente no procedimento Lasik. Depois da cirurgia, os pacientes podem experimentar sensação de corpo estranho, turva visão e lacrimejamento excessivo. Esses sintomas geralmente persistem até 3 meses no PRK, enquanto após o Lasik pode durar até 6 meses.
- **Conduta:** deve ser tratado com lubrificantes sem conservantes.

Regressão

Complicação cada vez mais rara em razão da melhora constante do perfil de ablação das plataformas de *excimer laser* e zonas ópticas maiores. Casos de miopia maior que seis dioptrias, astigmatismos maiores que uma dioptria e em todas as ablações para hipermetropias recomenda-se uso de MMC 0,02% para reduzir o risco de regressão, principalmente por remodelamento epitelial.

Bibliografia consultada

1. Kaiserman I, Sadi N, Mimouni M, Sela T, Munzer G, Levartovsky S. Corneal Breakthrough Haze After Photorefractive Keratectomy With Mitomycin C: incidence and Risk Factors. Cornea. 2017;36(8):961-6.
2. Netto MV, Mohan RR, Sinha S, Sharma A, Dupps W, Wilson SE. Stromal haze, myofibroblasts, and surface irregularity after PRK. Exp Eye Res. 2006;82(5):788-97.
3. Schallhorn JM, Schallhorn SC, Hettinger K, Hannan S. Infectious keratitis after laser vision correction: incidence and risk factors [published correction appears in J Cataract Refract Surg. 2018 Jan;44(1):120]. J Cataract Refract Surg. 2017;43(4):473-9.
4. Shojaei A, Mohammad-Rabei H, Eslani M, Elahi B, Noorizadeh F. Long-term evaluation of complications and results of photorefractive keratectomy in myopia: an 8-year follow-up. Cornea. 2009;28(3):304-10.
5. Spadea L, Giovannetti F. Main Complications of Photorefractive Keratectomy and their Management. Clin Ophthalmol. 2019;13:2305-15. Published 2019 Nov 27.

Capítulo 25

Complicações da Cirurgia Lamelar com Microcerátomo Mecânico

Rodrigo Teixeira de Campos Carvalho

O grande avanço tecnológico observado na década de 1990, com microcerátomos mais seguros e precisos, *excimer lasers* com zonas ópticas maiores e suaves, além do posterior desenvolvimento e do aprimoramento dos *eye trackers* e *laser* de fentossegundo, possibilitou um significativo aumento da segurança dos procedimentos cirúrgicos refrativos, reduzindo o número de complicações intraoperatórias. Além disso, com o aumento da experiência dos cirurgiões e do avanço no conhecimento científico, cada vez mais casos passaram a ser contraindicados, melhorando a qualidade das indicações e, consequentemente, reduzindo as complicações pós-operatórias. Entretanto, algumas das complicações ainda são observadas e podem causar danos visuais irreversíveis, se não tratadas adequadamente. Elas serão aqui divididas em intraoperatórias, pós-operatórias precoces e pós-operatórias tardias.

Complicações intraoperatórias

Buttonhole

Ocorre quando a lâmina do microcerátomo faz um corte mais superficial na região do ápice corneano, atingindo o epitélio e a membrana de Bowman. Geralmente, está associado à perda de vácuo durante a confecção do *flap*, podendo ser observado após a completa passagem reversa do microcerátomo, com a visualização de um círculo central irregular de 2 a 3 mm de diâmetro (Figura 25.1). O *flap* é fino e de difícil manipulação. No leito estromal, observa-se geralmente uma área clara de 2 a 3 mm de diâmetro, levemente elevada, consistindo na região de defeito no corte da lamela, onde o epitélio está presente. Após 1 mês, geralmente, ocorre a formação de *haze* ao redor das áreas mais elevadas do *buttonhole*. O principal fator de risco relacionado são as altas curvaturas corneanas (K médio > 46,00). Nesses casos, a escolha de um anel de sucção com diâmetro menor (8,5 mm) pode prevenir essa intercorrência. Outros fatores de risco são: perda de pressão intraocular durante a passagem do microcerátomo, perda de sucção do anel, perda de potência do motor do microcerátomo, além de irregularidades na lâmina e na confecção de *flaps* muito finos.

- **Conduta:** o *flap* não deve ser levantado e a ablação a *laser* deve ser adiada por no mínimo 3 meses. Uma reoperação deve ser feita, após observadas as estabilidades topográfica e refracional, programando-se um tratamento de superfície sobre o *flap* (PRK). Nesse caso, recomenda-se a remoção química do epitélio (com solução alcoólica a 20%) ou com *laser* (modo PTK), de modo a minimizar ao máximo a manipulação do *flap* prévio. A utilização da mitomicina C (MMC) é obrigatória, assim como o uso de esteroides tópicos durante a fase de cicatrização, a fim de se reduzir o risco de *haze*.

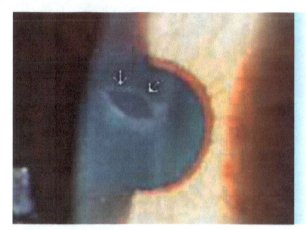

Figura 25.1. Aspecto de *buttonhole*.

Fonte: Acervo da autoria do capítulo.

Flaps finos e irregulares

Flaps finos ocorrem quando sua espessura envolve somente o epitélio ou um limite muito próximo dele. Se a pressão de sucção não atingir níveis adequados ou se houver instabilidade no trajeto da lâmina de corte durante a ceratectomia, o *flap* e o leito estromal poderão apresentar irregularidades, detectadas por meio de áreas diferentes entre si com reflexos da luz do microscópio: o estroma superficial é menos hidratado do que o profundo (Figura 25.2). Estrias no *flap* também são observadas com maior frequência em casos de *flaps* finos.

Flaps incompletos ocorrem quando há interrupção abrupta da passagem do microcerátomo, seja por obstrução mecânica durante seu trajeto pelo trilho, causada por elementos como presença de cílios, blefarostato ou fenda palpebral pequena, seja por falhas do funcionamento do motor (geralmente por má calibração prévia do microcerátomo).

- **Conduta:** nos casos de *flaps* finos e irregulares, avaliar o *flap* e o leito estromal resultantes. Se o leito estromal e o *flap* não apresentarem irregularidades, pode ser feita a ablação a *laser*. No entanto, se houver perfurações ou *pseudobuttonhole* associado, a ablação a *laser* irá ocasionar astigmatismo irregular, com aumento, inclusive, do risco de formação de *haze* central. Assim sendo, a aplicação do *laser* deve ser adiada por, no mínimo, 3 meses, programando-se uma reoperação

(PRK transepitelial com MMC ou PRK com desepitelização química). Devem ser prescritos corticosteroides tópicos para reduzir o risco de *haze*. Nos casos de *flaps* incompletos, recomenda-se que não se tente levantar a lamela, para prevenir lesões maiores. Aborta-se a cirurgia e programa-se uma reoperação, preferencialmente ablação de superfície com MMC, aguardando-se um mínimo de 30 dias, após serem observadas estabilidades refracional e topográfica.

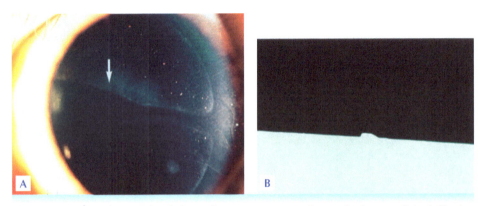

Figura 25.2. (A) Área de irregularidade no *flap* (seta). (B) Microfotografia da superfície da lâmina do microcerátomo, mostrando a região elevada defeituosa responsável pela área de defeito no estroma.
Fonte: Acervo da autoria do capítulo.

Free cap

Ocorre quando a lâmina do microcerátomo avança além do limite, criando uma lamela livre e não pediculada. Ocorre principalmente em duas situações: córneas muito planas (com valores de K baixos, < de 41 D) ou *flaps* muito finos, causados por pressão de vácuo insuficiente, criando um diâmetro muito pequeno.

- **Conduta:** se o leito estromal resultante apresentar irregularidades, simplesmente reposiciona-se o *flap* (guiando-se pela marcação prévia), sem aplicação de *laser*, e aguarda-se a cicatrização. Caso o leito estromal não se apresente irregular e o *flap* tenha espessura adequada, realiza-se a ablação normalmente. Durante a aplicação do *laser*, o *flap* deve ser colocado com a face epitelial imersa em uma gota de solução salina balanceada em um local protegido, para evitar que o *flap* se perca no campo cirúrgico. Terminada a ablação, reposiciona-se o *flap*, orientando-se pelas marcas previamente feitas, certificando-se de que as faces estromal e epitelial foram identificadas de forma correta e evitando-se indução de astigmatismo pós--operatório. Como prevenção dessa complicação, recomenda-se utilizar anéis de diâmetros maiores (9,5 mm) em olhos com ceratometria inferior a 42 D.

Defeitos epiteliais

Durante o procedimento esses defeitos podem resultar em prolongamento do tempo de recuperação visual, dor pós-operatória, ceratite lamelar difusa (DLK) e crescimento epitelial na interface. Os principais fatores de risco são: idade avançada, história de erosão epitelial recorrente ou distrofia da membrana basal. No pós-operatório imediato, esses

defeitos são notados por meio da observação de áreas de irregularidades na superfície epitelial corneana.
- **Conduta:** se ocorrer um defeito epitelial durante o tratamento do primeiro olho, em uma área de até 3 mm de extensão, pode-se prosseguir com a cirurgia normalmente, optando-se por colocar uma lente de contato terapêutica ao final do procedimento. Entretanto, se a perda epitelial acontecer em uma área de maior extensão, aconselha-se aguardar a total reepitelização do primeiro olho antes de operar o olho contralateral. O paciente deve ser avaliado diariamente em razão do potencial maior risco de infecção, mantendo-se a antibioticoterapia tópica até a completa reepitelização. Além disso, utilizam-se lubrificantes, anti-inflamatórios não esteroides (AINES) para reduzir a sensação de corpo estranho e esteroides tópicos para controle de potencial inflamação na interface. Nos casos de defeitos maiores, a lente de contato terapêutica deve ser cuidadosamente retirada apenas após haver certeza da completa recuperação das áreas lesadas.

Sangramento

Pequenas áreas de sangramento decorrentes da presença de neovasos na periferia podem ser observadas após a ceratectomia, em especial com o uso de anéis de 9,5 mm.
- **Conduta:** preventivamente, é melhor optar por *flaps* com 8,5 mm de diâmetro em pacientes com neovasos periféricos. Após feito o levantamento do *flap*, utiliza-se uma esponja de Murocel para secar a área de sangramento, fazendo-se uma leve compressão local, até que o sangramento seja completamente estancado. Após o reposicionamento do *flap*, deve ser feita uma cuidadosa irrigação da interface, para que não sobre qualquer resto de sangue no leito estromal. Em alguns casos, podem ser utilizadas esponjas previamente embebidas em agentes vasoconstritores, como alfa-2-agonistas.

Complicações pós-operatórias precoces

Estrias no *flap*

Ocorrem quando áreas do *flap* se dobram sobre si próprias. Em geral, aparecem após o deslocamento do *flap* momentos após seu reposicionamento, a movimentação do *flap* durante o primeiro dia de pós-operatório e o *tenting efect* do *flap* sobre o leito estromal. Podem ser causadas por excessiva hidratação durante a cirurgia, tratamentos de altas ametropias (ablações miópicas) ou como consequência da perda de tecido causada por quadro de DLK ou ceratite tóxica central. Normalmente, as estrias são horizontais em *flaps* com pedículo nasal e verticais naqueles com pedículo superior (Quadro 25.1). A retroiluminação na lâmpada de fenda é a melhor maneira de se localizar estrias com precisão (Figuras 25.3 a 25.5).
- **Conduta:** um grande percentual de casos de estrias ocorre durante a primeira hora de pós-operatório. Sua remoção será mais difícil quanto mais tardio for seu diagnóstico. Assim, sua identificação o mais precoce possível será um fator determinante para o sucesso do tratamento. As indicações de tratamento incluem: acometimento do eixo visual, causando baixa de acuidade visual (BAV) ou diplopia, e indução de astigmatismo regular ou irregular. Há várias técnicas descritas para a remoção de estrias, entre elas *stretch* e alisamento do *flap*, hidratação do *flap* com solução salina hipotônica, aplanamento do *flap*, PTK e sutura do *flap*.

Quadro 25.1. Classificação de Probst de estrias no *flap*.

Grau 1
- Linhas finas e paralelas
- Difícil identificação
- Não acometem o eixo visual
- Não há redução na acuidade visual (com a melhor correção ou sem correção)

Não há necessidade de tratamento.

Grau 2
- Linhas finas e paralelas
- Fácil identificação
- Acometem o eixo visual
- BAV com a melhor correção entre 20/25 e 20/40
- Indução < 1 D de astigmatismo
- Pode haver diplopia

O tratamento faz-se necessário em virtude da BAV e da indução de astigmatismo.

Grau 3
- Linhas paralelas com um padrão grosseiro
- Fácil identificação
- Acometem o eixo visual
- BAV com a melhor correção < 20/40
- Indução > 1 D de astigmatismo
- Paciente relata embaçamento visual, diplopia e *glare*

O tratamento faz-se necessário para restaurar a melhor acuidade visual e reduzir astigmatismo, diplopia e *glare*.

BAV: baixa de acuidade visual.
Fonte: Desenvolvido pela autoria do capítulo.

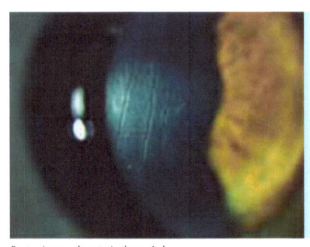

Figura 25.3. *Flap* com estrias centrais.

Fonte: Acervo da autoria do capítulo.

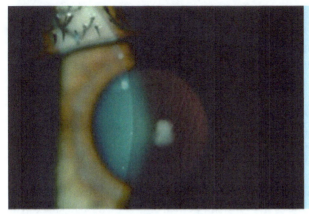

Figura 25.4. *Flap* com estrias grau 2.

Fonte: Acervo da autoria do capítulo.

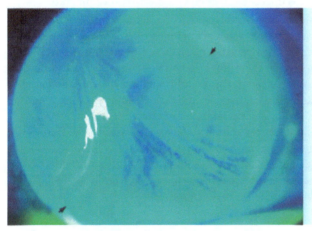

Figura 25.5. *Flap* com estrias grau 3.

Fonte: Acervo da autoria do capítulo.

Deslocamento do *flap*

Resulta da separação completa de uma parte do *flap* em relação ao leito estromal subjacente. Ocorre com mais frequência nas primeiras 24 horas de pós-operatório, quando a aderência do *flap* no estroma ainda não é completa. Raramente, deslocamentos tardios podem ocorrer após traumas corneanos. O paciente logo percebe quando ocorre essa complicação, pois há uma súbita queda na acuidade visual, com borramento na visão, podendo sentir, inclusive, dor ocular. Pode ser observado crescimento epitelial na área de estroma exposta.

- **Conduta:** o reposicionamento do *flap* deve ser realizado o mais rapidamente possível, atentando-se para a remoção de debris e muco da face interna do *flap* e do leito estromal, além da retirada do epitélio sobre a área estromal exposta. As estrias devem ser tratadas como descrito anteriormente. Ao final, deve-se colocar uma lente de contato terapêutica como prevenção de novo deslocamento.

Infecções

Felizmente, essa é uma rara complicação pós-cirurgia lamelar. Os agentes etiológicos variam de bactérias Gram-positivas a *mycobacterium* atípica, fungos e vírus. Na maioria dos casos, a infecção ocorre durante o ato cirúrgico, mas também pode ocorrer após a cirurgia. Talvez essa seja a complicação mais temida quando se opta por operar os dois olhos no mesmo dia. Em geral, os sintomas de infecção surgem nas primeiras 72 horas de pós-operatório, sendo estreptococos e estafilococos os micro-organismos mais comumente associados a essa fase precoce (até 2 semanas), enquanto as micobactérias atípicas e fungos são mais comumente vistos em fases mais tardias do pós-operatório (2 semanas a 3 meses). A infecção bacteriana deve ser suspeitada quando se identifica um infiltrado corneano localizado, seja no *flap*, seja na interface, de coloração branca-acinzentada, com 1 a 2 mm de diâmetro, com margens irregulares e pouco delimitadas. Sintomas como injeção conjuntival, dor e reação de câmara anterior podem estar presentes. Reativação de ceratites virais por herpes simples e zóster após o Lasik também foram descritas, devendo-se pesquisar história prévia dessas infecções antes de se indicar o procedimento.

- **Conduta:** diante de qualquer suspeita de infecção, o tratamento deve ser imediato. Fluoroquinolonas de hora em hora são a primeira escolha, devendo-se reduzir o corticoide tópico e acompanhar o paciente diariamente. Se não houver resposta à terapêutica inicial, deve-se realizar cultura com antibiograma o quanto antes, além de introduzir antibióticos fortificados. Caso o infiltrado esteja localizado na interface, o *flap* deve ser levantado, e culturas de amostras do leito estromal devem ser feitas. O infiltrado deve, então, ser removido, e a interface vigorosamente irrigada e lavada, inclusive com antibióticos, antes de o *flap* ser reposicionado. Caso sejam encontrados dendritos no epitélio corneano no pós-operatório, infecção herpética deve ser considerada, e seu adequado tratamento prontamente realizado, com antivirais tópicos e sistêmicos. Em infecções não responsivas, a remoção do *flap* pode ser necessária para facilitar a penetração do antibiótico.

Ceratite lamelar difusa

A ceratite lamelar difusa (DLK – *diffuse lamellar keratites*) é uma inflamação na interface, que ocorre nas primeiras 24 a 72 horas de pós-operatório e de provável etiologia tóxica. Apresenta-se clinicamente em diferentes graus de gravidade, conforme resumido no Quadro 25.2 (Figuras 25.6 a 25.8). Tipicamente, inicia-se na periferia, confinada à interface *flap*-estroma. Se não tratada, a DLK pode ocasionar uma inflamação central, afetando a acuidade visual e induzindo, secundariamente, hipermetropia ou astigmatismo irregular. No início, o diagnóstico diferencial com ceratite *puntata* superficial ou debris na interface pode ser difícil. A ceratite *puntata* superficial está sempre localizada na superfície e cora-se pela fluoresceína, ao contrário da DLK.

- **Conduta:** varia conforme a intensidade do caso, como apresentado no Quadro 25.2.

Quadro 25.2. Classificação e tratamento de DLK.

Grau 1
- Focal, branco-acinzentado, material granular na interface do *flap* 1 a 7 dias após Lasik
- Não se observa inflamação em outro local ou reação de câmara anterior
- Acuidade visual normal

Continua

Quadro 25.2. Classificação e tratamento de DLK. (*Continuação*)

Tratamento:
- Esteroides tópicos de hora em hora, com seguimento a cada 2 a 3 dias
- O prognóstico é muito bom após a instilação do corticoide, e a estabilização ocorre em 1 semana (Figura 25.6)

Grau 2
- Difuso, branco-acinzentado, material granular sob a interface do *flap* 1 a 7 dias após Lasik
- Não se observa inflamação em outro local ou reação de câmara anterior
- Acuidade visual normal

Tratamento:
- Irrigação da interface
- Esteroides tópicos de hora em hora após a irrigação
- Seguimento diário para certificar-se da completa resolução do quadro
- O prognóstico é excelente, e a estabilização ocorre em 1 a 2 semanas (Figura 25.7)

Grau 3
- Difuso, confluente, branco-acinzentado, material granular sob a interface do *flap* 1 a 7 dias após o Lasik
- Discreta injeção conjuntival
- Não se observa reação de câmara anterior
- Redução da acuidade visual

Tratamento:
- Irrigação da interface
- Corticosteroides tópicos de hora em hora após a irrigação (Figura 25.8)
- Seguimento diário para certificar-se da completa resolução do quadro
- Repetição da irrigação em 1 a 2 dias se a inflamação não se resolver por completo
- Esteroides tópicos e antibióticos podem ser instilados diretamente na área acometida sobre o leito estromal. O prognóstico é excelente após a terapêutica descrita, e a estabilidade ocorre em várias semanas

Grau 4
- Difuso, confluente, branco-acinzentado, material granular sob a interface do *flap* 1 a 7 dias após Lasik
- Inflamação localizada em 2 a 4 mm de uma área de intensa inflamação central
- Estrias centrais na interface na área de inflamação
- Discreta injeção conjuntival
- Não há reação de câmara anterior
- Redução significativa da acuidade visual

Tratamento:
- Irrigação da interface
- Limpeza do leito estromal com esponja de Merocel
- Esteroides tópicos e antibióticos podem ser instilados diretamente na área acometida sobre o leito estromal
- Corticosteroides tópicos de hora em hora após a irrigação
- Seguimento diário para certificar-se da completa resolução do quadro
- Repetição da irrigação em 1 a 2 dias se a inflamação não se resolver por completo

Fonte: Desenvolvido pela autoria do capítulo.

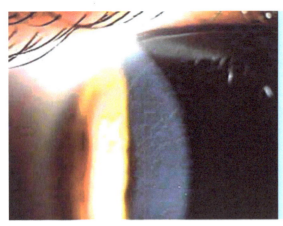

Figura 25.6. DLK grau 1.

Fonte: Acervo da autoria do capítulo.

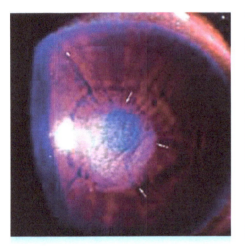

Figura 25.7. DLK grau 2.
Fonte: Acervo da autoria do capítulo.

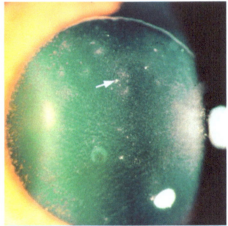

Figura 25.8. DLK grau 3. Seta mostra deposição de material granular difuso na interface, de aspecto grosseiro.

Fonte: Acervo da autoria do capítulo.

Ceratopatia tóxica central

Complicação rara e aguda, que ocorre entre 3 a 9 dias de pós-operatório, acometendo o estroma central, com opacificação, dobras estromais, podendo ser profundas, e aplanamento corneano central, gerando significativo grau de hipermetropia e BAV. Sua etiologia é desconhecida, e a localização das opacidades e cicatrizes é mais proeminente nas áreas onde houve maior concentração do *laser* no tratamento. Pode estar relacionada com a degradação enzimática dos ceratócitos (Figura 25.9). A ceratopatia tóxica central (CTK) não piora com o tempo, sendo autolimitada. É importante fazer o diagnóstico diferencial com a DLK, pois suas características clínicas são semelhantes, especialmente quando comparada ao estágio 4 da DLK, em que a conduta é diferente.

- **Conduta:** não se deve levantar e irrigar o *flap*. Isso poderia até piorar o prognóstico final, ao contrário da DLK, em que essa conduta é mandatória. A recuperação na maioria dos pacientes é boa, podendo, entretanto, em alguns casos, permanecer a opacidade corneana, gerando alterações na acuidade visual. Contudo, na maior parte das vezes, a opacidade desaparece espontaneamente e o erro refracional residual pode ser reabordado com uma nova cirurgia, sem que haja recorrência da opacidade.

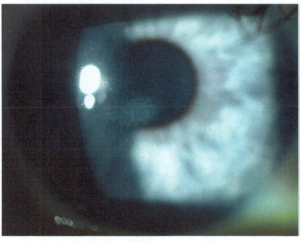

Figura 25.9. Aspecto de CTK 2 semanas após Lasik. Opacificação estromal central leve, superficial e sem inflamação.

Fonte: Acervo da autoria do capítulo.

Complicações pós-operatórias tardias

Crescimento epitelial na interface

Condição na qual se observa crescimento de células epiteliais sob o *flap*, atingindo a interface. No pré-operatório, qualquer condição que predisponha a defeito epitelial irá aumentar o risco de crescimento epitelial para a interface, como distrofia da membrana basal anterior e erosões recorrentes. Os principais fatores de risco são os defeitos ou as irregularidades da margem do *flap*. Outros importantes fatores de risco são: inflamação no pós-operatório, reoperações e microperfurações. O Quadro 25.3 apresenta um resumo da classificação dessa complicação.

- **Conduta:** nos casos em que há extensão das células epiteliais em direção ao eixo visual (> 2 mm), no astigmatismo irregular, em *melting* corneano, e quando há diminuição da acuidade visual, a intervenção cirúrgica torna-se necessária. Deve-se realizar o levantamento do *flap* e a remoção vigorosa e completa do epitélio no leito estromal e na face estromal do *flap*, por meio da raspagem dessas superfícies com lâmina de bisturi, no sentido centro-periferia; irrigar amplamente a interface; remover o epitélio 0,3 mm da margem do leito em toda sua extensão. Após a completa retirada epitelial, o *flap* é reposicionado. Em geral, esses dois passos já são suficientes para o sucesso do tratamento dessa complicação, sem recorrências. Alguns cirurgiões aplicam álcool para se certificarem da completa remoção epitelial; porém, em vista de sua toxicidade, esse recurso deve ser utilizado com muita cautela. A sutura do *flap* no leito estromal é feita com sucesso em casos de recorrências. Outra opção consiste no uso de cola biológica na borda do *flap* para selar o orifício de entrada das células epiteliais ou, ainda, uso de MMC ou enxerto de membrana aminiótica, nos casos recidivantes.

Quadro 25.3. Classificação de Probst/Machat para o crescimento epitelial na interface.

Grau 1
- Crescimento fino, 1 a 2 células de espessura, limitado a 2 mm da borda do *flap*, transparente, difícil de ser detectado, não apresenta alterações associadas no *flap*, não progressivo, linha branca bem delimitada ao longo do avanço na borda (Figura 25.10).

Não necessita de tratamento.

Grau 2
- Crescimento mais espesso, agrupamento discreto de células, mas evidente, no mínimo 2 mm da borda do *flap*, células translucentes individuais, facilmente visível na lâmpada de fenda, não há linha de demarcação ao longo do avanço, não há erosão ou *melting* na borda do *flap*, geralmente progressivo (Figura 25.11).

O tratamento pode ser feito em 2 a 3 semanas.

Grau 3
- Crescimento pronunciado, células mais espessas, mais de 2 mm da borda do *flap*, áreas de opacidades, facilmente visível na lâmpada de fenda, áreas geográficas esbranquiçadas de células epiteliais necróticas sem linha de demarcação. A progressão resulta em grandes áreas de *melting* no *flap*, resultantes da liberação de colagenase das células epiteliais necróticas. *Haze* confluente desenvolve-se na periferia da borda do *flap*, levantando essas áreas e deixando o leito estromal subjacente exposto e em contato com a superfície epitelial (Figura 25.12).

Tratamento urgente é necessário, com seguimento próximo para que sejam evitadas recorrências, mais comuns em bordas de *flap* alteradas, e *melting* do tecido estromal capaz de resultar na indução de astigmatismo irregular.

Fonte: Desenvolvido pela autoria do capítulo

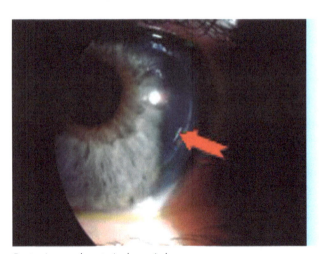

Figura 25.10. Crescimento epitelial na interface grau 1 (seta).

Fonte: Acervo da autoria do capítulo.

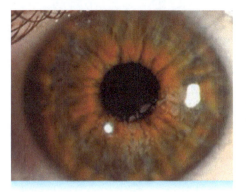
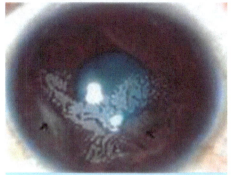

Figura 25.11. Crescimento epitelial na interface grau 2.
Fonte: Acervo da autoria do capítulo.

Figura 25.12. Crescimento epitelial na interface grau 3 (setas).
Fonte: Acervo da autoria do capítulo.

Ceratopatia estromal induzida por aumento da pressão (PISK)

Condição na qual observam-se sinais clínicos idênticos à DLK, com opacidade corneana estromal, mas com ocorrência em semanas ou meses após a cirurgia de Lasik, associada ao aumento significativo da pressão intraocular.

- **Conduta:** ao contrário da DLK, não se deve usar corticosteroides, pois isso resultará na piora do quadro, com elevação ainda maior da Pio e acúmulo de líquido na interface. Nesses casos, medicamentos tópicos anti-hipertensivos devem ser introduzidos com o objetivo de reduzir-se a Pio e resolver o eventual acúmulo de fluídos. Quando se faz o diagnóstico precoce com conduta adequada, a recuperação é boa, sem perda de acuidade visual corrigida. Caso contrário, poderá ocorrer uma importante perda da acuidade visual central.

Ectasia corneana

Felizmente, é uma complicação rara e ocorre com mais frequência nos casos com alterações topográficas pré-operatórias. Aparece geralmente 4 a 72 meses após o procedimento, e na maior parte dos casos em pacientes com altas ametropias tratadas, em que o consumo de tecido corneano estromal é maior, e em casos em que a espessura do *flap* foi maior, com consequente percentual de tecido alterado maior (PTA > 40%), além de espessura corneana pós-cirúrgica < 400 μm, com leito estromal residual < 250 μm e idade jovem. A ectasia corneana está associada à queda de acuidade visual, regressão do efeito refrativo, astigmatismo irregular e aumento progressivo da curvatura.

- **Conduta:** *crosslinking* da córnea para a estabilização de sua progressão. Posteriormente, avaliar adaptação de lentes de contato rígidas, colocação de anel intraestromal ou transplante de córnea, dependendo do grau de ectasia observado.

Bibliografia consultada

1. Comparison of visual acuity, refractive results and complications of femtosecond laser with mechanical microkeratome in LASIK.
2. Cosar CB, Gonen T, Moray M, Sener AB.Int J Ophthalmol. 2013 Jun 18;6(3):350-5.
3. Flap and interface complications in LASIK.
4. Knorz MC.Curr Opin Ophthalmol. 2002 Aug;13(4):242-5.
5. LASIK interface complications: etiology, management, and outcomes.
6. Microkeratome versus femtosecond flaps: accuracy and complications.
7. Randleman JB, Shah RD.J Refract Surg. 2012 Aug;28(8):575-86.
8. Santhiago MR, Kara-Junior N, Waring GO 4th.Curr Opin Ophthalmol. 2014 Jul;25(4):270-4.

Capítulo 26

Complicações Específicas do FemtoLasik

André A. M. Torricelli

O uso de *laser* de fentossegundo para a criação do *flap* corneano proporcionam maior previsibilidade nas dimensões do *flap* quando comparados com os microcerátomos mecânicos. Apesar do aumento da segurança na criação do *flap*, complicações intra e pós-operatórias ainda podem acontecer. Algumas dessas complicações são específicas do *laser* de fentossegundo e serão comentadas a seguir.

Vertical gas breakthrough

Flap fino, presença de ceratotomia radial, cicatrizes corneanas e pequenas roturas na camada de Bowman podem contribuir para formação de *buttonhole* com o *vertical gas breakthrough*. As bolhas de cavitação formadas pelo *laser* de fentossegundo para dissecar o estroma corneano podem migrar em direção ao epitélio e ficar abaixo da camada de Bowman ou mesmo o romper (Figura 26.1). Um *buttonhole* não deve ser levantado, pois pode provocar formação de cicatriz e/ou crescimento epitelial. Quando o *buttonhole* ocorrer, o olho deve ser tratado com PRK com mitomicina C (MMC) meses após a complicação para que a área do *buttonhole* seja removida completamente.

Bolhas de gás na câmara anterior e *opaque bubble layer*

As bolhas de cavitação formadas durante a criação do *flap* podem se expandir por um plano de clivagem estromal interlamelar que conecta sua superfície via o corte lateral (Figura 26.2). A presença intraoperatória do *opaque bubble layer* é bem conhecida em todas as plataformas de *laser* de fentossegundo. Acredita-se que quando a energia do *laser* está muito alta (causando excesso de bolhas) ou muito baixa (resultado em um *pocket* inadequado para escape das bolhas), as bolhas podem se mover em direções erráticas e "empurrar" as fibras de colágeno ao seu redor, expandindo o espaço entre elas. Na maioria

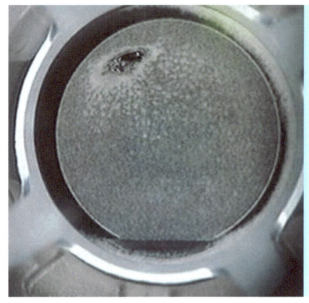

Figura 26.1. *Vertical gas breakthroug.*

Fonte: Acervo da autoria do capítulo.

dos casos, as bolhas e o *opaque bubble layer* desaparecem espontaneamente em cerca de 30 minutos. Atualmente, sabe-se que essas bolhas não interferem nos resultados cirúrgicos e o procedimento pode ser continuado normalmente.

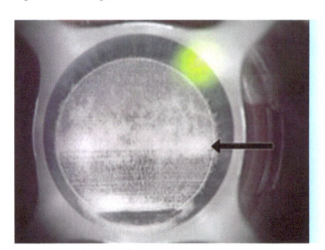

Figura 26.2. *Opaque bubble layer.*

Fonte: Acervo da autoria do capítulo.

Bolhas na câmara anterior podem ocasionalmente ser notadas durante a formação do *flap* corneano, e essas bolhas podem interferir no *eye tracking* do *excimer laser*. As bolhas na câmara anterior parecem estar relacionadas com a dissecção do *laser* de fentossegundo muito próxima ao limbo. A maioria dos cirurgiões testa o *eye tracking* antes de levantar o *flap* do Lasik e, então, se espera as bolhas reabsorverem, caso interferência seja notada.

Síndrome da sensibilidade transitória a luz

Essa síndrome é uma rara e específica complicação do Lasik, com auxílio do *laser* de fentossegundo, que foi associado primariamente com os modelos de Intralse de 6 e 15 kHz, mas raramente notado com os modelos sequentes de 30 e 60 kHz ou versões mais modernas. Foi descrita sensibilidade intensa à luz, com acuidade visual normal e exame da lâmpada de fenda inalterado. Isso tende a acontecer de 2 a 6 semanas após a cirurgia, apesar de alguns casos serem relatados meses após o tratamento. Embora de etiologia desconhecida, acredita-se que os gases expelidos possam traumatizar o corpo ciliar e gerar uma resposta inflamatória localizada. Os sintomas geralmente regridem com corticoide tópico de hora em hora por 48 horas com regressão da dose por 2 semanas. Corticoide oral pode ser utilizado em casos redicivantes.

Rainbow glare

Trata-se de outra complicação única do *laser* de fentossegundo. Acredita-se que o fenômeno seja secundário à difração da luz resultante de irregularidades na interface estromal do lamela produzidas pelo *laser*, especialmente quando ocorre um pequeno desalinhamento entre o *flap* e o leito estromal. Os sintomas ocorrerem normalmente nos primeiros 3 meses com o paciente vendo 4 a 12 bandas de cores. É difícil tratar o *rainbow glare*, assim como outros sintomas de disfotopsia. Os sintomas tentem a melhorar com o passar do tempo, e tratar a superfície ocular também pode ajudar. Se erro residual estiver presente, este pode ser tratado com auxílio da personalização por frente de onda. Em alguns casos, ceratectomia fototerapêutica (PTK) pode ser realizada na face posterior do *flap* e no leito estromal para tentar eliminar os sintomas.

Bibliografia consultada

1. dos Santos AM, Torricelli AA, Marino GK, Garcia R, Netto MV, Bechara SJ, Wilson SE. Femtosecond Laser-Assisted LASIK Flap Complications. J Refract Surg. 2016 Jan;32(1):52-9.
2. Shah DN, Melki S. Complications of Femtosecond-Assisted Laser In-Situ Keratomileusis Flaps. Semin Ophthalmol. 2014 Sep-Nov;29(5-6):363-75.

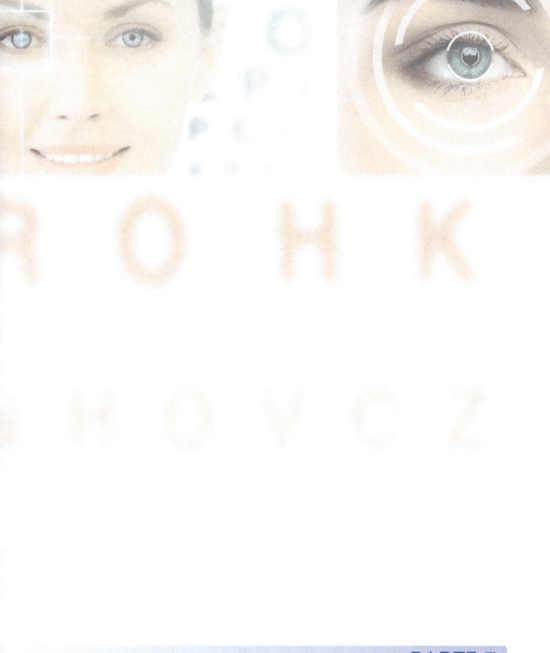

PARTE 7

Tratamento da Ectasia

Capítulo 27

Crosslinking do Colágeno da Córnea

Renato Garcia

O *crosslinking* (CXL) do colágeno da córnea é uma reação fotoquímica, combinando um fotoindutor (Riboflavina – vitamina B2) e luz ultravioleta (UVA), que promovem novas ligações covalentes entre as fibras de colágeno do estroma corneano (Figura 27.1). Com isso, há aumento da rigidez da córnea, principalmente no terço anterior do estroma onde as lamelas de colágeno são mais ramificadas, entrelaçadas e inseridas na membrana de Bowman. Foi observado em córneas submetidas ao CXL incremento na resistência de aproximadamente 70% (Figura 27.2), além de menor quantidade de moléculas resultantes da degradação do colágeno presentes na lágrima desses pacientes. Além da estabilização da progressão da ectasia, nota-se, em grande número de casos, a redução da ceratometria central e até melhora da acuidade visual, embora essa melhora não apresente boa previsibilidade. O tratamento tem objetivo principal de interromper a progressão de ectasias primárias (p. ex., ceratocone) e secundárias (p. ex., ectasias pós-cirurgias refrativas). Apesar do mecanismo exato ser desconhecido, acredita-se que a riboflavina após irradiação com UVA e na presença de O_2 origina a formação de radicais livres que induzem ligações covalentes intermoleculares, interfibrilares e interlamelares do colágeno.

Elementos necessários para o CXL do colágeno da córnea:

- **Riboflavina:** após 30 minutos da aplicação da solução de riboflavina, a concentração de 0,04% passa a ser detectável em qualquer ponto a uma profundidade de 400 μm, apresentando um decréscimo de concentração à medida que se aprofunda no tecido corneano. Essa concentração cria uma espécie de barreira adicional a todas as estruturas localizadas posteriormente ao estroma corneano, incluindo endotélio corneano, câmara anterior, íris, cristalino e retina.
- **Luz UVA:** a radiação UVA prove a energia necessária para excitar as moléculas de riboflavina para que ocorra o CXL. A profundidade de penetração da luz UVA correlaciona-se com a linha de demarcação (Figura 27.3) visível após CXL.

- **Oxigênio:** o processo fotoquímico do CXL não requer apenas irradiação com UVA e riboflavina. Qualquer técnica ou mecanismo que diminua a disponibilidade de oxigênio na córnea durante a CXL reduz potencialmente o efeito de enrijecimento terapêutico. Em virtude da difusão estromal limitada e do rápido consumo, o oxigênio pode ser um fator importante que provoca redução da eficiência biomecânica de muitas novas modalidades de tratamentos CXL.

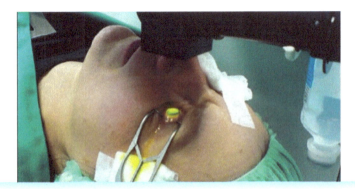

Figura 27.1. Procedimento de *crosslinking* do colágeno da córnea.
Fonte: Acervo da autoria do capítulo.

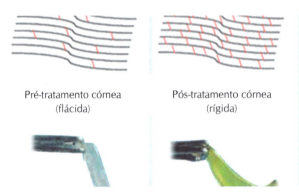

Figura 27.2. Rigidez da córnea antes e após o *crosslinking*.

Fonte: Acervo da autoria do capítulo.

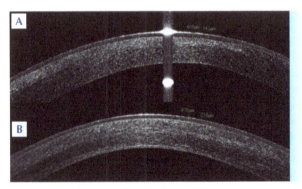

Figura 27.3. Linha de demarcação estromal pós-CXL transepitelial. (A) 142 μm e pós-CXL com desepitelização. (B) 258 μm.

Fonte: Acervo da autoria do capítulo.

Indicações do CXL

- Ceratocone em progressão documentada na população adulta.
- Diagnóstico de ectasia pós-cirurgia refrativa (não aguardar progressão).
- Diagnóstico de ceratocone na população com menos de 18 anos.

Pode-se considerar como critérios de progressão clínica:

- Redução da acuidade visual corrigida, acompanhada de aumento da miopia e ou astigmatismo maior que 3 dioptrias (D) nos últimos 6 meses, uma variação média do valor K central > 1,5 D em três medições topográficas consecutivas da córnea dentro de 6 meses.
- Necessidade de troca de lentes corretivas mais que 2 vezes em um período de 2 anos.
- Topografia com aumento ≥ 1 D na ceratometria apical máxima dentro do prazo de 1 ano.
- Tomografia de seguimento anterior com aumento da profundidade da câmara anterior, mapa de elevação posterior e mapa paquimétrico (afilamento > 5%) significativo em curto período de tempo (6 meses).

Pacientes com acuidade visual de 20/25 ou melhor, em qualquer idade, podem optar apenas por acompanhamento da doença, pois o CXL também apresenta complicações e pode cursar com baixa visual.

As indicações alternativas consistem em casos de infecção de córnea intratável com medicação convencional e ceratopatia bolhosa inicial.

Contraindicações do CXL

- Acuidade visual com correção pré-operatória melhor que 20/25.
- Curvatura corneana > 55,00 D no ápice do ceratocone (relativo).
- Espessura corneal ≤ 400 μm no ápice do ceratocone (relativo).
- Presença de opacidades de córnea por cicatrizes subepiteliais e/ou estromais e estrias de Vogt.
- Antecedente de herpes ocular pelo risco de recorrência desencadeada pela luz UVA
- Doenças da superfície ocular, como olho seco, displasias e tumores.
- Disfunção das glândulas de meibomius, incluindo possíveis dificuldades de cicatrização.
- Antecedente de doença do tecido conectivo ou autoimune de qualquer natureza.
- Alergia aos componentes utilizados no tratamento.
- Gravidez e/ou amamentação pelo fato de ser um procedimento relativamente novo na medicina.

Técnicas

Existem diversas técnicas descritas desde o primeiro tratamento de CXL proposto. Essas modalidades de CXL podem ser classificadas conforme descrito no Quadro 27.1.

Quadro 27.1. Modalidades de CXL.

Tempo de irradiação de UVA (todos tem total de energia de 5,4 J/cm²)
- Convencional ou padrão (Dresden): 3 mW/cm² de energia durante 30 minutos
- Acelerado: 7 mW/cm² por 15 minutos; 9 mW/cm² por 10 minutos; 18 mW/cm² por 5 minutos; 30 mW/cm² por 3 minutos

Intervalo de irradiação
- Irradiação UVA contínua
- Irradiação UVA pulsada

Forma da aplicação da riboflavina
- Epi-*off* (desepitelização corneana): manual (sem álcool)
- Epi-*on* (iontoforese, benzalcônio, álcool a 20%, EDTA, tetracaína e confecção de bolsa intraestromal com *laser* de fentossegundo)

Soluções veículos da riboflavina
- Dextran 20%
- Metilcelulose 1,1%
- Soro fisiológico 0,9%

Fonte: Desenvolvido pela autoria do capítulo.

CXL convencional ou padrão (Dresden)

Conhecido como protocolo padrão ou de Dresden. Em ambientes estéreis, após anestesiar o olho, de 8 a 9 mm centrais do epitélio da córnea são removidos, e solução de riboflavina 0,1%, que consiste em 10 mg de riboflavina-5-fosfato em 10 mL de Dextran a 20%, é instilada por cerca de 30 minutos (2 gotas a cada 2 minutos) na córnea. A presença de coloração amarelada (riboflavina) em toda a espessura da córnea e na câmara anterior do olho ao exame na lâmpada de fenda deverá ser confirmada. A radiação UVA é, então, iniciada a uma distância de 5 cm com radiação UVA de 370 nm e 3 mW/cm² por 30 min. Durante a radiação, a instilação de riboflavina (1 gota a cada 5 minutos) é mantida. O colírio anestésico também deve ser instilado, sempre que necessário, para evitar que o paciente sinta dor durante o procedimento.

CXL acelerado

Tem a finalidade de reduzir o tempo de exposição ao UVA de 30 minutos para poucos minutos. Essa redução do tempo cirúrgico traz vantagens, como diminuição do desconforto do paciente e da desidratação do estroma corneano. De acordo com a lei da reciprocidade de Bunsen-Roscoe, o mesmo efeito fotoquímico pode ser alcançado com a redução do tempo de radiação e correspondente aumento da intensidade, mantendo a mesma quantidade de energia. Sendo assim, 3 minutos de irradiação a 30 mW/cm², 5 minutos de irradiação a 18 mW/cm² ou 10 minutos de irradiação a 9 mW/cm² deve prover o mesmo efeito obtido com 30 minutos de irradiação a 3 mW/cm², uma vez que todas as combinações de tempo e intensidade resultariam na mesma quantidade de energia 5,4 J/cm². Diversos estudos avaliaram a segurança e a eficácia do CXL acelerado. Os resultados mostraram boa segurança e eficácia para os de 15 e 10 minutos. No entanto, dados limitados para 5 e 3 minutos de tratamento, mostraram boa segurança, mas eficácia duvidosa, provavelmente relacionada ao tempo reduzido para permitir oxigenação do estroma.

Irradiação UVA contínua

Dresden e acelerado, já descritas anteriormente.

Irradiação UVA pulsada

O fator limitante dos protocolos acelerados parece ser a difusão de oxigênio, uma vez que o oxigênio é consumido rapidamente durante o CXL. Sendo assim, a radiação pulsada permite que mais oxigênio se difunda no estroma da córnea em CXL acelerados de 5 a 3 minutos. Mais estudos são necessários para mostrar segurança e eficácia dessa modalidade.

Epi-*off* (desepitelização corneana) e Epi-*on* (iontoforese, benzalcônio, álcool 20%, EDTA, tetracaína e confecção de bolsa intraestromal com *laser* de fentossegundo)

No Epi-*off* há desepitelização manual, devendo-se evitar álcool em razão da depleção excessiva de ceratócitos. Esse modo permite maior difusão da riboflavina, com consequente melhor eficácia e segurança nos resultados do CXL. Apresenta a desvantagem de ter a córnea desepitelizada e consequente risco de infecção, *haze* e desconforto pós-operatório.

Apesar de promissor, até o momento, nenhum protocolo de CXL Epi-*on* mostrou a mesma eficácia em relação aos protocolos que envolvem a desepitelização da córnea.

Riboflavina com Dextran 20%

Faz parte do protocolo de Dresden. A riboflavina com Dextran 20% tende a desidratar a córnea em virtude do seu alto peso molecular, resultando em diminuição na espessura da córnea (75 a 80 µm – 20% da espessura). Esse efeito desidratante se torna significativo em olhos com córneas finas. A riboflavina 0,1% com Dextran 20% em um período de indução de 30 minutos permite que a radiação UVA penetre em uma porcentagem maior do estroma da córnea do que a solução riboflavina 0,1% em hidroxipropil metilcelulose (HPMC) 1,1%.

Riboflavina com HPMC 1,1%

O uso da riboflavina com HPMC tem sido proposto para evitar o efeito de desidratação do Dextran 20% no estroma da córnea. A concentração de riboflavina 0,1% com Dextran 20% por 30 minutos de indução é maior nas 70 µm anteriores quando comparada com a HPMC 1,1% por 10 minutos de indução. No entanto, em profundidades maiores que 250 µm, a concentração de riboflavina 0,1% em HPMC 1,1% com indução de 10 minutos é maior do que ao se usar riboflavina 0,1% em Dextran com indução de 30 minutos. Nesse mesmo estudo, também foi constatado que a transmissão de radiação UVA para córnea é menor quando se utiliza riboflavina 0,1% em HPMC 1,1% com indução de 10 minutos comparado com riboflavina 0,1% em Dextran com indução de 30 minutos. Em tratamentos acelerados e córneas limítrofes com espessura maior que 400 µm de estroma, recomenda-se uso de riboflavina 0,1% em HPMC 1,1%.

Riboflavina com soro fisiológico 0,9%

Em córneas mais finas tem se preconizado o uso da riboflavina hipo-osmolar, com o objetivo de aumentar a espessura da córnea por indução de edema até atingir o mínimo de 400 μm de estroma. Com o uso da riboflavina hipo-osmolar, o tempo de ruptura do filme lacrimal é de 90 segundos e, por isso, a solução deve ser gotejada pelo menos a cada 3 minutos durante o CXL.

Pós-operatório precoce e tardio

O pós-operatório precoce é muito semelhante ao PRK, com significativo desconforto nos primeiros 3 dias. Após o tratamento, faz-se uso de uma lente de contato terapêutica, em média por 4 a 7 dias e uso adjunto de colírio corticoide e antibiótico profilático. A visão permanece bastante embaçada durante a primeira semana e melhora progressivamente no decorrer do primeiro mês. Observa-se uma leve opacidade central, que pode ocasionar perda de 1 a 2 linhas na acuidade visual e que tende a melhorar em até 1 ano. Após o CXL para doenças ectásicas da córnea, é recomendado o acompanhamento do paciente de 3 em 3 meses no primeiro ano, e de 6 em 6 meses a partir do segundo ano para ceratoscopia computadorizada ou até mesmo tomografia de córnea para avaliação de estabilidade paquimétrica e de elevação posterior e microscopia especular para avaliação de possível lesão endotelial, assim como fundoscopia para alterações maculares. De modo geral, medidas com finalidade refrativa, como refração e adaptação de lente de contato pós-CXL, têm melhores resultados após o período mais intenso de remodelamento estromal que dura cerca de 12 meses.

Complicações

As complicações e as reações adversas do tratamento com CXL são consideradas pouco frequentes, chegando a 3,5%.

- **Infecção pós-operatória:** tanto a retirada do epitélio quanto o uso de lente de contato terapêutica e corticosteroides são fatores predisponentes importantes para o desenvolvimento de ceratite microbiana.
- **Ceratite estéril:** ocorre na forma de edema e infiltrados cinza-esbranquiçados, às vezes, com precipitados ceráticos, que podem evoluir para necrólise, afinamento e perfuração, ou para cicatrizes estromais e comprometimento da visão. A etiologia da ceratite estéril pós-CXL é desconhecida.
- **Opacidade de córnea (*haze*):** é a complicação mais frequente e tem a característica de ser mais profunda, chegando a 60% da espessura do estroma. O *haze* pós-CXL é mais intenso no primeiro mês, diminuindo significativamente entre 3 e 12 meses.
- **Alteração da medida da pressão intraocular (Pio):** hipo ou hiperestimada.
- **Perda de células endoteliais:** córneas mais finas com menos de 400 μm sem o epitélio.
- Aplanamento progressivo com perda de linha de visão.

Novidades

CXL em crianças

A indicação mais comum de CXL em pacientes pediátricos é para o tratamento do ceratocone. A progressão é muito mais rápida em crianças do que em adultos, com probabilidade elevada de se submeterem a transplante de córnea antes da idade adulta. Estudos têm sugerido CXL padrão nesses casos para interromper o curso natural da doença.

CXL personalizado

Enquanto o CXL convencional busca estabilizar a progressão da ectasia, reforçando uniformemente a córnea central, o X-CXL visa fortalecer preferencialmente a área mais frágil da ectasia, objetivando tanto a estabilização quanto o aplanamento direcionado.

Esquematicamente, os três grandes tópicos que se enquadram no X-CXL podem ser resumidos:

1) X-CXL acelerada guiada por topografia para o tratamento da ectasia e para fins de refração.
2) X-CXL acelerada guiada por paquimetria, uma variação do protocolo padrão proposto para reduzir o tempo do procedimento, melhorando assim o conforto do paciente.
3) X-CXL acelerada plus, uma combinação de CXL e técnicas cirúrgicas refrativas para o tratamento da ectasia da córnea, que proporciona estabilização da córnea e possível melhora da acuidade visual. A associação do CXL com a ceratectomia fotorrefrativa (PRK) foi idealizada para pequenas correções de irregularidades da córnea com finalidade refrativa. No entanto, apresentou grande incidência de complicações, como opacidades estromais profundas e permanentes. Mais estudos precisam ser realizados para melhorar a segurança desse tratamento combinado. O implante de anel intraestromal pode ser realizado no mesmo tempo cirúrgico do CXL ou em tempos distintos. Não há concordância nos estudos quanto à ordem de realização dos procedimentos. Vale lembrar que o implante do anel não tem efeito de estabilização da ectasia. Nesse mesmo tópico, ainda, podem ser incluídos implantes de lentes fácica associados a CXL.

Bibliografia consultada

1. Beckman KA, Gupta PK, Farid M et al. Corneal crosslinking: current protocols and clinical approach. J Cataract Refract Surg. 2019 Nov;45(11):1670-9.
2. Çerman E, Toker E, Ozarslan Ozcan D. Transepithelial versus epithelium-off crosslinking in adults with progressive keratoconus. J Cataract Refract Surg. 2015 Jul;41(7):1416-25.
3. Ehmke T, Seiler TG, Fischinger I et al. Comparison of Corneal Riboflavin Gradients Using Dextran and HPMC Solutions. J Refract Surg. 2016 Dec 1;32(12):798-802.
4. Ghanem RC, Santhiago MR, Berti T et al. Topographic, corneal wavefront, and refractive outcomes 2 years after collagen crosslinking for progressive keratoconus. Cornea. 2014;33:43-8.
5. Giacomin NT, Netto MV, Torricelli AA et al. Corneal Collagen Cross-linking in Advanced Keratoconus: a 4-Year Follow-up Study. J Refract Surg. 2016 Jul 1;32(7):459-65.
6. Hafezi F, Mrochen M, Iseli HP et al. Collagen crosslinking with ultraviolet-A and hypoosmolar riboflavin solution in thin corneas. J Cataract Refract Surg. 2009 Apr;35(4):621-4.

7. Hersh PS, Stulting RD, Muller D et al. U.S. Multicenter Clinical Trial of Corneal Collagen Crosslinking for Treatment of Corneal Ectasia after Refractive Surgery. Ophthalmology. 2017 Oct;124(10):1475-84.
8. Horovitz RNC, Garcia R, Bechara SJ. Crosslinking: an updated and effective insight. Rev. Bras. Oftalmol. 2015;74,2:119-23.
9. Lang PZ, Hafezi NL, Khandelwal SS et al. Comparative Functional Outcomes After Corneal Crosslinking Using Standard, Accelerated, and Accelerated With Higher Total Fluence Protocols. Cornea. 2019 Apr;38(4):433-41.
10. Mastropasqua L. Collagen cross-linking: when and how? A review of the state of the art of the technique and new perspectives. Eye Vis (Lond). 2015;2:19.
11. Rapuano PB, Mathews PM, Florakis GJ et al. Corneal collagen crosslinking in patients treated with dextran versus isotonic hydroxypropyl methylcellulose (HPMC) riboflavin solution: a retrospective analysis. Eye Vis (Lond). 2018 Sep 10;5:23.
12. Rechichi M, Mazzotta C, Daya S et al. Intraoperative OCT Pachymetry in Patients Undergoing Dextran-Free Riboflavin UVA Accelerated Corneal Collagen Crosslinking. Curr Eye Res. 2016 Oct;41(10):1310-15.
13. Tomita M, Mita M, Huseynova T. Accelerated versus conventional corneal collagen crosslinking. J Cataract Refract Surg. 2014 Jun;40(6):1013-20.
14. Tong JY, Viswanathan D, Hodge C et al. Corneal Collagen Crosslinking for Post-LASIK Ectasia: An Australian Study. Asia Pac J Ophthalmol (Phila). 2017 May-Jun;6(3):228-32.

Capítulo 28

Anel Intraestromal

Pablo Felipe Rodrigues
Bernardo Kaplan Moscovici

Barraquer idealizou a utilização de implantes sintéticos intracorneanos (ICRS) para a correção de erros refrativos em 1949, mas os resultados não foram animadores. Estudos sobre implantes de anéis intraestromais surgiram em 1987, e em 1991 ocorreram os primeiros implantes em humanos para correção miópica. Logo após, iniciaram estudos em animais com anéis de diâmetro reduzido, visto que, inicialmente, eram utilizados anéis de arco longo para redução miópica. Assim iniciou-se o seu uso para tratamento de córneas irregulares e ectasias de córnea, passando a ser utilizado para ceratocone em 1996 e ectasias pós-Lasik em 1999.

O ICRS foi liberado pelo Conselho Federal de Medicina (CFM) em 2005 para ceratocones GIII e GIV, com ceratometria máxima de 65 D e intolerantes à lente de contato.

As suas indicações são:
1) Portadores de ceratocone ou degeneração marginal pelúcida com uma das seguintes características: baixa visual com lentes de contato; intolerantes ao uso de lentes de contato; indicação prévia de transplante de córnea; progressão da doença.
2) Portadores de ectasias de córnea pós-cirurgia refrativa ou portadores de córneas irregulares pós-transplante ou pós-trauma.
3) Paquimetria ≥ 400 μm no local do túnel.
4) Idade suficiente para colaborar na cirurgia e capacidade para entendimento da cirurgia, além de boa saúde mental e sistêmica.

Modelos e mecanismo de ação

Os principais objetivos da cirurgia são: regularização da córnea, diminuição da ametropia e melhora da qualidade visual. Para a estabilização da doença, em casos de progressão, deve-se optar pela cirurgia de *crosslinking* (CXL) ou combinar procedimentos.

Uma linha de pesquisa teorizou que o ICRS pode diminuir ou estacionar a progressão da doença, sendo que seu implante resulta em redistribuição do estresse sobre a córnea. Isso pode ocasionar quebra do ciclo de descompensação proposto: assimetria na distribuição das propriedades biomecânicas, o que faz com que a córnea fique mais fina, causando um aumento no estresse que, por sua vez, resulta em uma córnea deforme ou que redistribua a curvatura de maneira compensatória. Entretanto, é necessário considerar os procedimentos com diferentes objetivos: CXL para estabilização da doença e ICRS para reabilitação visual.

Os anéis são de polimetilmetacrilato (PMMA) e tem formato triangular:
- Ferrara Ring® (Ferrara Ophthalmics, Belo Horizonte, MG, Brasil).
- Keraring® (Mediphacos, Belo Horizonte, MG, Brasil).
- CornealRing® (Visiontech, Nova Lima, MG, Brasil).

Surgiram também os implantes de segmentos de anel halogênicos de doadores humanos há poucos anos, com bons resultados e menor atividade inflamatória, além de poderem ser personalizados.

Os princípios utilizados no implante de anel estromal foram desenvolvidos por Barraquer e Blavatskaya. O primeiro postulou que toda vez que é adicionado tecido na periferia da córnea ocorre diminuição da miopia, e ela é diretamente proporcional à espessura do tecido adicionado. Já Blavatskaya, postulou que quanto maior o diâmetro do anel maior a correção miópica. Além disso, quanto mais distantes do centro da córnea menor o efeito esperado. Ou seja, implantes mais centrais tem mais efeito (p. ex., anéis de 5 mm tem mais efeito que os anéis de 6 mm).

Outro mecanismo observado é o efeito *coupling*, no qual em anéis menores que 180° de arco, além de promoverem um aplanamento na região que são implantados, promovem um encurvamento na região oposta (caso sejam implantados dois segmentos paralelos, provocam um aplanamento central também). Alguns anéis têm algumas características específicas, como o de 210° que tem um aplanamento na região do implante e central, além de diminuir bastante o coma. Já o anel de 90°, tem uma tendência a atuar quase exclusivamente no astigmatismo topográfico. Por fim, os anéis maiores que 300° diminuem com muita intensidade a curvatura corneana e em média diminuem até 40% o astigmatismo topográfico. Já os anéis de 6 mm, têm uma tendência menor de aplanamento central da córnea.

Existem em tamanhos diferentes (em graus de arco), e espessura diferentes (em micras). Os tamanhos disponíveis no Brasil são: 90, 120, 140, 150, 155, 160, 210, 220, 300, 320, 325 e 330 (Quadro 28.1).

Quadro 28.1. Anéis e seus efeitos na córnea.

Arco	Coma	Astigmatismo	Ceratometria
90	0	↑↑↑↑	0
120/140	↑	↑↑↑	↑
150/160	↑↑	↑↑	↑↑
210/220	↑↑↑	0	↑↑↑
> 300	?	↑↑	↑↑↑↑

Fonte: Desenvolvido pela autoria do capítulo.

A baixa acuidade visual gerada pela doença é relacionada diretamente às aberrações oculares, tanto de baixa quanto de alta ordem. As aberrações de alta ordem estão relacionadas com o aumento de central da curvatura (gerando aberração esférica), e assimetria e irregularidade de córnea (gerando coma). Para planejar o implante, é necessário determinar se o ceratocone é assimétrico na sua localização na córnea e se é assimétrico entre seus lóbulos (*bow-ties*). Se o ceratocone está localizado em sua maior parte em um hemisfério da córnea, deve-se pensar em realizar um implante assimétrico, colocando um segmento mais espesso e/ou maior na região de maior curvatura e, se necessário, no hemisfério contralateral um segmento de tamanho e/ou espessura diferentes, a fim de deixar a córnea mais regular. À medida que um padrão mais simétrico de localização é encontrado, há a tendência de deixar o implante mais simétrico também. Já os ceratocones que apresentam padrões assimétricos nos seus lóbulos (p. ex., curvatura nos 3 mm centrais de 42 D na parte superior e 50 D na parte inferior), podem se beneficiar de implantes de segmentos assimétricos, com espessuras diferentes em cada extremidade do anel, colocando a ponta mais espessa no local de maior curvatura. Existem os anéis maiores que 300° de arco com regiões mais espessas e que seguem o mesmo raciocínio.

Alguns dados são utilizados no planejamento do implante de anel, e os principais são:
- Q Value (asfericidade a 30°);
- refração;
- astigmatismo topográfico, comático e refracional;
- elevação posterior e seus padrões;
- padrão topográfico do ceratocone;
- espessura de córnea no local de implante do anel; ceratometria.

Cada empresa tem seu nomograma específico de sugestão para os implantes (Figuras 28.1 a 28.3).

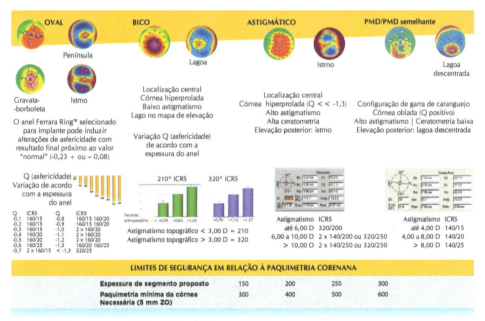

Figura 28.1. Nomograma de implante da Ferrara.
Fonte: Disponível na Internet: www.ferrararing.com.br.

Morphological Classification	Analysis Variables	Implant Axis	Implant Selection	Notes
1 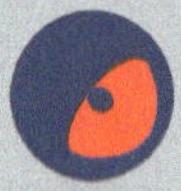 "CROISSANT"	Topographic astigmatism or refractive (whichever is higher)	Flat topographic	Astigmatism D. / Arc / Implant thickness ≤ 2.5 / 160/150 2.5 ~ 3.5 / 160/200 3.5 ~ 4.5 / 160/250 4.5 ~ 5.5 / 160/300 Astigmatism D. / Arc / Implant thickness 5.5 ~ 6.5 / 160/300 + 90/150 6.5 ~ 8 / 160/300 + 90/200 > 8 / 160/300 + 90/250	Implant Optical zone $K_2 \geq 52D$ = 5mm $K_2 \leq 51D$ = 6mm Implant type: Symmetrical
2 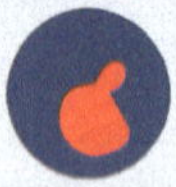 "DUCK"	Mean keratometry. Magnitude of astigmatism. Relation between the diagnostic axes.	If the refractive axis is coincident with the topographic flat axis, choose the bisector axis of these. If the refractive axis is coincident coma axis, choose the bisector axis of these. If 330º implant is used, choose the coma axis.	Astigmatism D. / Arc / Implant thickness ≤ 4 / AS5 150/250 4 ~ 6 / AS5 200/300 > 6 / AS5 200/300 + SI5 120/200 Mean Keratometry D. / Arc / Implant thickness 52 ~ 54 / AS5 150/250 ≥ 55 / AS5 330 200/300	If mean K < 52 D., use (160º asymmetric) or (160º asymmetric + 120º standard), according to astigmatism value. If mean K > 52 D., use 1 segment (330º asymmetric) according to the mean K
3A 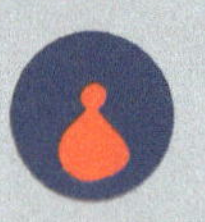 "SNOWMAN"	Mean keratometry. Magnitude and axis of astigmatism and coma. Relation between the diagnostic axes.	If 2 x 160º are used, choose the topographic flat. If one 330º is used, choose the topographic steep.	Astigmatism D. / Arc / Implant thickness ≤ 4 / 2x As5 160 150/250 (CandA) > 4 / 2x As5 160 200/250 (CandA) Mean K - D. / Arc / Implant thickness 52 ~ 54 / AS5 330 150/250 ≥ 54 / AS5 330 200/300	If mean K < 52 D., use 2 segments (160º asymmetric) according to the magnitude of topographic cylinder If mean K > 52 D., use 1 segment (330º asymmetric) according to the mean K value
3B 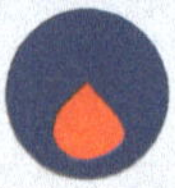 "SNOWMAN 2"	Magnitude and axis of coma.	Coma axis	Coma μm (5mm) / Arc / Implant thickness ≤ 1.5 / SI5 210/200 1.5 ~ 2.5 / SI5 210/250 > 2.5 / SI5 210/300	Axis and coma aberration value Z_3^{-1} and Z_3^1 measured in microns at the 5mm optical zone. Use symmetric segment 210º at ø 5mm
4 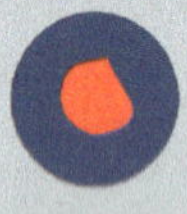 "NIPPLE"	Mean keratometry. Spherical equivalent.	Inferior (270º)	Sph. Eq. D. / Mean keratometry D. / Arc / Implant thickness 2 ~ 4 / ≤ 48 / SI5 325/150 4 ~ 6 / 48 ~ 50 / SI5 325/200 6 ~ 8 / 50 ~ 52 / SI5 325/250 > 8 / > 52 / SI5 325/300	If BCVA ≥ 20/40, use the spherical equivalent. If BCVA < 20/40, use the mean keratometry. Use symmetrical segment of 325º at 5mm OZ.
5 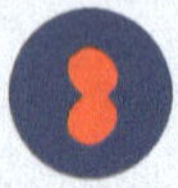 "BOW-TIE"	Magnitude and axis of astigmatism. Keratometry, Manifest Refraction.	If 2 x 120º are used, choose the topographic flat. If one sinusoidal 330º is used, choose the topographic steep.	Astigmatism Topo D. / Implant thickness μm ≤ 4 / 150 4 ~ 6 / 200 6 ~ 8 / 250 > 8 / 300	If the subjective Rx shows mixed or simple astigmatism, use 2 x 120º according to magnitude of topographic astigmatism. If the Rx presents myopia ≤ 3 D. or if mean keratometry is ≤ 52 D. implant one AS5D 150/250/150 sinusoidal. If myopia > 3 D. or if mean keratometry is > 52 D., implant one AS5D 200/300/200 sinusoidal

Figura 28.2. Nomograma de implante do anel Keraring®. Aplicativo disponível: Keraring Assistant na Google Play e App Store.
Fonte: Disponível em www.kearing.online.

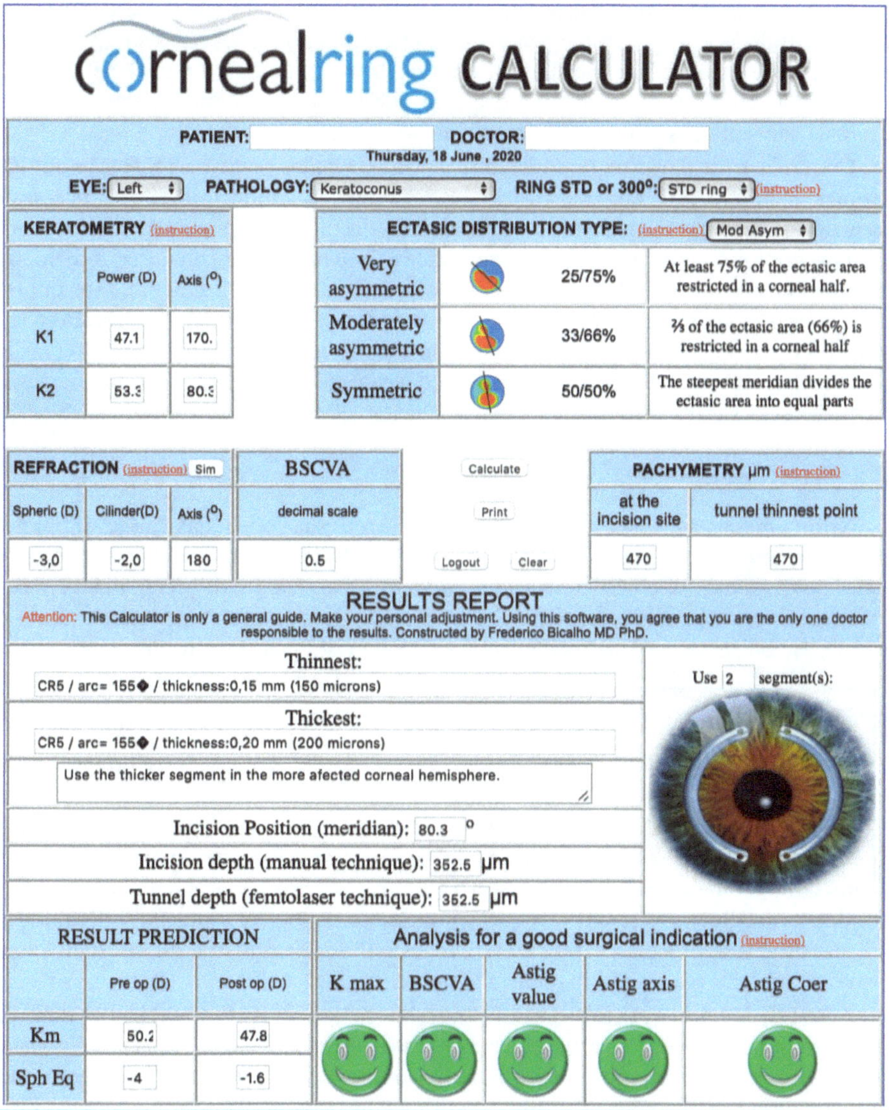

Figura 28.3. Tela do *software* da calculadora *online* da CornealRing®.
Fonte: Disponível em www.cornealring.com.

Técnica cirúrgica

Após o planejamento adequado e a escolha dos segmentos, o próximo passo é optar pela técnica de implante: manual ou com *laser* de fentossegundo. A diferença entre as técnicas é a criação do túnel estromal.

Em ambas as técnicas é ideal a marcação prévia do eixo 0 a 180 na lâmpada de fenda ou com marcador pendular de lente tórica, com o paciente sentado. É necessário marcar o reflexo de Purkinje para centralização do túnel.

Na técnica manual, pode-se utilizar algum instrumento para estabilizar o olho, como castaneda (utiliza vácuo para estabilização) ou alguma pinça de fixação. Independentemente desse passo, deve-se utilizar transferidor para realizar a marcação do túnel e a incisão. A incisão é feita com bisturi de diamante, e após isso realiza-se a confecção de dois túneis estromais concêntricos e consequente implante do(s) segmento(s).

Com o *laser* de fentossegundo deve-se, após marcação, realizar a confecção do túnel estromal, seguindo as características do *laser* de fentossegundo utilizado. É necessário preencher os seguintes parâmetros: profundidade do túnel (em torno de 80% do ponto mais fino do trajeto do anel na técnica mecânica e 70% na técnica com *laser*) e diâmetros interno e externo do túnel (esses dados variam de acordo com o segmento a ser implantado e o *laser* de fentossegundo), além do local da incisão. Um túnel centralizado corretamente é essencial para o sucesso do procedimento. Após o implante do anel (ou anéis), com uma distância de 15° a 20° para a incisão, deve-se colocar lente de contato terapêutica e, se necessário, sutura temporária da incisão.

Pós-operatório

Normalmente, a lente de contato terapêutica é retirada com 3 dias. Então, antibiótico colírio de 6 em 6 horas por 7 dias é prescrito, assim como anti-inflamatórios esteroidais na mesma frequência. Colírios lubrificantes podem ser utilizados, de preferência sem conservantes. Ocorre flutuação refracional e ceratométrica durante os primeiros meses de cirurgia, estabilizando, normalmente, entre os 3 a 6 meses pós-operatórios.

Resultados clínicos

O mais recente trabalho compara as técnicas manual e com *laser* de fentossegundo, e as maiores taxas de complicação são relatadas na técnica manual.

Quando há combinação de CXL e ICRS, existe uma dúvida sobre a ordem dos procedimentos. Estudos mostraram tendência a melhores resultados quando realiza-se primeiro o implante de anel e em segundo tempo o CXL; no entanto, há também bons resultados se os dois procedimentos forem realizados no mesmo tempo cirúrgico ou for realizado o implante de anel após a cirurgia de CXL. Outros estudos demonstraram resultados similares com cirurgias realizadas ao mesmo tempo cirúrgico.

A grande maioria dos trabalhos mostram bons resultados com ICRS, com diminuição do equivalente esférico, astigmatismo, ceratometria e melhora da acuidade visual. Uma revisão de literatura mostrou melhora de equivalente esférico (no implante de anéis dos modelos: Keraring® e Ferrara®) de 0,06 D a 5,8 D, com média de 3 D e com ganho de linhas de visão entre 48,7% e 90,6% com média de 70%. Outro trabalho mostrou melhora mais eficaz em pacientes com ceratocone mais avançado e ganho de linhas de visão em mais de 77%. Outra revisão mostrou melhora da acuidade visual de 0,23 ± 0,28 logMAR sem correção e 0,06 ± 0,21 logMAR com correção aos 12 meses de acompanhamento. Com relação à refração, o grau esférico melhorou 2,81 ± 1,54 D e o cilindro melhorou 1,49 ± 0,83 D em 12 meses de acompanhamento. Ceratometria média pré-operatória demonstrou aplanamento médio de 3,41 ± 2,13 D 1 ano após implante de ICRS.

Efeitos colaterais e complicações

As principais complicações são: defeito epitelial persistente, dor, extrusão, perfuração, deslocamento ou migração, infecção, assimetria ou descentralização, mal planejamento, túnel incompleto, depósitos no anel e/ou quebra do anel. De acordo com o mais recente trabalho, as taxas de complicações são menores nas cirurgias com fentossegundo, 18,11% na técnica manual e 3,6% na técnica com fentossegundo. Outro trabalho mostra diminuição dos índices de complicação proporcionais à experiência do cirurgião. Outros trabalhos ainda mostram taxas similares, e a taxa de infecção varia entre 0,1% a 1,9%, sendo maior na cirurgia manual. As complicações mais encontradas na técnica manual são extrusão e descentração.

Considerações finais

O implante de anel estromal é uma técnica de reabilitação visual importante no tratamento do ceratocone. É muito importante selecionar criteriosamente o paciente e explicar a ele as taxas de sucesso e complicações para adequar suas expectativas. O entendimento do mecanismo de ação dos anéis, seu planejamento adequado e o conhecimento profundo da técnica cirúrgica são fundamentais para o sucesso do procedimento (Figura 28.4).

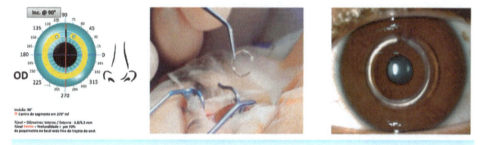

Figura 28.4. Anel estromal de arco longo: planejamento pré-operatório, intraoperatório e pós-operatório.
Fonte: Acervo da autoria do capítulo.

Bibliografia consultada

1. Alves MR. Doenças externas oculares e córneas. CBO – Série Oftalmologia Brasileira. 3.ed. Rio de Janeiro: Guanabara Koogan; 2013.
2. Coskunseven E, Jankov MR, Hafezi F et al. Effect of treatment sequence in combined intrastromal corneal rings and corneal collagen crosslinking for keratoconus. J Cataract Refract Surg. 2009 Dec;35(12):2084-91.
3. El-Raggal TM. Sequential versus concurrent KERARINGS insertion and corneal collagen cross-linking for keratoconus. Br J Ophthalmol. 2011 Jan;95(1):37-41.
4. Hersh PS, Issa R, Greenstein SA. Corneal crosslinking and intracorneal ring segments for keratoconus_ A randomized study of concurrent versus sequential surgery. J Cataract Refract Surg. 2019 Jun 45(6):830-39.
5. Izquierdo L Jr, Mannis MJ, Mejías Smith JA, Henriquez MA. Effectiveness of Intrastromal Corneal Ring Implantation in the Treatment of Adult Patients With Keratoconus: a Systematic Review. J Refract Surg. 2019 Mar 1;35(3):191-200.
6. Jacob S, Patel SR, Ramalingan A, Agarwal A et al. Corneal Allogenic Intrastromal Ring Segments (CAIRS) Combined with Corneal Cross-linking for Keratoconus. Journal of Refractive Surgery. 2018;34(5):296-303.
7. Mounir A, Radwan G, Mohamed M et al. Femtosecond-assisted intracorneal ring segment complications in keratoconus: from novelty to expertise. Clin Ophthalmol. 2018;12:957-64.
8. Roberts CRJ, Dupps JWJ. Biomechanics of corneal ectasia and biomechanical treatments. J Cataract Refract Surg. 2014;40:991-8.

Capítulo 29

Técnicas e Indicações do Transplante de Córnea

Verônica Bresciani Giglio

No caso de ectasia pós-cirurgia refrativa, vale a velha máxima: prevenção é o melhor tratamento. Com o melhor entendimento dos fatores de risco e o aprimoramento de tecnologias diagnósticas, na seleção pré-operatória a maioria das córneas suscetíveis são identificadas e, assim, há possibilidade de redução da incidência dessa indesejável complicação. No entanto, mesmo que raros, ainda há casos de ectasia secundária, e o cirurgião refrativo deve estar atento aos primeiros sinais de desenvolvimento dessa complicação, bem como deve estar apto para manejá-la adequadamente.

Não somente na prevenção, significativas evoluções também foram feitas no campo do tratamento das ectasias. Como descrito anteriormente, o *crosslinking* de córnea é de suma valia em interromper a progressão da ectasia e deve ser indicado prontamente. No entanto, quando o diagnóstico é feito tardiamente e a acuidade visual corrigida já está prejudicada, é necessário associar terapêutica para reabilitação visual.

Independentemente de ser uma ectasia primária ou secundária, as modalidades terapêuticas são as mesmas e o oftalmologista tende a optar inicialmente pelos tratamentos mais conservadores, reservando a indicação de procedimentos mais invasivos para segundo plano. Desse modo, deve-se avaliar a melhor acuidade visual corrigida com óculos, sendo esta a primeira opção de tratamento. Em pacientes cuja visão corrigida com óculos for insatisfatória, parte-se para a adaptação de lentes de contato rígidas, e lentes de diâmetro maior e de desenho de curva reversa são as mais indicadas em casos de ectasias pós--Lasik. Intervenção cirúrgica fica reservada, sobretudo, para pacientes intolerantes à lente de contato ou com adaptação ou visão insatisfatória com as lentes. Dentre as intervenções cirúrgicas, o implante de anel intraestromal é a primeira opção; porém, em casos avançados, com afilamento corneano significativo ou opacidades corneanas em eixo visual, o transplante de córnea ainda é necessário.

Transplante de córnea – Penetrante *versus* Lamelar anterior

Duas técnicas podem ser empregadas na ceratoplastia para tratamento de ectasias secundárias: o transplante penetrante e o transplante lamelar anterior (DALK – *deep anterior lamellar keratoplasty*). Enquanto no transplante penetrante todas as camadas da córnea são substituídas, no DALK, o endotélio do paciente é preservado, substituindo-se somente as camadas anteriores à membrana de Descemet, como exposto na Figura 29.1.

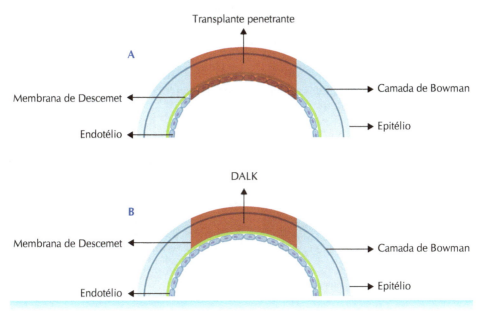

Figura 29.1. (A) Transplante penetrante. (B) Transplante lamelar anterior (DALK).
Fonte: Desenvolvida pela autoria do capítulo.

As vantagens do DALK em relação ao transplante penetrante são:
- **Não se trata de uma cirurgia a céu aberto**, minimizando tanto riscos intraoperatórios (p. ex., hemorragia expulsiva) quanto riscos pós-operatórios (p. ex., desenvolvimento de sinéquias anteriores e endoftalmite). Além disso, garante maior resistência da ferida operatória, com menor risco a eventuais traumas futuros por manter o globo íntegro.
- **Elimina risco de rejeição endotelial** ao não se substituir o endotélio do paciente, não afetado pela ectasia.
- **Permite um desmame mais rápido do corticoide tópico** no pós-operatório, minimizando os riscos de seu uso, como aumento da pressão intraocular, gênese de catarata e prejuízo da cicatrização.

No entanto, os resultados refrativos do DALK dependem de um leito regular e fino, com dissecção completa do estroma. Desde 1984, quando introduzido por Archila, múltiplas técnicas foram propostas para a realização do DALK, sendo a mais popular a técnica *Big-Bubble*, descrita por Anwar em 2002. Essa técnica facilita a remoção completa e adequada do estroma, mediante injeção de ar que disseca o plano membrana de Descemet/estroma posterior.

Técnica DALK – *Big-Bubble*

- Trepanação parcial 70% a 80% da espessura corneana.
- Avanço de agulha de 30 G com bisel voltado para baixo ou de cânula de dissecção até região paracentral corneana e injeção de 1 a 3 mL de ar com formação da bolha (Figura 29.2).
- Paracentese periférica, com precaução de não romper a bolha.
- Ceratectomia anterior parcial manualmente com lâmina crescente e posterior abertura cuidadosa da bolha com lâmina 11 na região central corneana.
- Rompida a bolha, parte-se para a remoção da camada posterior estromal com auxílio de tesoura romba.
- Exposto o leito sem irregularidades, posiciona-se o botão doador sobre o leito receptor e procede-se com a sutura de pontos simples, contínuo ou combinado de maneira radial com *nylon* 10.0.

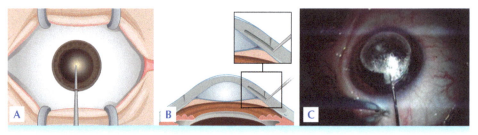

Figura 29.2. Dissecção estromal profunda pela injeção de bolha de ar na técnica *Big-Bubble*.
Fonte: Desenvolvida pela autoria do capítulo.

Possíveis complicações do DALK

- **Perfuração da membrana de Descemet intraoperatória:** mais frequente em cirurgiões inexperientes e córneas muito finas ou com cicatrizes profundas, a incidência varia significativamente nos estudos, entre 4% a 39% dos olhos operados. A não ser que se trate de uma microperfuração periférica, é preferível que o cirurgião faça a conversão para um transplante penetrante, a fim de evitar risco de dupla câmara anterior e edema corneano persistente no pós-operatório.
- **Dupla câmara anterior no pós-operatório:** com incidência de 1%, é visualizado no pós-operatório ao exame biomicroscópio sob lâmpada de fenda, evidenciando presença de líquido na interface entre a córnea receptora e o botão doador. Enquanto pequenas coleções podem se resolver espontaneamente, as maiores devem ser drenadas e uma bolha de ar ou gás deve ser injetada na câmara anterior para estimular adesão.
- **Complicações de interface:** ceratite infecciosa, *haze* e vascularização podem se desenvolver na interface entre córnea doadora e receptora, geralmente, necessitando reintervenção cirúrgica com transplante penetrante. *Haze* de interface geralmente ocorre em dissecções incompletas do estroma posterior, ocasionando piora da acuidade visual corrigida.
- **Rejeição:** como abordado anteriormente, uma grande vantagem do DALK em relação ao transplante penetrante é a eliminação do risco de rejeição endotelial.

Apesar de ainda haver o risco de rejeição subepitelial e estromal, o DALK também é menor nas cirurgias lamelares anteriores (incidência de 3% a 14% no DALK *versus* 13% a 31% no transplante penetrante nos primeiros 3 anos após a cirurgia).

- **Alta ametropia no pós-operatório:** ocorre frequentemente quando, após o DALK, mesmo com satisfatória acuidade visual corrigida, o paciente apresenta um erro refrativo significativo, em especial miopia, demandando uso de correção óptica ou nova intervenção cirúrgica para sua correção. Pacientes resistentes ao uso de óculos ou às lentes de contato podem preferir nova intervenção cirúrgica, e, nesses casos, a escolha para implante são as lentes fácicas, em virtude do antecedente de ectasia após *excimer laser*.

Bibliografia consultada

1. Ambrósio R. Post-LASIK Ectasia: Twenty Years of a Conundrum. Semin Ophthalmol. 2019;00(00):1-3.
2. Arnalich-Montiel F, del Barrio JLA, Alió JL. Corneal surgery in keratoconus: which type, which technique, which outcomes? Eye and Vis. 2016;3(2):1-14.
3. Javadi MA, Feizi S. Deep anterior lamellar keratoplasty using the big-bubble technique for keratectasia after laser in situ keratomileusis. J Cataract Refract Surg. 2010;36(7):1156-60.
4. Salouti R et al. Deep anterior lamellar keratoplasty for keratectasia after laser in situ keratomileusis. J Cataract Refract Surg. 2014,40(12):2011-8.

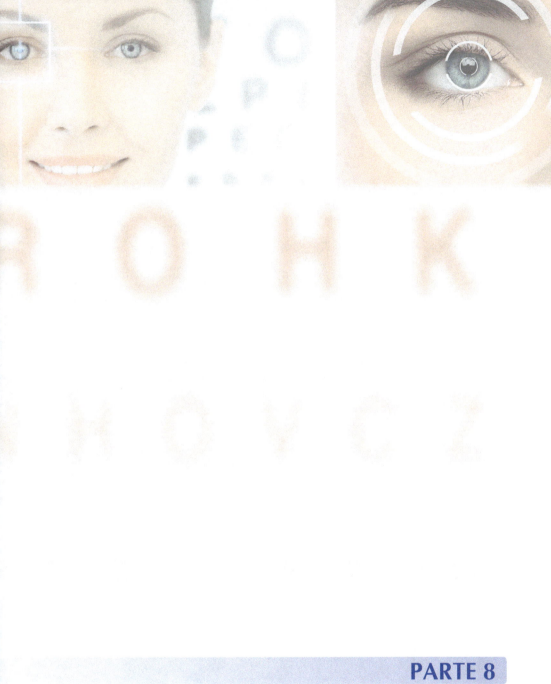

PARTE 8

Situações Especiais em Cirurgia Refrativa

Capítulo 30

Cirurgia Refrativa na Idade da Presbiopia

Francisco Penteado Crestana

A presbiopia é uma condição relacionada à idade em que a acomodação se reduz de forma progressiva, dificultando o foco de objetos próximos. Tanto o mecanismo da acomodação como as causas da presbiopia ainda não foram totalmente esclarecidos e, apesar da correção satisfatória com óculos, há uma constante busca por alternativas como lentes de contato multifocais e correção cirúrgica.

Cirurgia refrativa em pacientes com mais de 40 anos

Nesse grupo etário, as mesmas técnicas cirúrgicas utilizadas em pacientes mais novos merecem maior atenção, pois os resultados nem sempre são os mesmos. Os míopes devem ser muito bem esclarecidos com relação às dificuldades visuais que certamente terão para perto após uma cirurgia, assim como a maior possibilidade de retratamento, por não tolerarem hipercorreções. Em pacientes présbitas, a incidência de olho seco já é maior mesmo antes da cirurgia e apresenta tendência de se agravar após o tratamento (Figura 30.1).

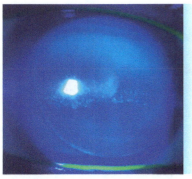

Figura 30.1. Olho seco e ceratite *puntata* em pós-operatório (Lasik).

Fonte: Acervo da autoria do capítulo.

Na correção da hipermetropia, há maior indução de aberrações esféricas negativas, que ajudam na visão para perto. O contrário ocorre com os pacientes que tiveram sua miopia corrigida, pois estes terão mais aberrações esféricas positivas e maior dificuldade para leitura sem correção.

Monovisão obtida com *excimer laser*

Monovisão é uma forma de tratamento da presbiopia em que um olho é corrigido para longe e o outro para perto de modo que o paciente reduza ou suspenda o uso dos óculos. No olho a ser corrigido para perto, geralmente o não dominante, deve-se programar uma miopia residual entre −1 e −2,50 D, de acordo com a idade dos pacientes. No Hospital das Clínicas da Faculdade de Medicina da Universidade de São Paulo (FMUSP), raramente se programa uma miopia residual maior que −2 D, e orienta-se que, para letras pequenas, o uso de óculos de leitura poderá ser necessário.

O paciente ideal para essa cirurgia deve ter mais de 40 anos, queixa de presbiopia, boa acuidade visual corrigida em ambos os olhos (melhor que 20/30) e um erro refracional que possa ser corrigido pelo *laser* disponível.

Em hipermétropes, deve-se somar a quantidade de miopia que se pretende induzir ao erro refracional do paciente. Tendo em vista que o olho não dominante frequentemente é o com maior hipermetropia, em alguns casos não é possível realizar a monovisão, pois a correção desejada iria exceder o limite para ablação hipermetrópica.

Cerca de 30% dos pacientes que tentam alguma forma de monovisão não se satisfazem com o resultado. Para evitar problemas no pós-operatório, é necessária uma seleção criteriosa antes da escolha pela cirurgia. Durante o exame oftalmológico, identifica-se o olho dominante por meio de testes como o do cartão fenestrado, ou seja, enquanto o paciente olha para um optótipo a mais de 3 metros, por meio de uma fenda de 1,5 cm de diâmetro em um cartão branco, que deve ser segurado com os braços estendidos pelo paciente, o médico oclui alternadamente os seus olhos; se o optótipo desaparecer durante a oclusão de um olho, o outro é o dominante).

Para avaliar se o paciente aceitará a monovisão, pode-se fazer uma simulação do resultado da cirurgia com lentes de contato por um período de até 3 semanas. Existem outras opções, como teste no refrator, com armação de prova e lentes de contato durante algumas horas no próprio consultório, mas essas opções estão associadas a um maior índice de insucesso após a cirurgia.

Fatores que influenciam a monovisão:
- Dominância ocular e supressão.
- O sucesso e a satisfação do paciente com a monovisão dependem da dominância ocular e da capacidade de suprimir a imagem fora de foco. Em pacientes com forte dominância, a imagem do olho dominante sempre irá atrapalhar a visão do olho não dominante.

Em alguns casos de forte dominância pode ocorrer diplopia por troca de fixação, quando o olho não dominante é usado para focar. Muitas vezes, é solicitado (no pré--operatório) um teste ortóptico para avaliar dominância ocular e identificar forias.

Redução da estereopsia

Em grande parte dos pacientes submetidos às técnicas de monovisão, há redução da estereopsia e até ausência de fusão foveal, que podem não ser reestabelecidas mesmo após correção com óculos. A redução da estereopsia também pode ser uma das causas de insucesso da monovisão.

Redução da sensibilidade ao contraste

Após a cirurgia, a redução da sensibilidade ao contrate é frequente e relativamente proporcional ao grau de anisometropia induzido, sendo mais importante em pacientes com forte dominância.

Estrabismo

Em pacientes estrábicos, com disforias, ou com história de estrabismo, a monovisão não deve ser indicada. Há maior risco de descompensação do quadro e possível diplopia. Há relatos de pacientes que optaram pela monovisão e apresentaram diplopia após vários meses ou anos, o que não seria identificado com o teste prévio com as lentes de contato.

Retratamento

Mesmo um pequeno erro refrativo residual no olho dominante costuma ser pouco tolerado, pois reduz a visão binocular para longe de forma mais significativa do que em pacientes que operaram ambos os olhos para longe.

O risco de retratamento é maior na monovisão. Alguns pacientes, apesar dos testes pré-operatórios com lentes de contato, podem referir desconforto, em virtude da anisometropia. Nessa situação, se o paciente era inicialmente hipermétrope, o retratamento irá reverter a cirurgia já realizada, o que pode induzir mais aberrações de alta ordem e dificuldade visual. No míope, o retratamento não muda o perfil de ablação inicial e o resultado visual final é melhor.

A seleção do paciente é muito importante. Além de atentar para todas as observações descritas, deve-se pensar nas atividades profissionais, nos *hobbies* e outras ocupações dos pacientes. Em todas as atividades que requerem maior performance visual, como no caso de pilotos, alguns esportistas, cirurgiões, entre outros, essa técnica deve ser evitada. Em geral, quando a monovisão é bem indicada, a satisfação do paciente é muito grande, o que faz dessa técnica a mais utilizada para a correção da presbiopia no Hospital das Clínicas.

Lasik multifocal

O tratamento da presbiopia com o Lasik (conhecido como PrebyLasik) é uma forma de substituir a acomodação, um processo dinâmico por uma remodelação fixa da córnea. Atualmente, existem duas formas de realizar o PresbyLasik:

1. Córnea multifocal com o centro para perto
   - **PresbyMAX® (Schwind):** nessa plataforma, o objetivo do tratamento do olho não dominante é deixar uma zona central com −1,8 D para perto e uma zona intermediária com −0,9 D (tratamento biasférico multifocal). O olho dominante pode ser tratado convencionalmente para longe ou ter uma pequena miopia na região central (entre −0,4 e −0,9). Se necessário, existe um tratamento que visa reverter a multifocalidade da córnea (PresbyMAX Reversal®).
   - **Supracor® (Baush and Lomb):** com essa técnica é criada uma elevação de aproximadamente 12 µ no centro da córnea, o que causa uma aberração esférica negativa. Esse procedimento pode ser realizado em um ou em ambos os olhos.

2. *Laser Blended Vision* e micromonovisão
   - **Presbyond® (Zeiss):** essa técnica utiliza a "micromonovisão" (–1,5 D no olho não dominante) e a indução de aberração esférica negativa (dentro do limite que não prejudica a visão noturna) em ambos os olhos. Tanto o olho que recebe a correção total quanto o olho que fica com miopia têm boa visão intermediária (por isso, o termo *Blended Vision*), o que teoricamente facilitaria a adaptação.

O resultado dessas cirurgias, independentemente da plataforma utilizada, não irá restaurar a acomodação. Vários estudos mostraram que apesar de seguro, o PresbyLasik apresenta maior perda de acuidade visual corrigida, maior perda de sensibilidade ao contraste e maior índice de retratamento em relação ao Lasik convencional.

Faltam estudos que demonstrem o resultado do PresbyLasik em longo prazo. Uma crítica dessa cirurgia é a perda de função com o tempo, o que pode ocorrer tanto pela progressão da presbiopia quanto pela remodelação epitelial.

Bibliografia consultada

1. Evans BJW. Monovision: a review. Ophthal. Physiol. Opt. 2007;27:417-39.
2. Fawcett SL, Herman WK, Alfieri CD, Castleberry KA, Parks MM, Birch EE. Stereoacuity and foveal fusion in adults with long-standing surgical monovision. J AAPOS. 2001;5(6):342-7.
3. Kushner BJ. Fixation switch diplopia. Arch Ophthalmol. 1995;113(7):896-9.
4. Luger MH, McAlinden C, Buckhurst PJ, Wolffsohn JS, Verma S, Arba Mosquera S. Presbyopic LASIK using hybrid bi-Aspheric micro-monovision ablation profile for presbyopic corneal treatments. Am J Ophthalmol. 2015;160(3):493-505.
5. Pallikaris IG, Panagopoulou SI. PresbyLASIK approach for the correction of presbyopia. Curr Opin Ophthalmol. 2015;26:265-272.
6. Pollard ZF, Greenberg MF, Bordenca M, Elliott J, HSU V. Strabismus Precipitated by Monovision. Am J Ophthalmol. 2011;152:479-82.
7. Reinstein DZ, Archer TJ, Gobbe M. LASIK for Myopic Astigmatism and Presbyopia Using Non-Linear Aspheric Micro-Monovision With the Carl Zeiss Meditec MEL 80 Platform. J Refract Surg. 2011;27(1):23-37.
8. Reinstein DZ, Carp GI, Archer TJ, Gobbe M. LASIK for Presbyopia Correction in Emmetropic Patients Using Aspheric Ablation Profiles and a Micro-monovision Protocol with the Carl Zeiss Meditec MEL 80 and VisuMax. J Refract Surg. 2012;28(8):531-41.
9. Reinstein DZ, Couch DG, Archer TJ. LASIK for Hyperopic Astigmatism and Presbyopia Using Micro-monovision With the Carl Zeiss Meditec MEL80 Platform. J Refract Surg. 2009;25(1):37-58.
10. Toda I. Dry eye after LASIK. Invest Ophthalmol Vis Sci. 2018;59:DES109-DES115.

Capítulo 31

Retratamentos Pós-PRK ou Pós-Lasik

Renata Leite de Pinho Tavares
Lorena Figueiredo Patricio
Ramon Coral Ghanem
Vinícius Coral Ghanem

As indicações de retratamentos em casos de ametropias residuais pós-tratamentos refrativos com *excimer laser* têm sido cada vez menos necessárias, já que os avanços tecnológicos têm tornado a cirurgia refrativa mais segura e previsível, com altos índices de satisfação dos pacientes. Entretanto, é fundamental que essa possibilidade seja explicada ao paciente durante a avaliação pré-operatória.

Com base em uma ampla análise retrospectiva, envolvendo 41.504 olhos com 2 anos de seguimento, Mimouni et al. observaram uma significativa redução na taxa de retratamentos, comparando casos operados em 2005 e 2012, de 4,52% a 0,18%, respectivamente (P = 0,001). Alguns fatores foram significativamente relacionados aos maiores índices de retratamento, como a experiência do cirurgião (abaixo de 1.500 cirurgias), baixa temperatura na sala cirúrgica e outras características clínicas dos pacientes, sendo elas: idades maior que 40 anos, alta miopia, valores ceratométricos mais altos (K_{max} > 46,0), astigmatismo maior que −1,0 D e, principalmente, hipermetropia.

Com relação às técnicas cirúrgicas, houve um maior número de retratamentos após as ceratectomias fotorrefrativas (PRK) em relação aos casos de *laser in situ keratomileusis* (Lasik). Na cirurgia de Lasik, a incidência média de retratamento varia entre 5% e 14%. Outros autores observaram a incidência de 3% a 10% de retratamentos em casos de Lasik miópicos e 20% a 30% após tratamentos hipermetrópicos. Quando a cirurgia inicial foi o PRK, os retratamentos ocorreram em 6,8% dos casos, variando de 3,8% a 20,8%. Dentre os fatores relacionados ao retratamento em PRK são apontados como principais, a alta ametropia, a descentralização na ablação, a zona óptica pequena e o uso de mitomicina C (MMC).

A avaliação do paciente que manifesta insatisfação ou baixa visual (BAV) no pós-operatório deve ser criteriosa antes de se considerar um retratamento. É necessário coletar os dados topográficos pré-operatórios, assim como os resultados subjetivos após o tratamento primário e as queixas atuais. É fundamental distinguir as queixas que podem ser tratadas com uma reoperação das queixas que devem ser abordadas de outras formas. Frequentemente, as queixas de oscilação/flutuação visual ou embaçamento visual são relacionadas a quadros de olho seco e não à ametropia residual. BAV para perto pode significar início da presbiopia. Queixas de *glare*/halos também são de difícil tratamento com *excimer laser* (tratamento de aberrações de alta ordem (AAO) e ampliação da zona óptica) e, na maioria das vezes, não são tratadas. Relatos sobre recuperação visual assimétrica podem sugerir quadros de ambliopia. Quando as queixas são compatíveis com a ametropia residual, e outras causas de BAV foram descartadas, a reoperação deve ser considerada. Procede-se, então, com o exame oftalmológico completo e a avaliação estrutural corneana.

Recomenda-se iniciar com a mensuração das acuidades visuais sem correção (AVSC), avaliação da motilidade ocular extrínseca e da AV com correção (AVCC) após refração dinâmica e estática. À biomicroscopia, sempre realizar uma boa avaliação da superfície ocular na procura de blefarite, instabilidade lacrimal, ceratite *puntata*, distrofias da membrana basal do epitélio corneano e/ou alterações no *flap*, como estrias ou sinais de crescimento epitelial. Sugere-se medir o diâmetro do *flap* para determinar se o novo tratamento pode ser realizado na área de estroma exposto disponível. Avaliar alterações cristalinianas, pois mesmo em estágios iniciais, podem ser a causa de variações refracionais, além do mapeamento de retina. Realizar topografia e tomografia de Scheimpflug a fim de avaliar, principalmente, a centralização, a simetria e o diâmetro da ablação, paquimetria no ponto mais fino e se há sinais de astigmatismo irregular ou ectasia. Em casos de retratamento de Lasik prévio, é fundamental a medida da espessura do *flap* por meio da tomografia de coerência óptica (OCT) e também aberrometria. Deve-se também questionar sobre doenças sistêmicas, especialmente diabetes, que podem causar variações significativas da ametropia. As características e as indicações dos retratamentos variam de acordo com a técnica cirúrgica primária (Figura 31.1).

As indicações de retratamento variam entre os cirurgiões, mas, de modo geral, são ametropias maiores que 0,75 dioptria (D), geralmente associadas ao desejo do paciente em melhorar a AVSC. Independentemente da causa do retratamento, sugere-se aguardar pelo menos 3 meses após o Lasik e 6 meses após ablações de superfície para realizar reintervenção. Antes desse período, é provável que o resultado da cirurgia primária ainda não esteja estável. Alguns pacientes podem apresentar regressão até 24 meses após a cirurgia primária, especialmente nos casos de PRK.

Os resultados de retratamentos tanto pós-PRK quanto pós-Lasik geralmente são satisfatórios. A maior análise de retratamentos observada na literatura apontou a previsibilidade de 81,90% entre ±0,50 D e 93,60% entre ±1,00 D para os retratamentos miópicos com levantamento de *flap*; 70,30% entre ±0,50 D e 85,20% entre ±1,00 D para os retratamentos hipermetrópicos com levantamento de *flap*; 80% entre ±0,50 D e 91,40% entre ±1,00 D para os retratamentos miópicos com PRK sobre o *flap*; e 58,10% entre ±0,50 D e 88,4% entre ±1,00 D para os retratamentos hipermetrópicos com PRK sobre o *flap* – resultados semelhantes aos observados em outros estudos. O acompanhamento refracional com intervalo pelo menos mensal é recomendado, esperando-se variação de, no máximo, 0,25 D entre as avaliações, antes de se indicar o retratamento. Alguns cirurgiões aceitam variações de 0,50 D.

Nas cirurgias de monovisão em présbitas, a incidência de retratamentos é um pouco maior comparada aos demais casos. Isso ocorre em função da dependência não só de acertar a correção das ametropias em ambos os olhos, mas também da adaptação do paciente.

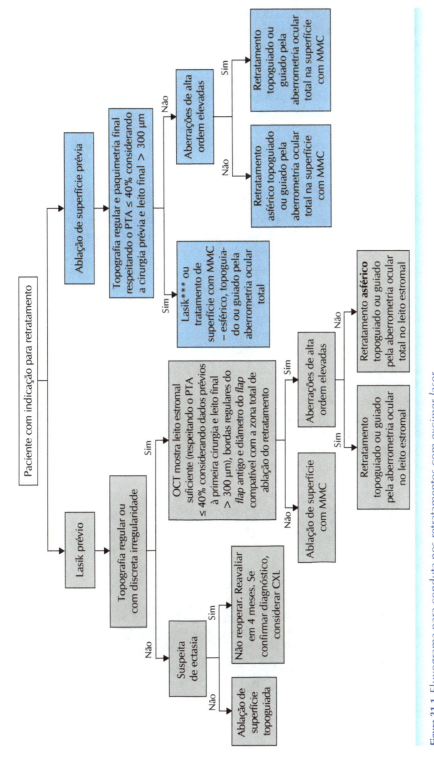

Figura 31.1. Fluxograma para conduta nos retratamentos com excimer laser.
*** Conferir se a topografia pré-operatória da primeira cirurgia era normal. Caso contrário, não se deve abordar o retratamento com Lasik. MMC: mitomicina C; OCT: tomografia de coerência óptica; PTA: percentual de tecido alterado.

Fonte: Desenvolvida pela autoria do capítulo.

Nos casos de monovisão, a conduta é deixar um dos olhos emétrope (normalmente o dominante, apesar da literatura ser controversa) e o outro míope de −1,50 D (variando um pouco, dependendo da idade, entre −1,00 e −1,75 D). Em casos de não adaptação após 6 meses de pós-operatório, é realizado o teste com lentes de contato (LC) a fim de determinar a correção mínima necessária da miopia que proporcione a adaptação à monovisão.

Outras causas de insatisfação após cirurgia refrativa consistem em sintomas de visão noturna, como ofuscamento e halos em torno da luz (3% a 60%), que, na maior parte das vezes, são decorrentes de indução de aberrações pelo próprio tratamento convencional. Nesses casos, o tratamento personalizado, com redução das AAO e aumento da ZO, pode oferecer chances de melhora.

Retratamentos após Lasik prévio

As modalidades de retratamento após Lasik primário incluem levantamento do *flap* com ablação no estroma residual, ablação de superfície (sobre o *flap*) por meio do PRK, ou de modo menos comum, com a confecção de um novo *flap*.

Na avaliação biomicroscópica dos casos de Lasik prévio, é importante observar com atenção o diâmetro do *flap* e o grau de fibrose e regularidade das bordas. *Flaps* com diâmetro pequeno podem não ser adequados para um retratamento hipermetrópico. Nos casos de fibrose maior das bordas (especialmente após FemtoLasik), o levantamento do *flap* pode ser mais difícil. Além disso, *flaps* com bordas muito irregulares aumentam o risco de invasão epitelial da interface após retratamentos.

Para determinar se há estroma residual suficiente para um retratamento no leito, a melhor opção é a utilização do OCT para medir a espessura do *flap* e do leito residual na área central. A sugestão é que isso seja realização de rotina antes dos retratamentos após Lasik primário, mesmo quando a paquimetria pela tomografia por Scheimpflug for excelente, pois já foram observados *flaps* de mais de 300 µm (Figura 31.2). O OCT é ainda mais importante quando a cirurgia primária foi realizada em outro serviço e as características dos aparelhos utilizados são desconhecidas.

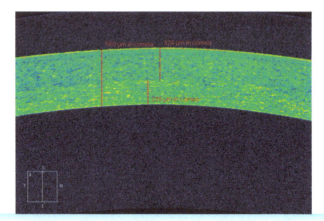

Figura 31.2. OCT mostrando *flap* de Lasik com 324 µm e leito residual de 236 µm em uma córnea com espessura total de 560 µm.
Fonte: Acervo da autoria do capítulo.

Quando há estroma residual suficiente e o *flap* prévio apresenta boa anatomia

Nesses casos, o levantamento do *flap* e a ablação do leito é a técnica mais utilizada e costuma oferecer bons resultados. Entretanto, é possível optar por ablações de superfície, como PRK, especialmente quando há alguma restrição para o levantamento do *flap*. Caso o *laser* de fentossegundo tenha sido utilizado na cirurgia primária, há tendência a maior aderência do *flap*, o que dificulta seu levantamento, especialmente após 1 ano do procedimento. Um novo *flap* pode ser realizado, mas os riscos de sua criação são maiores do que na cirurgia primária, pois pode haver intersecção com o *flap* antigo, resultando em astigmatismo irregular e piora visual. Quando se objetiva realizar novo *flap*, uma estratégia recomendada por alguns cirurgiões é medir o *flap* antigo com OCT e realizar um novo *flap* de 30 a 40 μm mais espesso que o anterior, utilizando o *laser* de fentossegundo. Outra opção, nesses casos, é realizar somente um novo corte lateral (*side-cut*) internamente à borda do *flap* antigo, possibilitando, assim, o levantamento do *flap* com maior facilidade e reduzindo a incidência de invasão epitelial. Nos casos de retratamentos com levantamento do *flap* ou criação de um novo *flap*, há maiores chances de crescimento epitelial da interface, ceratite lamelar difusa, ruptura do *flap* e formação de estrias.

A incidência de crescimento epitelial da interface é significativamente maior em retratamentos com levantamentos de *flap* do que em tratamentos iniciais, principalmente nos casos que apresentam grandes intervalos entre o primeiro e o segundo tratamento. Em uma ampla análise, Ortega et al. avaliaram 3.772 olhos submetidos a retratamento com levantamento de *flap* nos quais a incidência de crescimento epitelial foi de 13,55% (704 olhos), e 1,34% (70 olhos) necessitaram de remoção cirúrgica das células epiteliais. Estudos mostram que os casos de invasão epitelial estão muito relacionados à técnica cirúrgica e ocorrem de forma mais frequente em procedimentos realizados com microcerátomo quando comparado aos casos realizados com *laser* de fentossegundo.

Com objetivo de reduzir ao máximo o risco de invasão epitelial após os retratamentos, foram adotadas as seguintes etapas cirúrgicas:

1) Na lâmpada de fenda, levanta-se 1 a 2 mm da margem do *flap* com Sinskey de ponta delicada (para facilitar a etapa seguinte) (Figura 31.3).

2) No microscópio do *laser*, realizam-se as marcações radiais na córnea, lavagem com soro fisiológico, secagem com esponja de Merocel® e levantamento do *flap*. Esse levantamento se inicia na área liberada com o Sinskey, com a utilização de uma pinça com finas ranhuras para não danificar o *flap*. Não se utiliza espátula para evitar que o epitélio seja levado para a interface (Figura 31.4).

3) Após, realiza-se a fotoablação e, em seguida, a desepitelização delicada de 0,2 a 0,3 mm de toda a margem externa do leito estromal com escarificador de PRK (Figura 31.5). Essa desepitelização discreta das margens tem como objetivo remover as irregularidades epiteliais que existem após o levantamento do *flap*, e, com isso, evita-se reposicionar o *flap* sobre elas. A eficácia dessa desepitelização ainda é controversa, mas tem-se observado menor incidência de invasão epitelial quando ela é realizada. Segue-se com a reposição do *flap*, irrigação da interface e colocação da LCT por 1 a 2 dias para conforto. O uso de LCT também é controverso, entretanto, aumenta muito o conforto pós-operatório nesses casos.

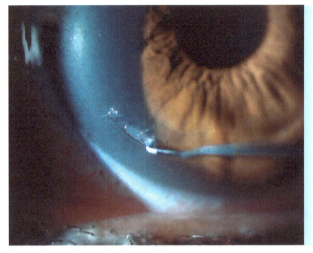

Figura 31.3 – Levantamento de 1 a 2 mm da margem do *flap* com Sinskey na lâmpada de fenda.

Fonte: Acervo da autoria do capítulo.

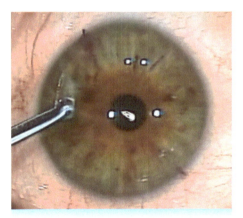 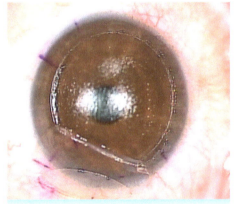

Figura 31.4 – Início do levantamento do *flap* com pinça delicada no microscópio do *laser*.
Fonte: Acervo da autoria do capítulo.

Figura 31.5 – Desepitelização de 0,2 a 0,3 mm das 6 às 11 horas (parcialmente realizada).
Fonte: Extraída de Ghanem, 2017.

Sugere-se deixar o leito residual com, pelo menos, 300 µm no ponto mais fino e o PTA (percentual de tecida alterado) menor que 40%. Nos casos de retratamentos hipermetrópicos, a limitação é menor, pois a ablação é periférica, onde a córnea é muito mais espessa. A ceratometria final deve ficar entre 34 D e 50 D.

Quando não há estroma residual suficiente e/ou o *flap* prévio não apresenta boa anatomia

Diante da necessidade de preservar o estroma residual, opta-se pelas ablações de superfície. Entretanto, existem autores que escolhem a ablação de superfície em todos os casos de retratamento, visto que, no maior estudo publicado até o momento com 4.077 olhos retratados após Lasik primário, Ortega et al. mostraram resultados refrativos e visuais semelhantes entre os grupos de ablação no leito estromal após levantamento do *flap*, comparado aos resultados em que foi feito PRK sobre o *flap*. Importante lembrar que os retratamentos na superfície têm recuperação visual mais lenta, desconforto pós--operatório, necessidade de uso de LCT no pós-operatório e maior risco de *haze*, inclusive *haze* tardio. O uso da MMC a 0,02% intraoperatória por 20 a 60 segundos reduz o risco, mas não o exclui por completo. Dessa maneira, nossa preferência, sempre que possível, é levantar o *flap* para retratar.

Nos casos de PRK pós-Lasik, a desepitelização é realizada de forma mecânica, de preferência com auxílio de álcool a 20% por 20 segundos. O uso do álcool facilita muito a desepitelização, reduzindo o risco de se deslocar o *flap* antigo.

Retratamento após ablação de superfície

Quando há indicação de um novo tratamento sobre um PRK prévio, o uso da MMC deve ser feito tanto como prevenção ou como tratamento de *haze* prévio. Na série de pacientes submetidos a retratamentos com PRK sobre o *flap* de Lasik, Ortega et al. observaram casos leves de *haze*, todos de grau 1, em uma escala de 0 a 4, não afetando a qualidade visual.

Retratamento não personalizado

Não existe uma conduta padrão-ouro na abordagem dos retratamentos. Cada caso deve ser individualizado para a escolha da técnica mais adequada. A correção das aberrações de baixa ordem, que correspondem ao componente esférico-cilíndrico da refração, tem bons resultados com o tratamento não personalizado. Entretanto, quando as AAO são elevadas, prefere-se indicar um retratamento personalizado.

Retratamento personalizado

A causa de insatisfação do paciente nem sempre está relacionada com grau residual, mas por não conseguir atingir o potencial máximo de qualidade visual, uma vez que a cirurgia refrativa, por alterar o formato da córnea, pode induzir aberrações oculares.

As cirurgias personalizadas podem ser guiadas pela aberrometria corneana (topo-guiado) ou aberrometria ocular total (aberrações de todo sistema óptico), reduzindo aberrações de baixa e alta ordem. O tratamento topoguiado é eficaz para córneas irregulares, pós-transplante, pós-RK e para ablações descentralizadas. Tratamentos guiados por frente de onda total são úteis para o retratamento em córneas que apresentam AAO após cirurgia refrativa, porém limitados em córneas com muita irregularidade.

Considerações finais

A indicação de retratamentos reduziram significativamente nos últimos anos. A reintervenção cirúrgica pela ablação corneana por *excimer laser* deve ser cautelosa, sobretudo pelo fato do paciente já não estar satisfeito com o procedimento inicial. Desse modo, o estudo detalhado de cada caso e a orientação ao paciente são essenciais, pois mesmo apresentando bons resultados, a previsibilidade é menor e o risco de complicações maior do que a cirurgia primária.

Bibliografia consultada

1. Alió JL, Piñero DP, Plaza Puche AB. Corneal wavefront-guided photorefractive keratectomy in patients with irregular corneas after corneal refractive surgery. J Cataract Refract Surg. 2008;34(10):1727-35.
2. Caster AI, Friess DW, Schwendeman FJ. Incidence of epithelial ingrowth in primary and retreatment laser in situ keratomileusis. J Cataract Refract Surg. 2010;36(1):97-101.
3. Chen S, Feng Y, Stojanovic A, Jankov MR, Wang Q. IntraLase femtosecond laser vs mechanical microkeratomes in LASIK for myopia: a systematic review and meta-analysis. J Refract Surg. 2012;28(1):15-24.
4. Durrie DS, Smith RT, Waring GO, Stahl JE, Schwendeman FJ. Comparing conventional and wavefront-optimized LASIK for the treatment of hyperopia. J Refract Surg. 2010;26(5):356-63.
5. Frings A, Intert E, Steinberg J, Druchkiv V, Linke SJ, Katz T. Outcomes of retreatment after hyperopic laser in situ keratomileusis. J Cataract Refract Surg. 2017;43(11):1436-42. doi: 10.1016/j.jcrs.2017.08.014.
6. Ghanem RC, Ghanem VC, de Souza DC, Kara-José N, Ghanem EA. Customized topography-guided photorefractive keratectomy with the MEL-70 platform and mitomycin C to correct hyperopia after radial keratotomy. J Refract Surg. 2008;24(9):911-22.
7. Ghanem VC. Retratamentos. In: Cirurgia refrativa. 3.ed. Santhiago, MR: Cultura Médica; 2017.
8. Ivarsen A, Hjortdal J. Seven-year changes in corneal power and aberrations after PRK or LASIK. Invest Ophthalmol Vis Sci. 2012;53(10):6011-6. Published 2012 Sep 6.
9. Izquierdo L Jr, Henriquez MA, Zakrzewski PA. Detection of an abnormally thick LASIK flap with anterior segment OCT imaging prior to planned LASIK retreatment surgery. J Refract Surg. 2008;24(2):197-9.
10. Kanellopoulos AJ, Pe LH. Wavefront-guided enhancements using the wavelight excimer laser in symptomatic eyes previously treated with LASIK. J Refract Surg. 2006;22(4):345-9.
11. Khandelwal SS, Davis EA. A Patient had Lasik 10 years ago and wants retreatment for residual refractive error. How should I proceed? In: Henderson BA, Yoo SH, eds. Curbside Consultation in Refractive and Lens-Based Surgery: 49 Clinical Questions. Thorofare, NJ: Slack Incorporated; 2015.
12. Mimouni M, Vainer I, Shapira Y et al. Factors Predicting the Need for Retreatment After Laser Refractive Surgery. Cornea. 2016;35(5):607-12.
13. Mohamed EM, Muftuoglu O, Bowman W et al. Wavefront-guided ablation retreatment using Iris registration. Eye Contact Lens. 2010;36(1):54-9.
14. Mohammadi SF, Nabovati P, Mirzajani A, Ashrafi E, Vakilian B. Risk factors of regression and undercorrection in photorefractive keratectomy: a case-control study. Int J Ophthalmol. 2015;8(5):933-7. Published 2015 Oct 18.
15. Netto MV, Wilson SE. Flap lift for LASIK retreatment in eyes with myopia. Ophthalmology. 2004;111(7):1362-7.
16. Ortega-Usobiaga J, Llovet-Osuna F, Katz T et al. Comparison of 5468 retreatments after laser in situ keratomileusis by lifting the flap or performing photorefractive keratectomy on the flap. Comparación de 5.468 retratamientos tras láser in situ queratomileusis levantando el lentículo o mediante queratectomía fotorrefractiva sobre el lentículo. Arch Soc Esp Oftalmol. 2018;93(2):60-8.
17. Piva C, Santhiago MR. Mitomycin C application in refractive surgery. Rev. Bras. Oftalmol. 2015;74(6):403-6.
18. Randleman JB, White AJ Jr, Lynn MJ, Hu MH, Stulting RD. Incidence, outcomes, and risk factors for retreatment after wavefront-optimized ablations with PRK and LASIK. J Refract Surg. 2009;25(3):273-6.
19. Santhiago MR, Kara-Junior N, Waring GO. Microkeratome versus femtosecond flaps: accuracy and complications. Curr Opin Ophthalmol. 2014;25(4):270-4.
20. Santhiago MR, Smadja D, Zaleski K, Espana EM, Armstrong BK, Wilson SE. Flap relift for retreatment after femtosecond laser-assisted LASIK. J Refract Surg. 2012;28(7):482-7.
21. Santhiago MR, Smajda D, Wilson SE, Randleman JB. Relative contribution of flap thickness and ablation depth to the percentage of tissue altered in ectasia after laser in situ keratomileusis. J Cataract Refract Surg. 2015;41(11):2493-500.
22. Schallhorn SC, Venter JA, Hannan SJ, Hettinger KA, Teenan D. Flap lift and photorefractive keratectomy enhancements after primary laser in situ keratomileusis using a wavefront-guided ablation profile: Refractive and visual outcomes. J Cataract Refract Surg. 2015;41(11):2501-12.
23. Shojaei A, Mohammad-Rabei H, Eslani M, Elahi B, Noorizadeh F. Long-term evaluation of complications and results of photorefractive keratectomy in myopia: an 8-year follow-up. Cornea. 2009;28(3):304-10.

24. Sy ME, Zhang L, Yeroushalmi A, Huang D, Hamilton DR. Effect of mitomycin-C on the variance in refractive outcomes after photorefractive keratectomy. J Cataract Refract Surg. 2014;40(12):1980-4.
25. Thomas KE, Tanzer DJ. Medical considerations before refractive surgery retreatment. J Cataract Refract Surg. 2007;33(2):326-8.
26. Vaddavalli PK, Yoo SH, Diakonis VF et al. Femtosecond laser-assisted retreatment for residual refractive errors after laser in situ keratomileusis. J Cataract Refract Surg. 2013;39(8):1241-7.
27. Zadok D, Maskaleris G, Garcia V, Shah S, Montes M, Chayet A. Outcomes of retreatment after laser in situ keratomileusis. Ophthalmology. 1999;106(12):2391-4.

Capítulo 32

Cirurgia Refrativa com *Excimer Laser* após Ceratotomia Radial

Ramon Coral Ghanem
Marcielle A. Ghanem
Vinícius Coral Ghanem

A ceratotomia radial (CR) foi uma técnica utilizada na década de 1980 e início da década de 1990 para a correção da miopia. Com bisturi de diamante eram realizadas incisões radiais de, aproximadamente, 95% da espessura corneana, nas regiões periféricas e mediano-periférica. As incisões causavam enfraquecimento dessas regiões que, principalmente, sob ação da pressão intraocular evoluíam com encurvamento periférico e consequente aplanamento central, corrigindo a miopia (Figura 32.1). O tamanho da zona óptica (ZO) central livre de tratamento era o principal determinante da correção refrativa. Uma ZO de 4 mm era utilizada para tratar –2 D, e uma de 3 mm, para tratar –8 D. Incisões transversas podiam ser feitas para a correção do astigmatismo.

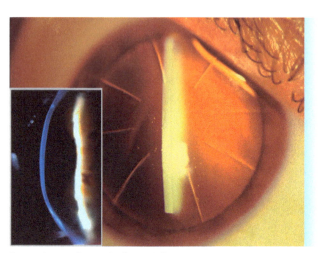

Figura 32.1. Córnea submetida à ceratotomia radial de oito incisões, com zona óptica de 4 mm. Na fenda óptica, observa-se o encurvamento periférico e o aplanamento central.

Fonte: Acervo da autoria do capítulo.

Estudo PERK e a hipermetropia progressiva

Em 1980, foi iniciado o estudo clínico prospectivo multicêntrico PERK (*Prospective Evaluation of Radial Keratotomy Study*) para avaliar a CR. Os resultados demonstraram que, após 10 anos da cirurgia, 53% dos olhos alcançaram acuidade visual de 20/20 sem correção (AVsc), e 85%, de 20/40 ou melhor. Apesar da boa eficácia do procedimento, entre 6 meses e 10 anos após a cirurgia, 43% haviam sofrido desvio hipermetrópico maior ou igual a 1 D, com incremento anual de 5%, sem tendência à estabilização. Outros efeitos colaterais incluíam dificuldade de visão noturna por halos e ofuscamento, flutuação diária da visão e diminuição da resistência corneana a traumas.

Esses resultados demonstram que os milhares de pacientes tratados com CR, mesmo décadas após o procedimento, continuam a sofrer com as consequências do procedimento, sendo a principal a hipermetropia progressiva. Além disso, essa população em sua totalidade apresenta presbiopia, o que limita a acomodação mesmo em pequenos graus de hipermetropia. Os resultados do estudo PERK, combinados ao sucesso da cirurgia refrativa a *laser*, fizeram com que a CR caísse rapidamente em desuso na década de 1990. As sequelas do procedimento, entretanto, continuam a limitar a qualidade de vida de muitos pacientes. A CR foi, sem dúvida, uma das maiores iatrogenias já realizadas na história da Oftalmologia por ocasionar uma intensa instabilidade corneana.

Opções terapêuticas

As opções de correção para esses casos são muito restritas, visto que o uso de óculos não fornece AV satisfatória para a maioria dos pacientes, pois não corrige o astigmatismo irregular e as aberrações de alta ordem, principalmente a aberração esférica. Em contrapartida, a adaptação de lentes de contato é desafiadora porque, além dos problemas técnicos causados pela limitação de desenhos para córneas obladas, muitos pacientes optaram pela cirurgia em virtude da intolerância ao uso das lentes.

Várias técnicas cirúrgicas já foram utilizadas para as hipercorreções após CR, dentre as mais importantes estão a sutura em bolsa de Grene, o *laser in situ keratomileusis* (Lasik), a ceratectomia fotorrefrativa (PRK). A facorefrativa não será abordada aqui, pois não deve, de modo geral, ser indicada nesses casos. Lembre-se que os casos analisados são de pacientes primariamente míopes com cristalino transparente, o que aumenta o risco de descolamento de retina, além de não melhorar o perfil aberrométrico da córnea.

Sutura em bolsa de grene

Consiste em uma sutura intraestromal contínua dos espaços entre as incisões radiais, o que causa um encurvamento corneano central (Figura 32.2). Apesar dos bons resultados em curto prazo, é pouco utilizada em razão da sua falta de estabilidade e previsibilidade.

Lasik

Resultados visuais favoráveis foram inicialmente descritos com o Lasik. Para tratamento de hipermetropia, a eficácia (AVsc de 20/40 ou melhor) variou entre 65% e 90%. Entretanto, várias complicações ocorreram, como abertura das incisões radiais durante o levantamento do *flap*, crescimento epitelial na interface, ceratite lamelar difusa e, a mais temível, ectasia corneana iatrogênica.

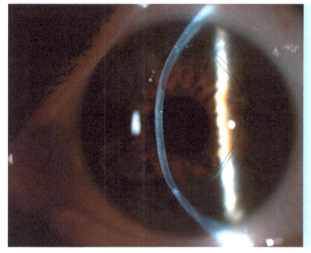

Figura 32.2. Sutura intraestromal em bolsa utilizando fio prolene 10-0 para hipermetropia consecutiva à ceratotomia radial.

Fonte: Acervo da autoria do capítulo.

PRK

Técnicas de ablação de superfície, como o PRK, já foram utilizadas para tratar hipo e hipercorreções após CR. Os primeiros estudos, na década de 1990, utilizaram o PRK para tratar hipocorreções após CR e demonstraram resultados satisfatórios, porém menos previsíveis do que em olhos virgens, com frequente perda de AVcc em virtude do desenvolvimento de *haze*. Sabe-se que o risco de *haze* após PRK é maior em olhos com cirurgias prévias, como CR, Lasik e transplante de córnea. Para reduzir a incidência de *haze*, indica-se o uso de mitomicina C (MMC) no intraoperatório. O PRK personalizado pela topografia ou frente de onda corneana com MMC é a técnica de escolha para os casos de hipermetropia secundária à CR. Essa técnica minimiza o enfraquecimento estrutural da córnea e o desenvolvimento de *haze,* evita as complicações relacionadas à criação do *flap* corneano e é capaz de diminuir o astigmatismo irregular comumente associado.

PRK personalizado pela topografia

Em córneas irregulares, como pós-CR, a análise de frente de onda total (total *wavefront*) tem valor limitado, tanto para a avaliação como para o tratamento das irregularidades. Os aparelhos de *wavefront* não conseguem medidas reprodutíveis quando a córnea é muito irregular; além disso, o exame é limitado ao tamanho da pupila e pode ser influenciado pela acomodação. As irregularidades podem ser mais bem avaliadas pelos topógrafos e tomógrafos que medem curvatura, irregularidades e aberrações da superfície anterior da córnea (*corneal wavefront*). Esses instrumentos avaliam 8 a 9 mm centrais da córnea, com boa reprodutibilidade, mesmo em córneas muito irregulares. As informações coletadas são utilizadas para a realização da cirurgia refrativa personalizada. Os mapas de perfil de altura e de curvatura axial da córnea servem como base no cálculo do padrão de ablação necessário para transformar a superfície corneana em uma superfície esférica dentro da zona óptica desejada.

PRK – Técnica cirúrgica

A remoção do epitélio corneano pode ser feita mecanicamente, com espátula romba, ou com o próprio *excimer laser* (técnica transepitelial). Quando mecânica, é feita nos 10 mm centrais, iniciando-se pela periferia corneana a 1 mm do limbo, de maneira centrípeta, sempre com movimentos paralelos às incisões, para evitar a abertura das incisões radiais. Em seguida, faz-se o controle da ciclotorsão e realiza-se a fotoablação, tratando as aberrações corneanas e a hipermetropia total (sob cicloplegia). Como é frequente a regressão do grau, pode-se hipercorrigir em torno de 1 D. Outro dado importante na escolha do alvo cirúrgico (grau de hipercorreção), é o nível de aplanamento ceratométrico. Quanto maior o aplanamento maior a espessura epitelial central. Isso ocasiona uma inversão do padrão na espessura epitelial, fazendo com que o epitélio na médio-periferia seja mais fino que o epitélio central. Dessa maneira, quando o epitélio é removido, o estroma é mais plano do que o avaliado pela topografia. Consequentemente, a hipermetropia real é maior que a medida pela refração com cicloplegia. Por isso que quanto mais plana a córnea pré-operatória maior deve ser a hipercorreção da hipermetropia. Após, aplica-se MMC 0,2 mg/mL (0,02%) por 20 a 40 segundos em toda área tratada. A MMC é aplicada por 40 segundos quando o risco de *haze* é maior, como nas ablações mais profundas que 100 µm em córneas submetidas às cirurgias prévias, como suturas.

Bons resultados para hipermetropias de até cerca de +6 podem ser alcançados com a técnica descrita, dependendo do *laser* utilizado (Figuras 32.3 e 32.4). Em estudo prospectivo, incluindo 60 olhos, o equivalente esférico (EE) médio antes do PRK era +4,2 D ± 2,1, e após 6 meses –0,14 D ± 1,3 ($P < 0,01$). Houve um ganho médio de 1 linha de AV corrigida em razão do encurvamento corneano e da melhora do padrão aberrométrico; 18 olhos ganharam 2 ou mais linhas (30%) e somente 3 olhos (5%) perderam 2 linhas. *Haze* periférico foi comum (Figura 32.5), porém somente 4 olhos desenvolveram *haze* central, todos de grau 1. Quarenta olhos (66%) ficaram entre ± 1,0 D do EE objetivado. Em decorrência da instabilidade corneana crônica, é esperado uma gradual regressão do tratamento hipermetrópico ao longo dos anos. Mesmo assim, os resultados em médio e longo prazos são satisfatórios.

Com o avanço tecnológico recente, foi possível melhorar a técnica de PRK topoguiado, incorporando o tratamento transepitelial para esses olhos. O epitélio é o principal agente regularizador da superfície corneana, fazendo com que o tratamento transepitelial traga benefícios para a regularidade da superfície. Sabe-se, entretanto, que o perfil de espessura epitelial é o oposto do normal em córneas obladas, ou seja, é mais grosso no centro do que na periferia (Figura 32.6). Caso isso não seja ajustado no tratamento transepitelial, resultados imprevisíveis ocorrerão, normalmente em direção à hipercorreção da hipermetropia. Desse modo, realiza-se primeiramente um OCT de córnea com medida da espessura epitelial em um mapa de pelo menos 8 a 9 mm. Uma das plataformas de *excimer* permite o ajuste do perfil de espessura epitelial central e periférico. Assim, as medidas observadas no mapa epitelial do OCT são transferidas para o perfil de ablação no *laser*. O tratamento é realizado em passo único (*single-step*) com remoção epitelial a *laser*, tratamento da ametropia e das aberrações corneanas. Segue-se com aplicação da MMC e colocação da lente de contato terapêutica.

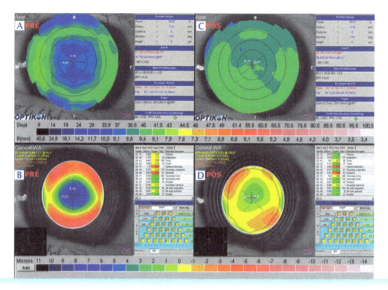

Figura 32.3. PRK topoguiado com remoção epitelial mecânica. Hipermetropia e astigmatismo irregular (+3,50 –1,50 × 95° (20/25)) secundário à ceratotomia radial tratados com PRK com base na frente de onda corneana (*corneal wavefront*). (A) Topografia pré-operatória demonstra aplanamento central significante (35 D). (B) A análise de frente de onda corneana pré-operatória indica grande quantidade de aberrações de alta ordem, principalmente aberração esférica. (C e D) Topografia após 1 ano com 3,3 D de encurvamento e melhoria do padrão aberrométrico. Refração: –0,50 × 130° (20/20).
Fonte: Acervo da autoria do capítulo.

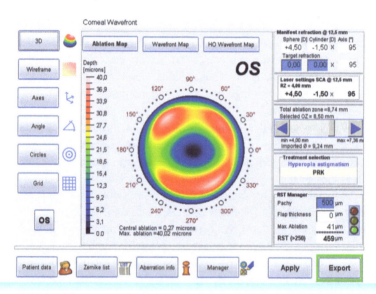

Figura 32.4. Perfil de ablação com base no *corneal wavefront*. Observa-se que quase toda a ablação é realizada na periferia da córnea (tratamento hipermetrópico), mais intensamente em locais específicos calculados pelo aparelho.
Fonte: Acervo da autoria do capítulo.

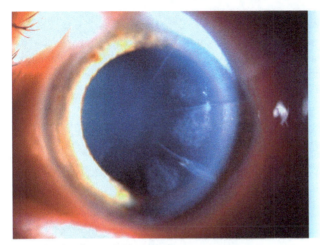

Figura 32.5. *Haze* periférico de 3+ após PRK topoguiado para hipermetropia consecutiva à ceratotomia radial.

Fonte: Acervo da autoria do capítulo.

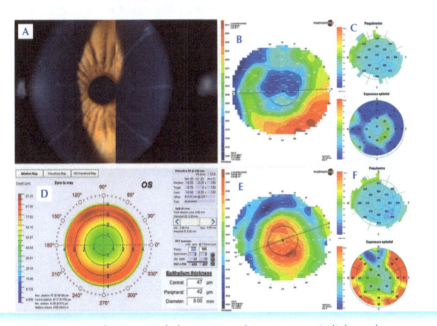

Figura 32.6. PRK topoguiado transepitelial com ajuste da espessura epitelial com base no mapa epitelial do OCT. Hipermetropia de +3,00 após CR. (A) Oito incisões radiais bem cicatrizadas. (B) Topografia pré-operatória demonstrando aplanamento central importante, com leve irregularidade. (C) Mapa paquimétrico do OCT no pré-operatório demonstrando córnea difusamente fina, e mapa epitelial (abaixo) mostrando epitélio central mais espesso que periférico, ambos mais finos que a média populacional. (D) Mapa de ablação hipermetrópico topoguiado transepitelial mostrando ablação periférica de quase 100 μm e central de 47, de acordo com ajuste da espessura epitelial realizado (embaixo à direita). (E) Mapa topográfico pós-operatório com encurvamento e regularização importantes. (F) Mapa paquimétrico e epitelial do OCT pós-operatório demonstrando afinamento estromal na médio-periferia e espessamento epitelial.

Fonte: Acervo da autoria do capítulo.

Considerações finais

O manejo dos pacientes submetidos à ceratotomia radial é tema controverso e desafiador. A cirurgia com *excimer laser* na técnica PRK reduz o erro refrativo e melhora a regularidade corneana, diminuindo as aberrações e proporcionando melhora da visão corrigida e não corrigida na maioria dos casos.

Bibliografia consultada

1. Francesconi CM, Nose RA, Nose W. Hyperopic laser-assisted in situ keratomileusis for radial keratotomy induced hyperopia. Ophthalmology. 2002;109:602-5.
2. Ghanem RC, Ghanem VC, de Souza DC, Kara-José N, Ghanem EA. Customized topography-guided photorefractive keratectomy with the MEL-70 platform and mitomycin C to correct hyperopia after radial keratotomy. J Refract Surg. 2008 Nov;24(9):911-22.
3. Ghanem RC, Ghanem VC, Ghanem EA, Kara-José N. Corneal wavefront-guided photorefractive keratectomy with mitomycin-C for hyperopia after radial keratotomy: two-year follow-up. J Cataract Refract Surg. 2012 Apr;38(4):595-606.
4. Ghanem VC, Ghanem RC, Ghanem EA, Souza DC, Souza GC. Topographically-guided photorefractive keratectomy for the management of secondary hyperopia following radial keratotomy. Arq Bras Oftalmol. 2007;70:803-8.
5. Waring GO, Lynn MJ, McDonnell PJ. Results of the prospective evaluation of radial keratotomy (PERK) study 10 years after surgery. Arch Ophthalmol. 1994;112:1298-308.

Capítulo 33

Cirurgia Refrativa Pós-Transplante de Córnea

Gabriel de Almeida Ferreira
Evelyn Sílvia Barbosa Meira
Mariana Chamma Rios
Ramon Coral Ghanem
Vinícius Coral Ghanem

Os erros refrativos são a principal causa de insatisfação dos pacientes no pós-operatório de transplante de córnea penetrante (TP) e de transplante lamelar anterior profundo (DALK - *deep anterior lamellar keratoplasty*). A cirurgia refrativa com uso de *excimer laser* está se tornando rapidamente o método de preferência no tratamento desses casos, tanto pela maior previsibilidade na redução do erro refracional como pela possibilidade de regularização da superfície corneana, sendo principalmente indicada nos pacientes intolerantes ou insatisfeitos com as lentes de contato ou com os óculos.

O principal método cirúrgico utilizado para esses pacientes é o *photorefractive keratectomy* (PRK), procedimento no qual o *excimer laser* é aplicado diretamente na superfície da córnea, sem necessidade de confecção de um *flap*. São duas as principais formas de realização de PRK: 1) o epitélio é removido mecanicamente, com o auxílio de álcool ou não, e 2) o próprio *laser* faz a remoção do epitélio, o chamado tratamento transepitelial (PRKt). Na maioria dos casos, o PRKt é a técnica de escolha, pois utiliza o epitélio da córnea como um agente de máscara, proporcionando, além da correção do grau, maior regularização da superfície corneana.

Após se determinar o método de remoção do epitélio, deve-se determinar qual o perfil de ablação a ser utilizado. Atualmente, existem três perfis principais utilizados na prática clínica: 1) o perfil otimizado pela frente de ondas (WFO - *wavefront-optimized*), que possui uma ablação asférica desenvolvida para compensar a diminuição da eficiência do *laser* na periferia corneana, além de manter seu perfil asférico; 2) o perfil guiado pela frente de ondas totais do olho (WFG - *wavefront-guided*), que foi desenvolvido para tratar com maior precisão as aberrações de alta ordem (HOA - *high order aberrations*) de todo sistema óptico ocular; e 3) o perfil guiado pela topografia (TG - *topography guided*), que tem o objetivo de regularizar a córnea e manter seu perfil asférico com base no tratamento nas aberrações exclusivamente corneanas (Ou seja, na topografia corneana), assim, reduzindo as HOA corneanas. Para os pacientes pós-transplante com irregularidades topográficas que reduzam a acuidade visual corrigida (AVCC), o tratamento TG geralmente é o indicado, com o objetivo de regularizar a córnea, reduzir as suas aberrações e melhorar a visão corrigida, apesar de geralmente consumir mais tecido corneano.

Indicações cirúrgicas e limites de correção

O paciente candidato à cirurgia refrativa pós-transplante de córnea precisa ser avaliado cuidadosamente, pois pode apresentar condições associadas que contraindiquem a realização da cirurgia, como edema corneano, neovascularização no botão doador, olho seco, defeitos de epitelização, entre outros.

O candidato ideal é aquele que apresenta boa AVCC, córnea transparente sem outras doenças oculares e que fez a remoção de todos os pontos há pelo menos 4 meses para a estabilização refracional.

Como critérios de indicação, são considerados astigmatismo até –6 D, miopia até –10 D e hipermetropia até +6 D. Além disso, é importante estar atento para que o tratamento não exceda os limites de segurança. Na prática, são utilizados o limite de 350 µm de leito estromal residual, já descontando o epitélio da córnea, e uma ceratometria pós-operatória mínima de 35 D e máxima de 49 a 50 D, pois fora desses limites pode haver perda de qualidade visual.

Nos casos em que o astigmatismo exceda as –6 D, opta-se por realizar uma incisão arqueada (Figura 33.1) para redução do grau e, posteriormente, realiza-se a cirurgia refrativa para correção do grau residual. O ideal é aguardar 6 a 12 meses após a incisão arqueada para a estabilização refracional. Quando o paciente apresentar duas consultas com astigmatismo estável, com intervalo de no mínimo 3 meses, pode-se proceder com a correção a *laser*. Outra opção que tem demonstrado bons resultados para os casos de astigmatismo elevado é o implante de anéis intraestromais (Figura 33.2), especialmente indicados nos casos de córneas finas, em que a fotoablação fica limitada.

Na avaliação pré-operatória, é fundamental a análise topográfica criteriosa, pois caso haja grande irregularidade topográfica com visão corrigida insatisfatória, o tratamento TG deve ser fortemente considerado. Apesar desse procedimento, em geral, consumir mais tecido corneano, ele pode resultar em melhora na AVCC. Na prática, costumamos optar por esse tratamento quando a visão corrigida for menor que 20/30 em virtude da irregularidade topográfica e da profundidade de ablação não ultrapassar os limites de segurança (Figura 33.3). Atualmente, é possível inclusive selecionar quais aberrações serão corrigidas para economizar tecido. A preferência é sempre corrigir coma e aberração esférica.

A zona total de ablação também é um fator importante a ser planejado. Ela não deve exceder as bordas do transplante, pois, além de não ter função óptica, aumenta desnecessariamente a profundidade da ablação. Sendo assim, a escolha é realizar o tratamento com zona total de ablação medindo 0,25 mm menor que diâmetro do enxerto, considerando que este esteja centralizado. Caso haja descentralização, opte pela ablação topoguiada, pois será centralizada no vértice corneano.

Atualmente, a técnica de escolha para remoção do epitélio é a transepitelial, pois utiliza-se o epitélio como agente de máscara, já que, em geral, as córneas pós-transplante apresentam algum grau de irregularidade. Em casos de altas ametropias, nossa escolha é a remoção manual do epitélio, para conseguir economizar tecido (a menor ZO indicada para o PRKt é 6,3 mm), ou quando existe alguma irregularidade no epitélio do paciente (p. ex., epitélio frouxo).

O resumo da indicação do tratamento com *excimer laser* pode ser visto no fluxograma da Figura 33.4.

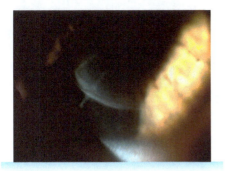

Figura 33.1. Incisão arqueada pós-transplante de córnea. Realizado na junção doador/receptor ou internamente muito próximo a ela. Profundidade de 85% a 90% da paquimetria intraoperatória mais fina da área da incisão.
Fonte: Acervo da autoria do capítulo.

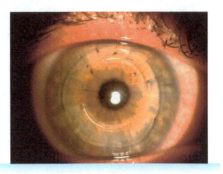

Figura 33.2. Implante de anel intraestromal pós-transplante de córnea para correção de alto astigmatismo.
Fonte: Acervo da autoria do capítulo.

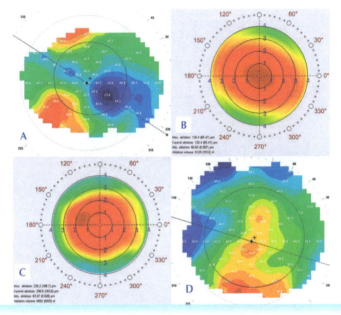

Figura 33.3. (A) Topografia após 6 meses da remoção de todos os pontos de um DALK. Refração dinâmica de −1,75 −2,00 × 160 e AVCC de 20/40, evidenciando moderada irregularidade e assimetria. (B) Mapa de ablação de PRK Transepitelial com perfil WFO mostrando ablação regular, com consumo máximo de 120 μm (somado os 55 μm do epitélio) na área central da córnea. (C) Mapa de ablação de PRK Transepitelial com perfil TG mostrando ablação personalizada para regularização e redução da assimetria corneana, com consumo central de 208 μm (somado os 55 μm do epitélio – 150 μm de estroma). Importante ressaltar que esse é um tratamento máximo realizado, não sendo o que ocorre na maioria dos casos. Quanto mais irregular a córnea maior será a profundidade de ablação. (D) Topografia após 2 meses do tratamento com perfil TG evidenciando grande regularização e refração dinâmica de −0,50 −1,00 × 155 com AVCC de 20/25.
Fonte: Acervo da autoria do capítulo.

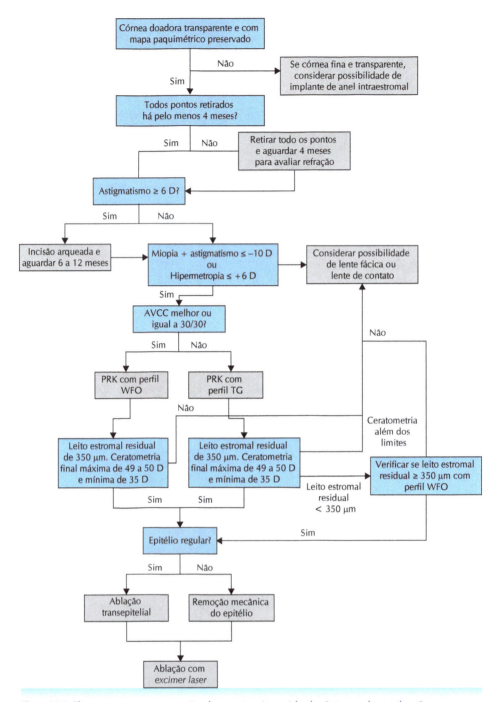

Figura 33.4. Fluxograma para correção de ametropia residual pós-transplante de córnea.
AVCC: acuidade visual corrigida; PRK: *photorefractive keratectomy*; TG: *topography guided*; WFO: *wavefront-optimized*.
Fonte: Acervo da autoria do capítulo.

Técnica cirúrgica

O PRK é realizado por meio de anestesia tópica e sob ambiente estéril, com devida assepsia e antissepsia. Após colocação dos campos e do blefarostato, é importante realizar o alinhamento e a centralização adequada da cabeça para reduzir a ciclotorção. Sempre que possível, utilizar controle de ciclotorção estático (indispensável) e dinâmico.

Caso opte-se por tratamento transepitelial, antes da ablação, é importante secar delicadamente a córnea com uma esponja oftalmológica levemente úmida.

Sempre utilizamos mitomicina C (MMC) a 0,02% por 30 a 60 segundos, a depender da profundidade da ablação. Ao final do tratamento, coloca-se uma lente de contato terapêutica (LCT) que permanece por 5 a 7 dias.

O pós-operatório consiste no uso de colírio combinado de gatifloxacino 0,3% associado à prednisolona 1%, 4 vezes ao dia até a remoção das LCT. Posteriormente, mantém-se o uso de loteprednol 0,5%, 3 vezes ao dia por 1 mês.

Resultados

Os resultados publicados com o uso de *excimer laser* para correção de ametropias residuais pós-transplante de córnea são animadores, apesar de contarem com um pequeno número de pacientes. Os primeiros estudos foram feitos em pacientes pós-TP, como o estudo de Camellin et al. que avaliaram 18 olhos que realizaram PRK transepitelial com perfil de ablação WFO. Eles verificaram que 78% dos olhos ganharam duas ou mais linhas de AVCC e 50% ficaram entre ± 1,00 D do alvo cirúrgico. Um estudo similar de Forseto et al. com 36 olhos, mas com remoção manual do epitélio, obteve resultados semelhantes, com 61% dos olhos entre ± 1,00 do alvo cirúrgico e 22% deles ganhando duas ou mais linhas de AVCC.

A correção refrativa com *excimer laser* pós-DALK também apresenta bons resultados. Leccisotti et al. avaliaram o PRK com remoção manual do epitélio e uso de MMC em 10 olhos, demonstrando uma redução no equivalente esférico (EE) pré-operatório de −4,98 ± 1,75 D para 0,28 ± 0,61 D após 10 meses do tratamento, com baixa incidência de *haze* (apenas 0,5+ em dois olhos). O estudo mais recente, de Sorkin et al., avaliou 13 olhos tratados com PRK com perfil de ablação WFG e remoção mecânica do epitélio assistida com álcool, encontrando 46% com acuidade visual sem correção (AVSC) de pelo menos 20/25, 15% ganhando uma linha de visão e 100% com residual refracional entre ±1,00 D.

Em nossa experiência (dados em publicação), avaliou-se 34 olhos que realizaram PRK após DALK. Desses, 20,6% realizaram incisão relaxante pelo menos 6 meses antes da cirurgia para redução do astigmatismo. Foi realizada ablação com perfil WFO em 64,7% e TG em 35,3%, sendo transepitelial em 59,1% do grupo WFO e 33,3% do grupo TG. Essa diferença provavelmente ocorreu pelo maior consumo de tecido no perfil de ablação TG, impossibilitando muitas vezes o tratamento transepitelial. Em 12 meses de pós-operatório, 38,2% dos olhos ganharam uma ou mais linhas de AVCC, 52,9% apresentaram AVSC de pelo menos 20/25 e 64,7% ficando entre ± 1,00 D do alvo cirúrgico.

Nos casos de transplantes endoteliais (DSAEK, DMEK ou PDEK), caso o endotélio seja bom, a correção do erro refrativo pode ser realizada com segurança, utilizando-se o *excimer laser*. Os resultados tendem a ser ainda mais previsíveis, uma vez que a regularidade da superfície corneana nesses casos é muito melhor que no TP ou no DALK.

Considerações finais

O PRK é uma opção segura, efetiva e razoavelmente previsível para correção de ametropias residuais após transplante de córnea penetrante, DALK ou DSAEK/DMEK, tendo potencial para melhorar a acuidade visual com e sem correção.

Bibliografia consultada

1. Camellin M, Arba Mosquera S. Simultaneous aspheric wavefront-guided transepithelial photorefractive keratectomy and phototherapeutic keratectomy to correct aberrations and refractive errors after corneal surgery. J Cataract Refract Surg. 2010;36(7):1173-80.
2. De Rosa G, Boccia R, Santamaria C, Fabbozzi L, De Rosa L, Lanza M. Customized photorefractive keratectomy to correct high ametropia after penetrating keratoplasty: A pilot study. J Optom. 2015;8(3):174-9.
3. Falavarjani KG, Hashemi M, Modarres M, Sanjari MS, Darvish N, Gordiz A. Topography-Guided vs Wavefront-Optimized Surface Ablation for Myopia Using the WaveLight Platform: a Contralateral Eye Study. J Refract Surg. 2011;27(1):13-7.
4. Forseto AS, Marques JC, Nose W. Photorefractive keratectomy with mitomycin C after penetrating and lamellar keratoplasty. Cornea. 2010;29(10):1103-8.
5. Leccisotti A. Photorefractive keratectomy with mitomycin C after deep anterior lamellar keratoplasty for keratoconus. Cornea. 2008;27(4):417-20.
6. Shetty R, Shroff R, Deshpande K, Gowda R, Lahane S, Jayadev C. A Prospective Study to Compare Visual Outcomes Between Wavefront-optimized and Topography-guided Ablation Profiles in Contralateral Eyes With Myopia. J Refract Surg. 2017;33(1):6-10.
7. Sorkin N, Kreimei M, Einan-Lifshitz A, Mednick Z, Belkin A, Chan CC et al. Wavefront-Guided Photorefractive Keratectomy in the Treatment of High Astigmatism Following Keratoplasty. Cornea. 2019;38(3):285-9.
8. Stonecipher K, Parrish J, Stonecipher M. Comparing wavefront-optimized, wavefront-guided and topography-guided laser vision correction: clinical outcomes using an objective decision tree. Curr Opin Ophthalmol. 2018;29(4):277-85.
9. Williams KA, Ash JK, Pararajasegaram P, Harris S, Coster DJ. Long-term outcome after corneal transplantation. Visual result and patient perception of success. Ophthalmology. 1991;98(5):651-7.

Capítulo 34

Ceratectomia Fototerapêutica (PTK) para Tratamento de Opacidades e Irregularidades Corneanas

Ramon Coral Ghanem
Vinícius Coral Ghanem

O PTK é um método de aplicação do *excimer laser* com objetivo terapêutico, em que a remoção de tecido é igual ou similar em toda a área de fotoablação, sem a finalidade de modificar o estado refrativo do olho. Dependendo do diagnóstico, os principais objetivos do PTK podem ser: 1) remover opacidades superficiais da córnea; 2) regularizar a superfície corneana; e/ou 3) melhorar a aderência do epitélio.

Ainda, quando há o desejo de corrigir algum erro refrativo associado, pode-se realizar um PRK (ceratectomia fotorrefrativa) associada ao PTK.

Princípios básicos do tratamento

Durante o PTK, classicamente, o *excimer laser* remove o tecido superficial sem objetivo de alterar a curvatura corneana (Figura 34.1). É importante observar que caso existam irregularidades na superfície corneana, estas serão transferidas ao estroma profundo (Figura 34.2A). Assim, há necessidade dos chamados agentes de mascaramento, sendo o próprio epitélio corneano o principal. Esses agentes irão preencher as irregularidades da superfície corneana, deixando-a mais lisa e regular para a aplicação do *laser*. Após a aplicação do *laser*, o estroma residual se tornará mais regular (Figura 34.2B).

Os principais agentes de máscara são: 1) epitélio corneano; 2) substâncias viscoelásticas (metilcelulose a 0,5, 1 e 2%, Healon®, dentre outras); e 3) líquidos (lágrimas artificiais, soro fisiológico e solução salina balanceada (BSS)). Dentre eles, o mais eficiente e geralmente o único utilizado é o próprio epitélio corneano.

De modo geral, as cicatrizes e as opacidades estromais anteriores reduzem a acuidade visual (AV) principalmente por tornarem a superfície da córnea mais irregular. A redução da transparência corneana também tem efeito sobre a AV, porém, geralmente, menos importante. O epitélio corneano tem papel fundamental na redução dessas irregularidades da superfície corneana. Por esses motivos, quando o objetivo do PTK for remover opacidades ou regularizar a superfície, deve-se realizar o tratamento de forma transepitelial, ou seja, iniciar a fotoablação desde o epitélio até a profundidade estromal desejada. É possível, também, realizar o tratamento transepitelial, e na fase final de fotoablação estromal utilizar outro agente de máscara como o BSS, na tentativa de melhorar ainda mais a regularidade do estroma. Nos casos de erosão epitelial recorrente, em que a intenção é aumentar a adesão do epitélio, este é removido antes do PTK e o *laser* é aplicado sobre a camada de Bowman.

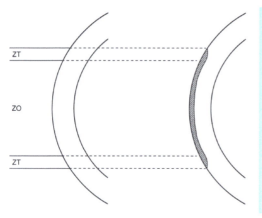

Figura 34.1. O PTK realiza uma ablação igual ou similar em toda a superfície corneana.
ZO: zona óptica; ZT: zona de transição.

Fonte: Desenvolvida pela autoria do capítulo.

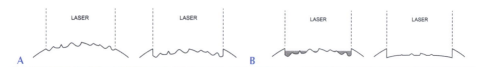

Figura 34.2. (A) As irregularidades da superfície corneana serão transferidas ao estroma caso não seja usado um agente de mascaramento. (B) Com o uso do agente há redução das irregularidades após aplicação do *laser*.
Fonte: Desenvolvida pela autoria do capítulo.

Avaliação pré-operatória

A avaliação oftalmológica deve ser completa e cuidadosa, incluindo a medida da AV com e sem correção, dando especial atenção para o potencial de visão do paciente, que pode ser avaliado pelo teste de fenda estenopeica (*pinhole*) ou com um teste de lentes de contato rígida (LCR). Dessa maneira, é possível a diferenciação de baixa da AV causada por opacidade ou irregularidade corneana. Quando a causa da baixa AV são as irregularidades de superfície, a visão costuma melhorar muito durante o teste com LCR, mas não quando a causa são as opacidades. Caso a LCR forneça uma melhora significativa da visão com boa tolerância pelo paciente, a cirurgia pode ser postergada e a LCR adaptada. No exame de biomicroscopia, por meio da iluminação difusa e em fenda, deve-se avaliar e medir a extensão e estimar a profundidade da lesão (Figura 34.3A). A topografia é fundamental para avaliar irregularidades na superfície anterior e medir as aberrações corneanas, pois mesmo córneas com opacidades leves podem ser muito irregulares (Figura 34.3B). A tomografia de coerência óptica (OCT) de alta resolução da córnea é o método mais preciso para mensuração da profundidade da lesão (Figura 34.3D). O OCT também é o melhor instrumento disponível para a obtenção de um mapa paquimétrico confiável em córneas muito irregulares, com cicatrizes ou perda de transparência. Também é útil na avaliação dos mapas de espessura epitelial, o que pode auxiliar no diagnóstico de doenças epiteliais, estromais e ectasias (Figura 34.3). Os tomógrafos baseados em fenda ou no sistema de Scheimpflug, entretanto, são pouco confiáveis nas córneas com opacidades.

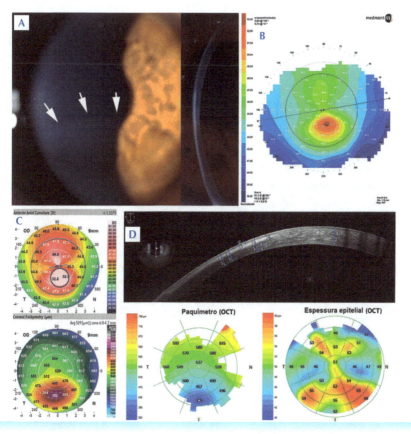

Figura 34.3. Paciente com miopia e astigmatismo encaminhado para avaliação de ceratocone. (A) Na biomicroscopia, observou-se discreto leucoma superficial na metade inferior da córnea (setas). Na fenda, a opacidade ocupava o terço anterior da córnea e havia afinamento associado. (B) Topografia demonstrava aspecto de ceratocone com K apical de 53 D. (C) Tomografia por Scheimpflug confirma o aspecto e mostra afinamento inferior importante, mas atípico para caso de ceratocone. (D) OCT de córnea confirma o falso ceratocone, mostrando hiperrefletividade estromal anterior inferior e afinamento estromal ocasionado por provável ceratite prévia e espessamento epitelial compensatório inferior no mapa epitelial, excluindo doença ectásica. O paciente foi submetido a PRK transepitelial topoguiado de pequena zona óptica com ajuste da espessura epitelial para regularizar a córnea e reduzir a ametropia.
Fonte: Acervo da autoria do capítulo.

Técnica cirúrgica

Ablação transepitelial ou desepitelização mecânica

Geralmente, as ablações são realizadas de forma transepitelial, pois o epitélio funciona como um ótimo agente de máscara, especialmente se o estroma for muito irregular. Nos quadros em que a principal causa de irregularidade for o epitélio, como nas EER e DMBE, deve ser feita a desepitelização mecânica, para que essas irregularidades não sejam transmitidas ao estroma. Caso ainda se percebam irregularidades durante o tratamento estromal, é possível a utilização de um agente de máscara viscoso ou líquido.

Profundidade de ablação

A profundidade da opacidade e a espessura corneana na região tratada são os principais determinantes da profundidade de tratamento. Quando a baixa de AV provém principalmente da irregularidade corneana, em geral, será necessária uma ablação estromal superficial, normalmente, menor que 50 µm. Quando o epitélio for usado como agente de máscara, ou seja, tratamento transepitelial, deve-se acrescentar 50 µm que correspondem à espessura aproximada do epitélio. Nos casos em que a baixa AV for decorrente de opacidades mais profundas, recomenda-se o uso, quando possível, do OCT, para que o cálculo de ablação seja mais preciso e, com isso, preserve-se ao máximo o estroma corneano saudável abaixo da opacidade. Em geral, a melhora da visão já é obtida com a remoção parcial das opacidades e a regularização do estroma superficial. Raramente o cirurgião terá que remover mais do que 80 a 100 µm de estroma, mas em casos extremos, com opacidades profundas, pode-se chegar a 150 µm.

Depois de iniciado o tratamento com o *laser*, fica difícil a visualização da opacidade sob o microscópio. Uma opção é a avaliação do paciente na lâmpada de fenda, que fica na sala anexa à sala cirúrgica. Desse modo, o cirurgião pode aplicar parte do tratamento, em seguida avaliar a opacidade e, se necessário, continuar a ablação até que a opacidade seja reduzida significativamente ou a espessura máxima pré-estabelecida seja atingida. Deve-se ter atenção quando um agente de máscara é utilizado, pois a profundidade de ablação real pode ser significativamente menor do que a registrada no *excimer laser*. Na verdade, grande parte do tratamento é aplicado sobre o agente de máscara e não diretamente no estroma.

Assim como no tratamento de córneas irregulares, no PTK a MMC é sempre utilizada, exceto nas ablações por EER, por serem muito superficiais, com baixíssimo risco de *haze*.

Zona óptica

O tamanho da zona óptica (ZO) depende da extensão e da localização da opacidade. Existe a possibilidade de realizar tratamento focal para lesões pequenas e periféricas, mas sempre com cuidado para não induzir astigmatismo irregular. Quando as opacidades são amplas e centrais, o tratamento deve ser realizado com ZO ampla, no mínimo de 7,5 mm, centrado na pupila do paciente. Naqueles casos em que se pretende realizar um tratamento de hipermetropia associado, recomenda-se uma ZO no PTK de, pelo menos, 8 mm, o que possibilita um tratamento hipermetrópico dentro da área de estroma suavizado pelo PTK.

Desvio hipermetrópico após PTK

É uma das possíveis complicações do PTK, principalmente com as plataformas mais antigas de *excimer laser* que utilizavam o sistema de feixe amplo (*broad-beam*). Dentre as causas, pode-se enumerar: 1) o epitélio corneano é mais espesso na periferia, ocasionando maior ablação do estroma central após PTK convencional, que assume espessura epitelial constante; 2) uso de zonas ópticas pequenas (6 mm), sem transição, provocando hiperplasia epitelial periférica e induzindo aplanamento central; 3) menor fluência do *laser* na periferia. As plataformas mais modernas de *laser* já solucionaram esses problemas nos seus nomogramas, com indução mínima ou nula de erro refrativo. É possível ainda, em uma plataforma, optar-se pelo modo "PTK convencional", para aplicação após remoção epitelial ou modo "PTK transepitelial". Neste último, o *laser* utiliza um perfil epitelial com base em estudo populacional e assume espessura epitelial na área central de 55 μm com progressão até 65 μm na zona óptica de 8 mm. Esses são dados que podem variar dependendo da tecnologia utilizada.

Indicações

O PTK pode ser utilizado em doenças que afetam o epitélio, a camada de Bowman e o estroma anterior. Existem diversas técnicas de PTK e diferentes combinações de tratamentos (p. ex., PTK transepitelial + PRK topoguiado) que podem ser utilizados dependendo do número, do tamanho, do formato, da densidade e da profundidade das lesões que se deseja tratar. Tratamentos que necessitam ablação estromal maior que 150 μm devem ser evitados, em virtude da possibilidade de *haze* e mudança refracional significativa, principalmente o desvio hipermetrópico. Zonas ópticas grandes diminuem a chance de desvio hipermetrópico e parecem alterar menos a biomecânica da córnea, diminuindo o risco de ectasia corneana, assim como um PTA (percentual de tecido alterado) menor que 40% e estroma residual maior que 250 a 300 μm.

As principais indicações de PTK são:
1) opacidades estromais;
2) erosão epitelial recorrente;
3) lesões elevadas;
4) complicações de cirurgia refrativa;
5) outras.

Opacidades estromais

■ Cicatrizes corneanas

Os principais diagnósticos nessa categoria são as cicatrizes secundárias a: 1) ceratite por herpes simples vírus (HSV); 2) ceratoconjuntive adenoviral; 3) trauma; 4) exérese de pterígio; e 5) ceratites infecciosas de causas variadas.

As opacidades mais superficiais, que afetam até cerca de 100 a 150 μm, como as decorrentes de ceratoconjuntivite adenoviral, tem melhor prognóstico do que as cicatrizes mais profundas, como as causadas por HSV (Figura 34.4). Estas últimas, em geral, também causam maior irregularidade corneana, com maior comprometimento da AV. Outro cuidado no PTK para cicatrizes com história pregressa de infecção por HSV é com o atraso na cicatrização corneana, em virtude da frequente hipoestesia com neurotrofismo secundário. Além disso, existe a possibilidade de recidiva da infecção, decorrentes do trauma cirúrgico e do uso de corticoides no pós-operatório, sendo recomendado uso oral de antivirais profiláticos. O PTK em opacidades secundárias às ceratites ou úlceras por HSV e de outras causas infecciosas só deve ser realizado após, pelo menos, 2 anos de melhora completa do processo infeccioso e inflamatório. A técnica transepitelial deve ser empregada, eventualmente utilizando agentes de mascaramento adicionais, promovendo uma superfície mais lisa e regular após a ablação, o que permite melhor recuperação visual e também facilita a regeneração da membrana basal epitelial, reduzindo o risco de *haze*.

Nas opacidades secundárias à infecção adenoviral, deve-se inicialmente diferenciar entre infiltrados e cicatrizes (Figura 34.5). Os primeiros apresentam-se como opacidades mal delimitadas, elevadas e com células inflamatórias no estroma anterior. Além disso, o paciente frequentemente queixa-se de fotofobia, hiperemia conjuntival e desconforto ocular. Nesses casos, o tratamento é realizado com corticosteroides e imunomoduladores tópicos. Já as cicatrizes adenovirais são verdadeiros leucomas corneanos, em geral, numulares, bem delimitadas e não apresentam células inflamatórias adjacentes. O olho é calmo e o paciente queixa-se somente de baixa da AV. O PTK é indicado nas cicatrizes com pelo menos 2 anos de evolução, que cursem com baixa da AV significativa. Mesmo nesses casos, a principal causa da baixa visual é a irregularidade de superfície e não as opacidades. Portanto, não há necessidade de remoção de todas as cicatrizes. O cirurgião deve tratar especialmente as opacidades que afetam o eixo visual. Não há necessidade de remoção das opacidades mais profundas e periféricas.

- Distrofias corneanas

O PTK pode ser indicado em alguns casos de distrofias corneanas anteriores, incluindo a distrofia da membrana basal epitelial (DMBE) quando na presença de erosão epitelial recorrente (EER) ou quando causam baixa da AV, as distrofias da camada de Bowman (p. ex., distrofia de Reis-Bücklers) e as distrofias estromais (granular, lattice, macular e Schnyder). Geralmente, os melhores candidatos a realização do PTK são aqueles que apresentam distrofias corneanas que comprometem principalmente de 10% a 20% da espessura estromal. As distrofias epiteliais e da camada de Bowman são as que apresentam o maior índice de sucesso. Nos pacientes com DMBE, é realizada a remoção mecânica do epitélio. Para os outros casos, em geral, é realizada a ablação transepitelial para reduzir a irregularidade estromal frequentemente associada. Na fase final do tratamento, podem ser utilizados outros agentes de máscara (p. ex., BSS) para suavizar a superfície.

Das distrofias estromais, a mais comum é a granular, sendo esta a que apresenta o melhor resultado com o PTK. Frequentemente, essas córneas têm algumas opacidades no estroma médio e até profundo, porém o maior local de concentração dessas opacidades é o estroma anterior (Figura 34.6). Os grânulos tornam-se progressivamente mais densos ao longo dos anos e com maior *haze* estromal, o que reduz a transparência corneana, além de causarem maior irregularidade epitelial, muitas vezes, provocando a EER. Tipicamente, as áreas de opacidade mais profundas são separadas por áreas de córnea transparente, oposto da parte anterior onde elas tendem a confluir. O objetivo do PTK não é remover todas os grânulos, mas reduzir a irregularidade superficial e as opacidades mais anteriores. O OCT de córnea é bastante útil para determinar a profundidade de ablação. Assim como nas outras distrofias estromais, a recorrência é comum após alguns anos, podendo o PTK ser repetido por algumas vezes. Daí a importância de se evitar a remoção excessiva de tecido estromal.

A distrofia macular pode também ser tratada com PTK se houver um componente anterior significativo, porém por ser mais profunda do que as outras, tem pior prognóstico visual.

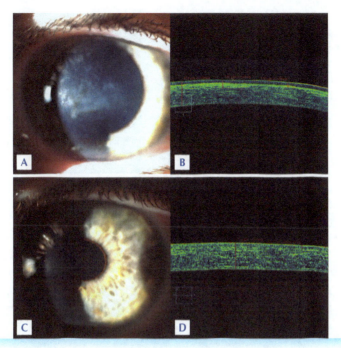

Figura 34.4. (A) Caso de uma mulher de 53 anos, com cicatriz de ceratite herpética sem atividade há 3 anos com AV corrigida de 20/150. (B) OCT realizado para avaliar a profundidade da lesão (156 μm). Paciente foi submetida ao PTK transepitelial de 120 μm com zona óptica de 8,5 mm. Em seguida, foi realizado PTK de 20 μm com agente de máscara (BSS) para suavização da superfície estromal. Por fim, realizou-se PRK para tratamento de +3,50 D (ametropia prévia) com uma zona óptica de 6,0 mm e zona de transição até 7,50 mm, seguido de aplicação de MMC 0,02% por 40 segundos. (C e D) Dois anos após o procedimento, a paciente apresenta AV corrigida de 20/25 com melhora completa da cicatriz na biomicroscopia e OCT, apesar de córnea ultrafina (304 μm).
Fonte: Acervo da autoria do capítulo.

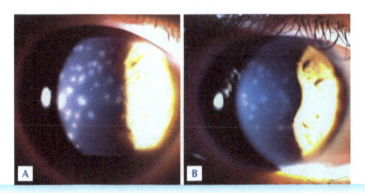

Figura 34.5. (A) Fase ativa da ceratoconjuntivite adenoviral, com lesões mal definidas e com infiltrado celular no estroma. (B) Cicatrizes de aspecto numular causadas pela infecção adenoviral.
Fonte: Acervo da autoria do capítulo.

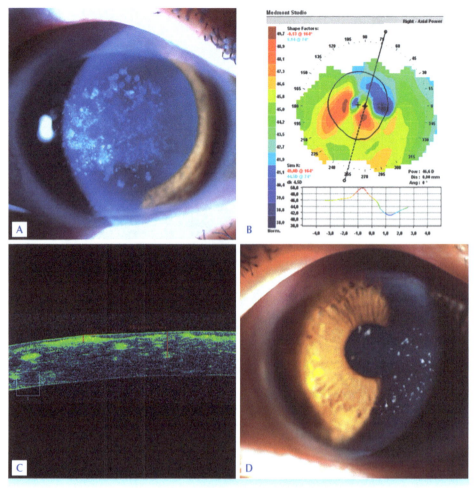

Figura 34.6. (A) Paciente de 54 anos, masculino, com distrofia granular, apresentando grânulos coalescentes, *haze* superficial moderado e grande irregularidade superficial. (B) Topografia evidenciando astigmatismo irregular importante. (C) OCT mostra opacidades superficiais e profundas, porém as maiores e confluentes localizam-se na camada superficial. O paciente foi submetido ao PTK transepitelial de 120 μm de profundidade e zona óptica de 8,5 mm, seguido por PRK para tratamento de +2,50 D (ametropia prévia) com zona óptica de 6,5 mm e zona de transição de 8,0 mm. Ao final, foi aplicado MMC 0,02% durante 30 segundos. (D) Pós-operatório de 1 mês.
Fonte: Acervo da autoria do capítulo.

Erosão epitelial recorrente (EER)

As principais causas de EER são o trauma corneano e a DMBE. Outras causas frequentes são as distrofias corneanas da camada de Bowman e estromais. As EER ocorrem em virtude de um defeito no complexo de adesão da membrana basal epitelial na camada de Bowmam. A história clínica em geral é característica. Os pacientes queixam-se de dor ao abrir os olhos pela manhã ou no meio da noite, que segue com sensação de corpo estranho e dor por algumas horas. Muitos pacientes sentem os olhos colados pela manhã e tem medo de abri-los ao acordar. Muitas vezes, quando chegam ao consultório oftalmológico o epitélio já está cicatrizado e pouco pode ser observado à biomicroscopia. O exame pode ser normal, revelar irregularidade epitelial leve, com ou sem microcistos, ou até apresentar defeitos epiteliais algumas horas após a crise (Figura 34.7). Em geral, pode-se observar o epitélio frouxo, mal-aderido na superfície, que pode fazer pequenas dobras e ter coloração acinzentada. A região mais comum para EER é a paracentral inferior, mas é frequente a DMBE na médio-periferia superior. O exame com fluoresceína, em geral, delimita bem a área de epitélio frouxo ou edemaciado. Caso haja dúvida em relação ao diagnóstico é possível tocar o epitélio com um cotonete úmido e observá-lo frouxo, deslizando sobre a camada de Bowman. Em casos de EER após DMBE, a camada pode também ser observada na biomicroscopia (Figura 34.8).

A técnica de PTK inclui: 1) marcação da zona óptica para desepitelização, que inclua totalmente a área de EER, em geral de 8 a 9 mm; 2) com uma lâmina n. 15 ou escarificador procede-se a remoção mecânica de todo epitélio frouxo e quaisquer resquícios da membrana basal epitelial redundante; 3) fotoablação de cerca de 6 a 8 µm da camada de Bowman, utilizando-se uma zona óptica de 0,5 a 1 mm maior do que a área de desepitelização. Todo eixo visual deve ser tratado uniformemente para evitar a indução de astigmatismo irregular. O *laser* auxilia na aderência do epitélio à camada de Bowman por permitir a regeneração da MBE e fibras de ancoragem, o que ocorre de forma progressiva após 1 a 2 semanas do PTK. Dessa maneira, aconselha-se a manutenção da LC terapêutica por 2 a 3 semanas após o PTK, reduzindo o risco de nova erosão.

Estudos publicados demonstram que a aplicação do *excimer laser* apresenta menor taxa de recorrência (menor que 10%) e efeito mais duradouro quando comparado aos procedimentos de desbridamento mecânico, polimento mecânico da camada de Bowman e micropuntura estromal anterior.

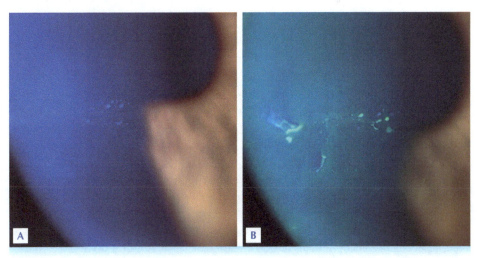

Figura 34.7. (A) Distrofia da membrana basal do epitélio evidenciada pela presença dos microcistos epiteliais. (B) No exame de fluoresceína, observam-se áreas de erosão epitelial em fase final de cicatrização e os cistos corando levemente com fluoresceína (aspecto pseudodendrítico).
Fonte: Acervo da autoria do capítulo.

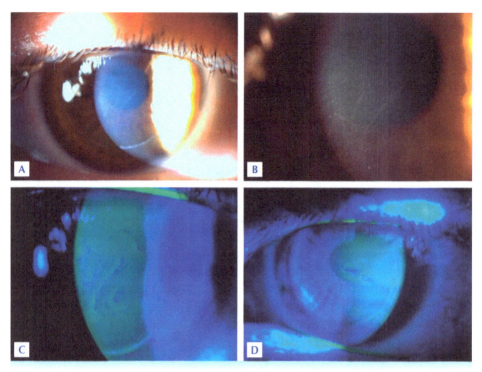

Figura 34.8. Paciente com erosão epitelial recorrente após 1 ano de Lasik. Ao exame, observou-se presença de distrofia de membrana basal epitelial em ambos os olhos, com aspecto de mapas e linhas na biomicroscopia, demarcando levemente com fluoresceína.
Fonte: Acervo da autoria do capítulo.

Lesões elevadas

A degeneração nodular de Salzmann e as irregularidades corneanas consequentes à cirurgia de pterígio são as principais patologias nessa categoria. A degeneração de Salzmann geralmente ocorre em olhos com história de inflamação crônica da superfície (como nas blefarites crônicas) e/ou exposição excessiva à radiação ultravioleta, no entanto, é uma condição degenerativa não inflamatória e lentamente progressiva. A visão pode ser significativamente afetada em virtude de astigmatismo irregular, erosões recorrentes, fotofobia, blefaroespasmo e lacrimejamento.

Os nódulos de Salzmann podem, em geral, ser removidos mecanicamente com escarificador de PRK, pois frequentemente há plano de clivagem entre estes e a camada de Bowman. Quando a superfície se torna muito irregular após remoção dos nódulos, pode ser necessário um PTK com agentes de mascaramento para suavização da superfície. Em nodulações maiores, quando não há plano de clivagem, é possível a aplicação de PTK focal superficial, com a zona óptica ajustada ao tamanho da lesão. A utilização de MMC 0,02%

durante 30 segundos após a ablação tem mostrado efeito aditivo no sucesso do tratamento, diminuindo as chances de formação de *haze* e recidiva.

Nas cicatrizes periféricas e irregularidades consequentes à cirurgia de pterígio, a ceratectomia manual é em geral a primeira medida para regularização da superfície corneana. Elas ocorrem na maioria das vezes em decorrência da remoção incompleta da fibrose da cabeça do pterígio. A remoção pode ser feita com lâmina n. 15 ou com escarificador de PRK. Nas irregularidades residuais que afetem pelo menos parcialmente a área central da córnea, pode-se considerar a aplicação de PTK ou PRK transepitelial topoguiado.

Complicações da cirurgia refrativa

O PTK pode ser utilizado como ferramenta terapêutica nos casos de complicações de cirurgia refrativa, tanto naqueles pacientes submetidos à técnica de PRK como Lasik.

No caso do PRK, a complicação passível de tratamento com PTK é o *haze*. Este é mais comum nas ablações mais profundas, periféricas e/ou focais, em olhos com cirurgias corneanas prévias (p. ex., ceratotomia radial e arqueada, transplantes de córnea, Lasik e PRK) e pode ocorrer mesmo com o uso de MMC (Figura 34.9). A primeira opção nesses casos é a conduta expectante, já que na maioria dos casos ocorre regressão progressiva da opacidade com o passar dos anos. O PTK é melhor indicado nos casos de *haze* grau 3 e 4, nos pacientes que apresentam baixa significativa da AV e nos casos de acometimento bilateral. De modo geral, aguarda-se pelo menos 12 meses para estabilização do *haze* antes do PTK. Durante esse período, é possível o uso de lentes de contato rígidas para melhora da AV.

Em pacientes que foram submetidos ao Lasik e apresentaram complicações no disco, como furo no disco (*buttonhole*), disco incompleto, irregular ou com aderências importantes (p. ex., no Femto-Lasik), existem basicamente duas opções de conduta. Na clássica, a cirurgia é cancelada e tanto o PTK seguido de PRK quanto o PRK transepitelial podem ser realizados após um período que varia de 1 semana a 3 meses, quando a córnea já está cicatrizada e a refração estável. Outra opção é o reposicionamento imediato do disco, alisamento da superfície com esponja e a realização de PRK transepitelial. É importante que a superfície epitelial esteja regular para o sucesso dessa conduta, que é mais indicada nos casos de miopia ou astigmatismo miópico, pois nesses casos os resultados do PRK são comparáveis aos do Lasik. Nos casos de hipermetropia, em geral, é preferível suspender a cirurgia e realizar um novo *flap*, mais profundo, com *laser* de fentossegundos ou optar por cirurgia de implante de lente intraocular quando o caso for na presbiopia.

Em todas as reoperações com aplicação do *laser* na superfície da córnea é obrigatório o uso de MMC para reduzir a formação ou a recorrência do *haze*.

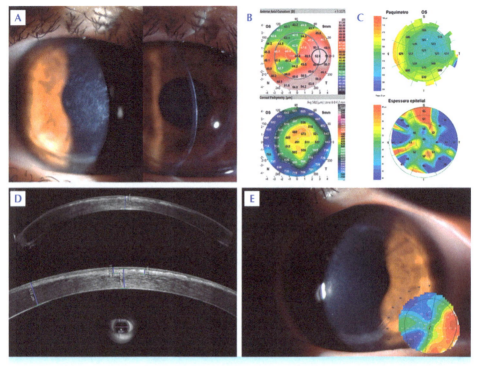

Figura 34.9. Paciente com queixa de baixa acuidade visual e histórico de transplante de córnea e posterior cirurgia a *laser* na técnica de PRK. (A) Biomicroscopia revelava *haze* grau 3 na área central. (B) Tomografia de Scheimpflug demonstrando alto astigmatismo e córnea muito fina (exame menos confiável em virtude das opacidades). (C) No mapa de espessura do OCT, observou-se presença de afinamento menor e mapa epitelial irregular em decorrência do *haze*. (D) Medida da profundidade do *haze* no OCT até cerca de 150 μm. (E) Pós-operatório de 6 meses de PRK transepitelial topoguiado revelando melhora importante do *haze* e do astigmatismo irregular.
Fonte: Acervo da autoria do capítulo.

Outras indicações

A ceratopatia em faixa é uma condição degenerativa crônica, caracterizada pela deposição de material branco acinzentado nas camadas superficiais da córnea, mais frequente na região interpalpebral. Pode estar associada a uma variedade de condições sistêmicas e oftalmológicas, sendo a forma mais comum secundária a inflamação ocular crônica. Caracteristicamente, o depósito de cálcio na córnea ocorre na camada de Bowman e na parte mais superficial do estroma, deixando o restante da córnea livre do depósito.

Existem algumas opções de tratamento, dentre elas o debridamento mecânico do depósito com aplicação de EDTA e o PTK. Não há consenso em relação a melhor técnica, porém, tanto o PTK transepitelial quanto a associação de remoção mecânica com EDTA, seguida de PTK, parecem boas alternativas. Em alguns casos, pode ser necessário o uso de agentes de máscara em virtude das irregularidades mais profundas provocadas pelos depósitos de cálcio. Estudos utilizando PTK apontaram taxas de 95% de melhora dos sintomas e de recorrência abaixo dos 8%, e a complicação mais comum foi o desvio hipermetrópico.

Considerações finais

O PTK é uma técnica versátil, capaz de tratar diversas patologias que acometem a superfície anterior da córnea, de forma eficaz e duradoura, realizado com baixo risco de complicações, muitas vezes, postergando ou até mesmo evitando um transplante de córnea. O aconselhamento adequado no pré-operatório quanto às limitações do procedimento é fundamental para garantir expectativas realistas. O PTK representa uma opção terapêutica valiosa e que deve ser mantida dentro do arsenal terapêutico de todo cirurgião de córnea.

Bibliografia consultada

1. Dogru M, Katakami C, Yamanaki A. Refractive changes after excimer laser phototherapeutic keratectomy. J Cataract Refract Surg. 2001;27:686-92.
2. Ewald M, Hammersmith KM. Review of diagnosis and management of recurrent erosion syndrome. Current Opinion in Ophthalmology. 2009;20:287-91.
3. Jain VK, Abell TG, Bond WI, Stevens G Jr. Immediate transepithelial photorefractive keratectomy for treatment of laser in situ keratomileusis flap complications. J Refract Surg. 2002 Mar-Apr;18(2):109-12.
4. Jhanji V, Rapuano CJ, Vajpayee RB. Corneal calcific band keratopathy. Current Opinion in Ophthalmology. 2011;22:283-9.
5. Maharana PK, Sharma N, Das S, Agarwal T, Sen S, Prakash G, Vajpayee RB. Salzmann's Nodular Degeneration. Ocul Surf. 2016 Jan;14(1):20-30.
6. Ma JJK, Tseng SS, Yarascavitch BA. Anterior segment optical coherence tomography for transepithelial phototherapeutic keratectomy in central corneal stromal scarring. Cornea. 2009;28:927-9.
7. Nassaralla BR, Nassaralla Junior JJ. Ten-year results of phototherapeutic keratectomy on recurrent corneal erosions. Arq Bras Oftalmol. 2012;75(1):33-7.
8. Netto MV, Mohan RR, Ambrósio R Jr, Hutcheon AE, Zieske JD, Wilson SE. Wound healing in the cornea: a review of refractive surgery complications and new prospects for therapy. Cornea. 2005;24(5):509-22.
9. Oliveira RF, Ferreira GA, Ghanem VC, Corrêa-Dantas PE, Ghanem RC. Transepithelial Surface Ablation With Mitomycin C for the Treatment of Chronic Central Corneal Scars Following Adenoviral Keratoconjunctivitis. J Refract Surg. 2020 Jan 1;36(1):55-61.
10. Rapuano CJ. Excimer laser phototherapeutic keratectomy in eyes with anterior corneal dystrophies: short-term clinical outcomes with and without an antihyperopia treatment and poor effectiveness of ultrasound biomicroscopic evaluation. Cornea. 2005;24(1):20-31.
11. Rapuano CJ. Photherapeutic keratectomy: who are the best candidates and how do you treat them? Current Opinion in Ophthalmology. 2010;21:280-2.
12. Reinstein DZ, Archer TJ, Gobbe M, Silverman RH, Coleman DJ. Epithelial thickness in the normal cornea: three-dimensional display with Artemis very high-frequency digital ultrasound. J Refract Surg. 2008;24(6):571-81.
13. Torricelli AA, Singh V, Santhiago MR, Wilson SE. The corneal epithelial basement membrane: structure, function, and disease. Invest Ophthalmol Vis Sci. 2013 Sep 27;54(9):6390-400.
14. Weisenthal RW, Salz J, Sugar A, Mandelberg A, Furlong M, Bagan S, Kandleman S. Photorefractive keratectomy for treatment of flap complications in laser in situ keratomileusis. Cornea. 2003;22(5):399-404.
15. Wilson SE, Marino GK, Medeiros CS, Santhiago MR. Phototherapeutic Keratectomy: Science and Art. J Refract Surg. 2017 Mar 1;33(3):203-10.
16. Yamazaki ES, Ferraz CA, Hazarbassanov RM, Allemann N, Campos M. Phototherapeutic keratectomy for the treatment of corneal opacities after epidemic keratoconjunctivitis. Am J Ophthalmol. 2011;151:35-43.

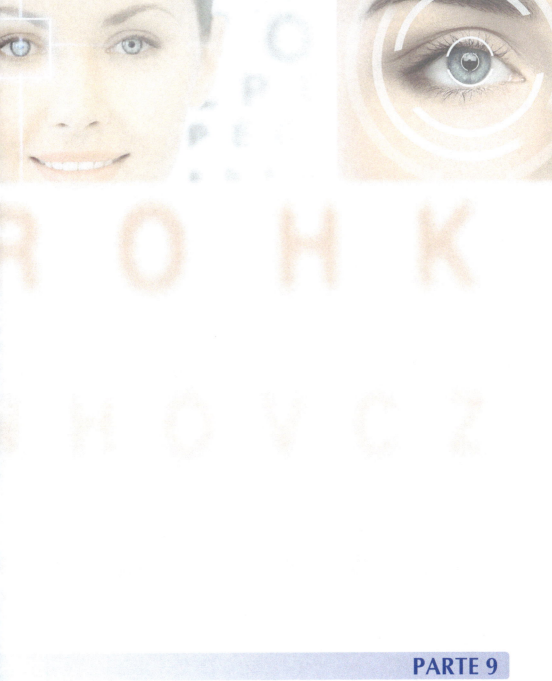

PARTE 9
Consulta Rápida

Capítulo 35

Índices, algoritmos, receitas pós-operatórias e termo de consentimento

André A. M. Torricelli
Renato Garcia
Verônica Bresciani Giglio

Este capítulo tem como objetivo elencar os principais índices topográficos e tomográficos utilizados em cirurgia refrativa, assim como sumarizar em algoritmos algumas condutas da prática clínica oftalmológica. Também serão mostradas receitas-modelo para serem utilizadas no pós-operatório de algumas cirurgias, assim como um termo de consentimento para Lasik e PRK. Todos os números e dados aqui apresentados servem apenas como referência, visto que as condutas podem variar em cada serviço e todas as decisões e procedimentos devem sempre ser individualizados para cada paciente.

Índices topográficos

Critérios de Rabinowitz

- **Sugestivo de ceratocone:** ceratometria central > 47,2 D e I-S Value > 1,4 D.
- **Confirmativo de ceratocone:** ceratometria central > 48,2 D e I-S Value > 1,6 D.
- Assimetria de poder dióptrico central em relação ao olho contralateral > 1 D.

SRAX (*Skewed Radial Axis* ou quebra do eixo) (Figura 35.1)

- Acima de 21°: anormal.
- Não é possível traçá-lo no eixo único entre os dois hemimeridianos mais curvos da córnea no mapa topográfico.

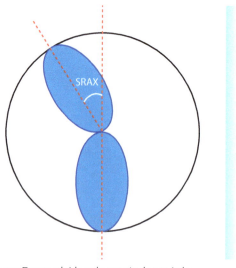

Figura 35.1. *Skewed Radial Axis.*

Fonte: Desenvolvida pela autoria do capítulo.

Índice de asfericidade (Q)
- **Córnea normal (Q):** –0,26.
- **Q entre –0,35 e –0,50:** suspeito.
- **Q menor que –0,50:** fora da normalidade.

KISA%
- **Normal:** < 60%.
- **Suspeito:** entre 60% < KISA% < 100%.
- **Ceratocone:** > 100%.

Índices tomográficos

Orbscan
- BFS posterior
  - **Normal:** < 55 D.

- Índice de Roush
  - Diferença entre a maior elevação posterior na área de 3 a 5 mm e a menor elevação na área de 7 a 9 mm (em córneas com astigmatismo menor que 2,5 D).
  - **Normal:** < 100.

- Diferença paquimétrica
  - Diferença entre o ponto mais fino e mais espesso em uma área de 7 mm < 100 μm (normal).
  - Diferença entre o ponto mais fino e mais espesso em uma área de 9 mm < 150 μm (normal).

Pentacam
- **Elevação posterior**
  - **Normal:** < +17 μm.
  - **Suspeitos:** entre +17 e +20 μm.
  - **Ceratocone/ectasia:** > +20 μm.

  Atentar-se ao padrão do mapa de elevação e não apenas aos valores, pois córneas com alta toricidade podem apresentar valores maiores de elevação posterior na periferia do eixo mais plano, sem significar córnea alterada.

- **ART$_{Max}$**
  - **Menor que 416:** suspeito.
  - **Menor que 386:** fora da normalidade.

- **BAD_D** (*Belin-Ambrósio Display Parameter Deviation*)
  - **Normal:** < 1,4.
  - **Suspeito:** 1,4 a 2,6.
  - **Alterado:** > 2,6.

- **Outros índices**

Índices	Suspeito (amarelo)	Anormal (vermelho)
ISV	> 37	> 41
IVA	> 0,28	> 0,32
KI	> 1,07	> 1,07
CKI	> 1,03	> 1,03
IHA	> 19	> 21
IHD	> 0,014	> 0,016
R$_{min}$	< 6,71	< 6,71

IVA: *index of vertical asymmetry*; IHD: *index of height decentration*.
Fonte: Desenvolvido pela autoria do capítulo.

Galilei
- **KPI** (*Keratoconus Prediction Index*)
  - **Normal:** 0 a 10%.
  - **Ceratocone:** 20 a 30%.
  - **Degeneração marginal pelúcida:** > 30%.

- **PPK** (*Percentage Probability of Keratoconus*)
  - **Ceratocone:** 45%.
  - **Normal:** < 20%.

Tabela de Randleman para risco de ectasia (*Ectasia Risk Factor Score System*)

Parâmetro	Pontos				
	4	3	2	1	0
Topografia	Anormal	Assimetria Inferior/ Astigmatiso irregular	–	Gravata borboleta assimétrica	Normal/Gravata borboleta simétrica
Leito Residual (μm)	< 240	240 a 259	260 a 279	280 a 299	≥ 300
Idade (anos)		18 a 21	22 a 25	26 a 29	≥ 30
Paquimetria (μm)	< 450	451 a 480	481 a 510		≥ 510
EE (D)	≥ 14	–12 a –14	–10 a –12	–8 a –10	–8 ou menos

EE: equivalente esférico refracional pré-operatório.
Topografia: 4 pontos: anormal (ceratocone, degeneração marginal pelúcida ou ceratocone frusto com I-S ≥ 1,4); 3 pontos: assimetria inferior (I-S de 1,0 a 1,4) e/ou astigmatismo irregular (SRAX > 20°); 1 ponto: gravata borboleta assimétrica (astigmatismo regular com assimetria < 1,0 D); 0 pontos: normal/gravata borboleta simétrica (padrão esférico, oval ou astigmatismo regular simétrico).
Fonte: Desenvolvido pela autoria do capítulo.

Categorias do *Ectasia Risk Factor Score*

Escore de risco cumulativo	Categoria de risco	Recomendações	Comentários
0 a 2	Baixo risco	Proceder com Lasik ou ablação de superfície	Considerar estabilidade refracional, grau de astigmatismo, assimetria topográfica entre os olhos e história familiar
3	Risco moderado	Proceder com cautela, considerar termo de consentimento especial. Segurança de ablação de superfície não estabelecida	
4 ou mais	Alto risco	Não realizar Lasik. Segurança de ablação de superfície não estabelecida	

Fonte: Desenvolvido pela autoria do capítulo.

PTA (porcentagem de tecido alterado)

$$PTA = \frac{(EF + PA) \times 100}{EC}$$

PTA > 40%: alterado (válido para córneas com topografia normal).
Onde,
EF = espessura do *flap* do Lasik em micra;
PA = profundidade de ablação em micra; e
EC = espessura central da córnea (ou do ponto mais fino caso disponível) em micra.

TBI (*Tomographic and biomechanical index*)

- **Valor de corte:** 0,295 (sensibilidade de 89,5%, e especificidade de 91%).

Cirurgia otimizada *versus* guiada por frente de onda *versus* topoguiada

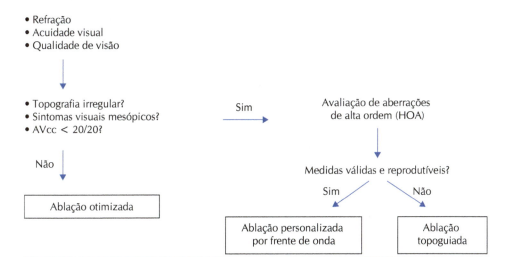

Fonte: Desenvolvida pela autoria do capítulo.

Fluxograma nos retratamentos com excimer laser

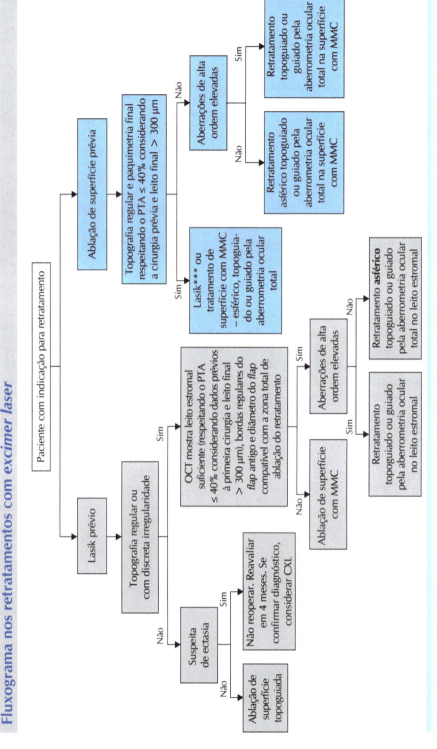

Fonte: Desenvolvida pela autoria do capítulo.

Regras de uso dos microcerátomos (anel de sucção)

Depende do valor recomendado por cada fabricante. Geralmente, seguem as seguintes recomendações:
- Curvatura central < 44 – 45 D, recomenda-se utilizar anel de 9,5 mm.
- Curvatura central > 44 – 45 D, recomenda-se utilizar anel de 8,5 mm.

Situações em que o PRK é preferível ao Lasik

- Córneas saudáveis, porém com PTA > 40% para Lasik.
- Predisposição à trauma ocular direto (p. ex., praticantes de artes marciais).
- Distrofias de membrana basal (*map-dot-fingerprint*).
- Olho seco moderado/grave.
- Leucomas corneanos anteriores (p. ex., cicatriz pós-ceratite prévia, infiltrados subepiteliais).
- Retratamento de complicações de confecção de *flap* prévio com Lasik (p. ex., *buttonhole*).

Indicações PTK (ceratectomia fototerapêutica)

- Opacidades estromais (cicatrizes corneanas, distrofias de córnea).
- Erosão epitelial recorrente.
- Lesões elevadas (degeneração nodular de Salzmann).
- Complicações de cirurgia refrativa (tratamento *haze* ou complicações na lamela de Lasik).

Indicações de *crosslinking* corneano

- Ceratocone ou DMP em progressão documentada na população adulta.
- Diagnóstico de ectasia pós-cirurgia refrativa (não aguardar progressão necessariamente).
- Diagnóstico de ceratocone na população com menos de 18 anos.

Indicações de implante de anel intraestromal

O ICRS foi liberado pelo Conselho Federal de Medicina (CFM) em 2005 para ceratocones GIII e GIV, com ceratometria máxima de 65 D e intolerantes às lentes de contato.

As suas indicações são:
1) Portadores de ceratocone ou degeneração marginal pelúcida com uma das seguintes características:
   a) baixa visual com lentes de contato;
   b) intolerantes ao uso de lentes de contato;
   c) indicação prévia de transplante de córnea.
2) Portadores de ectasias de córnea pós-cirurgia refrativa ou portadores de córneas irregulares pós-transplante ou pós-trauma.

3) Paquimetria maior ou igual a 400 µm no local do túnel.
4) Idade suficiente para colaborar na cirurgia e capacidade para entendimento da cirurgia, além de boa saúde mental e sistêmica.

Fluxograma do tratamento da ectasia

No manejo das ectasias, a terapêutica deve ser dividida em dois braços: o primeiro com o objetivo de suspender a progressão da ectasia, e o segundo, na reabilitação visual (Figuras 35.2 e 35.3).

Ceratocone
Progressão documentada
Aumento de K_{max} > 1,0 D em 1 ano
Sem progressão
Contraindicação CXL?
< 18 anos
Sim
Não
Sim
Não
Reabilitação visual
CXL + Reabilitação visual
Considerar CXL + Reabilitação visual
Reabilitação visual

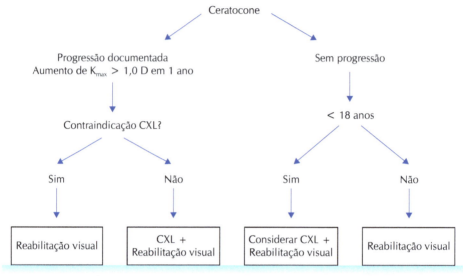

Figura 35.2. Manejo do controle da progressão da ectasia.
CXL: *crosslinking* de córnea.
Tratar componente alérgico sempre que presente com orientações de medidas comportamentais e colírios anti-histamínicos e estabilizantes de mastócitos.
Fonte: Desenvolvida pela autoria do capítulo.

1. Óculos ou lentes de contatos gelatinosas
Visão insuficiente corrigida
2. Lentes de contato rígidas corneanas ou esclerais
Intolerância e lentes de contato
3. Implante de anel intraestromal
Contraindicação anel: cicatriz ou ceratometria > 65 D
4. Transplante de córnea

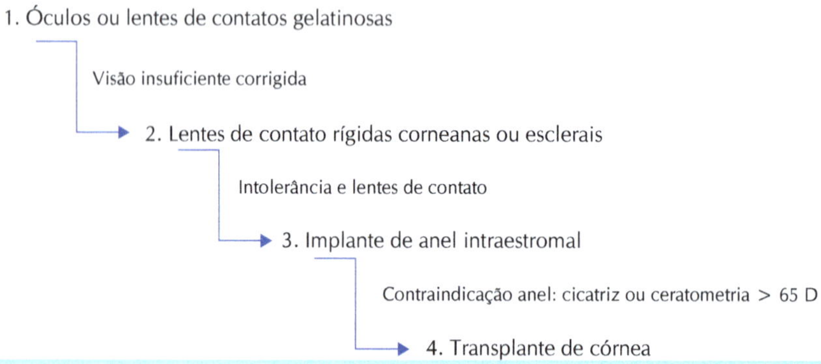

Figura 35.3. Reabilitação visual do ceratocone.
Fonte: Desenvolvida pela autoria do capítulo.

Receitas pós-operatórias
Receita de pós-operatório para PRK

1ª semana
Uso ocular
1. Associação quinolona de quarta geração + dexametasona 0,1% ou prednisona 1% enquanto estiver com lentes de contato (aproximadamente 5 dias) _____
   Pingar 1 gota no olho operado de 6/6 horas por 1 semana. (Não é preciso pingar durante o sono.)
2. Nepafenaco ou cetorolaco _____
   Pingar 1 gota no olho operado de 8/8 horas (3 vezes ao dia) por 3 dias.
3. Lubrificante (de preferência sem conservante) _____
   Pingar 1 gota para alívio quando achar necessário.

A partir da 2ª semana
Uso ocular
1. Fluormetolona _____
   Pingar 1 gota no olho operado de 6/6 horas por 5 dias.
   Após, pingar 1 gota no olho operado de 8/8 horas por 5 dias.
   Após, pingar 1 gota no olho operado de 12/12 horas por 5 dias.
   Após, suspender. (Não é preciso pingar durante o sono.)
2. Lubrificante (de preferência sem conservante) _____
   Pingar 1 gota para alívio quando achar necessário.

Uso oral
1. Anti-inflamatório não hormonal (p. ex., Nimesulida 100 mg) _____ 1 caixa
   Tomar 1 comprimido via oral 12/12 horas por 3 dias (iniciar na manhã da cirurgia).
2. Analgésico VO (p. ex., Dipirona 1 g) _____ 1 caixa
   Tomar 1 comprimido via oral de 6/6 horas, se dor por 3 dias.
3. Codeína + Paracetamol (p. ex., Tylex 7,5 mg) _____ 1 caixa
   Tomar 1 comprimido 2 horas antes da cirurgia e após de 6/6 horas por mais 2 dias, se dor.

O que esperar a cada dia de pós-operatório da PRK
- **PO imediato:** após o fim do efeito do anestésico tópico, há início de quadro de dor que pode ser leve a intensa. O pico de dor ocorre entre 1 a 24 horas após o procedimento.
- **PO de 1 dia:** observa-se fotofobia, lacrimejamento, hiperemia conjuntival, lente de contato tópica e córnea reepitelizando.
- **PO 5 a 6 dias:** a córnea já se encontra reepitelizada, mas com grande irregularidade central em decorrência das linhas de cicatrização epitelial. Nesse momento, o paciente relata redução da acuidade visual em comparação ao PO imediato. A acuidade visual tende a se recuperar de forma assimétrica entre os olhos e por volta do 7º dia pode estar entre 20/30 a 20/80.
- **PO de 30 dias:** o paciente apresenta boa evolução da acuidade visual e refere flutuação na AV, que pode estar entre 20/20 a 20/30.
- **PO de 60 dias:** o paciente apresenta redução na flutuação da AV, que se aproxima muito do 20/20. É importante lembrar que após a remoção da lente de contato não é tolerada piora consistente da AV. Caso isso ocorra, pode ser sinal de alguma complicação.

- **PO de 3 meses:** o período de maior incidência do *haze* ocorre entre 50 a 70 dias de PO.
- **PO de 6 meses:** é possível verificar estabilidade da AV, da topografia e da transparência da córnea.

Receita de pós-operatório para Lasik

Uso ocular
1. Associação quinolona de quarta geração + dexametasona 0,1% ou predinisona 1% ____ 1 frasco
   Pingar 1 gota no olho operado de 6/6 horas por 1 semana. (Não é preciso pingar durante o sono.)
2. Lubrificante (de preferência sem conservante) _____ 1 frasco
   Pingar 1 gota para alívio quando achar necessário.

OBS.: dar intervalo de 15 minutos entre os colírios; agitar o colírio antes de pingá-lo.

■ O que esperar a cada dia de pós-operatório do Lasik

- **PO imediato:** após o fim do efeito do anestésico tópico, há início de quadro de ardor leve e lacrimejamento.
- **PO de 1 dia:** pode-se observar boa acuidade visual. Muitas vezes, 20/20 em ambos os olhos. Caso tenha optado por colocar lente de contato terapêutica ao término do Lasik, esse é o momento de removê-la. É necessário procurar ativamente por sinais de DLK nas bordas da lamela e estrias. Em casos de estrias na lamela com redução da AV, é necessário realizar procedimento cirúrgico para tratar essa complicação.
- **PO entre 3 a 4 dias:** afastar possibilidade de DLK e infecções na lamela.
- **PO de 30 dias:** o paciente apresenta AV estável e então inicia-se a realização de topografia para controle pós-operatório de possível ectasia.
- **PO de 3, 6 e 12 meses e depois:** seguimento anual.

Receita de pós-operatório para *crosslinking*

Uso ocular
1. Associação quinolona de quarta geração + dexametasona 0,1% ou predinisona 1% ____ 1 frasco
   Pingar 1 gota no olho operado de 6/6 horas por 1 semana. (Não é preciso pingar durante o sono.)
2. Lubrificante (de preferência sem conservante) _____ 1 frasco
   Pingar 1 gota para alívio quando achar necessário.

Uso oral
3. Anti-inflamatório não hormonal (p. ex., Nimesulida 100 mg) _____ 1 caixa
   Tomar 1 comprimido via oral 12/12 horas por 3 dias (iniciar na manhã da cirurgia).
4. Analgésico VO (p. ex., Dipirona 1 g) _____ 1 caixa
   Tomar 1 comprimido via oral de 6/6 horas, se dor por 3 dias.
5. Codeína + Paracetamol (p. ex., Tylex 7,5 mg) _____ 1 caixa
   Tomar 1 comprimido 2 horas antes da cirurgia e após de 6/6 horas por mais 2 dias, se dor.

- **O que esperar a cada dia de pós-operatório do *crosslinking***
  - **PO imediato:** após o fim do efeito do anestésico tópico, há início de quadro de dor que pode ser leve a intensa. O pico de dor ocorre entre a 1ª hora a 24 horas após o CXL.
  - **No primeiro retorno ao consultório:** no dia seguinte à cirurgia, pode-se observar fotofobia, lacrimejamento, hiperemia conjuntival, lente de contato tópica, córnea reepitelizando.
  - **PO entre o 5º e o 6º dia:** a córnea já se encontra reepitelizada e com grande irregularidade central em virtude das linhas de cicatrização epitelial. Nesse momento, o paciente relata redução da acuidade visual em comparação ao PO imediato.
  - **PO de 30 dias:** o paciente ainda pode apresentar flutuação na AV, que pode não estar próxima a sua AV pré-operatória.
  - **PO de 60 dias:** o paciente apresenta redução na flutuação da AV, que se aproxima muito da sua AV pré-operatória.

Receita de pós-operatório para implante de anel intraestromal

Uso ocular
1. Associação quinolona de quarta geração + dexametasona 0,1% ou predinisona 1% ____ 1 frasco
   Pingar 1 gota no olho operado de 6/6 horas por 1 semana. (Não é preciso pingar durante o sono.)
2. Lubrificante (de preferência sem conservante) _____ 1 frasco
   Pingar 1 gota para alívio quando achar necessário.

- **O que esperar a cada dia de pós-operatório do implante do anel intraestromal**
  - **PO imediato:** após o fim do efeito do anestésico tópico, há início de quadro de ardor leve.
  - **PO de 1 dia:** pode-se observar boa acuidade visual. Caso se tenha optado por colocar lente de contato terapêutica ao término do procedimento, esse é o momento de removê-la.
  - **PO entre 3 a 4 dias:** afastar possibilidade de infecções e deslocamento do anel.
  - **PO de 30 dias:** o paciente apresenta AV estável e então se inicia a realização de topografia para controle pós-operatório.
  - **PO de 3 e 6 meses:** confirmar estabilização do remodelamento da córnea para poder prescrever óculos ou lentes de contato.

Termo de consentimento cirurgia refrativa

Termo de Ciência, Consentimento e Responsabilidade: Cirurgia Refrativa
Paciente:_____ Data:___/___/_____
Este termo é uma apresentação dos possíveis riscos e complicações da cirurgia de Lasik (*Laser in situ* ceratomileusis)/PRK (ceratectomia fotorrefrativa). Este documento tem como objetivo auxiliá-lo a entender melhor as limitações técnicas, e iniciar um canal aberto de comunicação entre você e seu médico. A sua decisão ou não de fazer o procedimento refrativo deve ser baseada nas informações

obtidas com o seu médico e em outras informações oferecidas a você pela equipe, assim como no texto a seguir. A cirurgia refrativa destina-se a diminuir sua necessidade de uso de correção ótica, quer sejam lentes de contato ou óculos. A indicação desse procedimento é pessoal e de responsabilidade sua e de seu médico oftalmologista. Essa cirurgia consiste na aplicação do *laser*, após delaminação da córnea (Lasik) ou remoção do epitélio (PRK). Os tratamentos realizados são programados com base no estudo de casos tratados nacional e internacionalmente, e o resultado final do procedimento depende de fatores diversos, como resposta da córnea de cada paciente, precisão dos dados fornecidos ao aparelho (grau de miopia, astigmatismo e/ou hipermetropia). Sintomas frequentes incluem embaçamento visual durante a cicatrização corneana. São complicações raras: piora da acuidade visual que o paciente tinha com os óculos antes da cirurgia, infecções e perda da visão.

Dado a minha permissão para a cirurgia, eu declaro que entendi o seguinte:
- Essa cirurgia tem a finalidade de colocar minha visão sem óculos o mais próximo do normal. Estou consciente de que a cirurgia proposta se destina a reduzir o erro refracional de que sou portador, mas sei da possibilidade de ter que seguir usando óculos ou lentes de contato.
- Lasik/PRK são procedimentos que afetam a córnea permanentemente com o *laser*.
- Não há garantias de resultados com esse procedimento.
- Como resultado da minha cirurgia, é possível que minha visão fique pior do que está atualmente. Isso pode acontecer como resultado de uma infecção que não pode ser controlada com antibióticos ou outros meios. Nesse caso, é possível que o olho seja perdido ou que leve a cicatrização irregular. Eu entendo que, nesse caso, pode ser necessário o uso de óculos ou lente de contato para atingir uma visão útil, e que, mesmo assim, existe a possibilidade de que eu não obtenha uma visão útil. Adicionalmente, é possível que os resultados desejados da cirurgia não sejam obtidos, e seja necessário um novo tratamento posterior.
- Se meu médico julgar apropriado, ele poderá cancelar a cirurgia antes ou após a realização do *flap* corneano (no caso do Lasik).
- Condições como ofuscamento visual, halos e visão borrada estão associadas à cirurgia refrativa e podem ser permanentes como resultado da cirurgia.
- Após o PRK eu posso em um momento inicial ter dor, visão dupla, edema de córnea, sensação de corpo estranho, imagens de sombra, sensibilidade aumentada à luz e lacrimejamento. Isso pode afetar a minha habilidade para dirigir e para julgar distâncias.
- Eu entendo que uma resposta inapropriada pode resultar em hipocorreção ou hipercorreção, em que algum grau de dificuldade para longe ou para perto pode ocorrer, sendo necessário o uso de óculos ou lentes de contato. Adicionalmente, eu entendo que uma resposta inapropriada pode aumentar minha dependência aos óculos de leitura, ou requerer o uso de óculos de leitura em uma idade mais avançada.
- Eu entendo que é possível ocorrerem complicações inesperadas, como: erosões corneanas recorrentes, cicatrizes, inflamação, infecção ou úlceras corneanas, sensação de olho seco, depósitos corneanos, inflamação da íris, astigmatismo irregular, prurido, desconforto, sensibilidade aumentada à luz, alteração das pálpebras e dificuldade de leitura.
- A cirurgia refrativa a *laser* pode causar dificuldade na determinação do poder da lente intraocular utilizada em uma eventual necessidade futura de uma cirurgia de catarata, aumentando, dessa maneira, a chance de uso de óculos após essa eventual cirurgia.
- Assim como toda a cirurgia, eu entendo a possibilidade de outras complicações em virtude das reações a drogas ou outros fatores que podem envolver outras partes do corpo. Desde que seja impossível prever todas as complicações que possam ocorrer como resultado de qualquer cirurgia, esta lista de complicações está incompleta.
- Estou informado da necessidade de exames periódicos, devendo suspender a medicação apenas por ordem médica e não fazer uso de medicação por conta própria.
- Estou ciente que o medicamento mitomicina C poderá ser aplicado durante o procedimento (no caso da cirurgia PRK) com a finalidade de melhorar a cicatrização após a cirurgia e diminuir a possibilidade de opacificação corneana. Entendo que a utilização da mitomicina C baseia-se em resultados satisfatórios observados em casos semelhantes ao meu. Estou ciente de que ainda não foi possível estabelecer a segurança em longo prazo da aplicação da mitomicina C em casos semelhantes ao meu.

- Autorizo o registro por meio de fotos e vídeo do meu procedimento para fins acadêmicos e científico. Caso esse material seja utilizado, meus dados pessoais não serão revelados.
- Estou ciente das explicações e condições expostas anteriormente e concordo com a realização da cirurgia refrativa a *laser* em meus olhos.

Eu autorizo o(a) Dr.(a) _____ a realizar _____.
Autorizo qualquer outro procedimento/tratamento, incluindo transfusão de sangue, caso o médico considere necessário, ou situações imprevistas que possam ocorrer e necessitem de cuidados diferentes daqueles inicialmente propostos.

Assinatura _____ RG: _____

Nome em letra de forma: _____

Bibliografia consultada

1. Ambrosio R Jr, Caiado ALC, Guerra FP, Louzada R, Roy ASR, Luz A, Dupps WJ, Belin MW. Novel pachymetric parameters based on corneal tomography for diagnosing keratoconus. J Refract Surg. 2011;27(10):753-58.
2. Ambrosio R Jr. Scheimplug imaging for laser refractive surgery. Curr Opinion Ophthalmol. 2013:24:310-20.
3. Bae GH, Kim JR, Kim CH, Lim DH, Chung BS, Chung TY. Corneal topographic and tomographic analysis of fellow eyes in unilateral keratoconus patients using pentacam. Am J Ophthalmol. 2014;157:103-9.
4. Cavas-Martínez F, De la Cruz Sánchez E, Nieto Martínez J, Fernández Cañavate FJ, Fernández-Pacheco DG. Corneal topography in keratoconus: state of the art. Eye Vis (Lond). 2016 Feb 22;3:5.
5. Fan R, Chan TC, Prakash G, Jhanji V. Applications of corneal topography and tomography: a review. Clin Exp Ophthalmol. 2018 Mar;46(2):133-46.
6. Ferreira-Mendes J, Lopes BT, Faria-Correia F, Salomão MQ, Rodrigues-Barros S, Ambrósio R Jr. Enhanced ectasia detection using corneal tomography and biomechanics. Am J Ophthalmol. 2019;197:7-16.
7. Rabinowitz YS. Corneal topography. Curr Opin Ophthalmol. 1993 Aug;4(4):68-74.
8. Rabinowitz YS. Keratoconus. Surv Ophthalmol. 1998 Jan-Feb;42(4):297-319.
9. Rabinowitz YS, Yang H, Brickman Y, Akkina J, Riley C, Rotter J, Elashoff J. Videokeratography database of normal human corneas. British Journal of Ophthalmology. 1996;80:610-6.
10. Randleman JB, Caster AI, Banning CS, Stulting RD. Corneal ectasia after photorefractive keratectomy. J Cataract Refract Surg. 2006;32:1395-8.
11. Santhiago MR. Percent tissue altered and corneal ectasia. Curr Opin Ophthalmol. 2016 Jul;27(4):311-5.
12. Santhiago MR, Smadja D, Gomes BF et al. Association between the percent tissue altered and post-laser in situ keratomileusis ectasia in eyes with normal preoperative topography. Am J Ophthalmol. 2014;158:87-95.
13. Santhiago MR, Smadja D, Gomes BF, Mello GR, Monteiro MLR, Wilson SE, Randleman B. Association between the percent tissue altered and post-laser in situ keratomileusis ectasia in eyes with normal preoperative topography. Am J Ophthalmol. 2014;158:87-95.
14. Santhiago MR, Smadja D, Wilson SE et al. Role of percent tissue altered on ectasia after LASIK in eyes with suspicious topography. J Refract Surg. 2015;31:258-65.
15. Santhiago MR, Wilson SE, Hallahan KM, Smadja D, Lin M, Ambrosio R Jr, Singh V, Sinha Roy A, Dupps WJ Jr. Changes in custom biomechanical variables after femtosecond laser in situ keratomileusis and photorefractive keratectomy for myopia. J Cataract Refract Surg. 2014;40:918-28.
16. Smadja D, Santhiago MR, Mello GR, Krueger RR, Colin J, Touboul D. Influence of the reference surface shape for discriminating between normal corneas, subclinical keratoconus, and keratoconus. J Refract Surg. 2013;29(4):274-81.
17. Smadja D, Santhiago MR, Mello GR, Krueger RR, Colin J, Touboul D. Influence of the reference surface shape for discriminating between normal corneas, subclinical keratoconus, and keratoconus. J Refract Surg. 2013;29:274-81.
18. Steinberg J, Siebert M, Katz T, Frings A, Mehlan J, Druchkiv V, Buhren J, Linke SJ. Tomographic and biomechanical scheimpflug imaging for keratoconus characterization: a validation of current indices. J Refract Surg. 2018;34(12):840-47.
19. Wegener A, Laser-Junga H. Photography of the anterior eye segment according to Scheimpflug's principle: options and limitations –A review. Clin Experiment Ophthalmol. 2009;37(1):144-54.

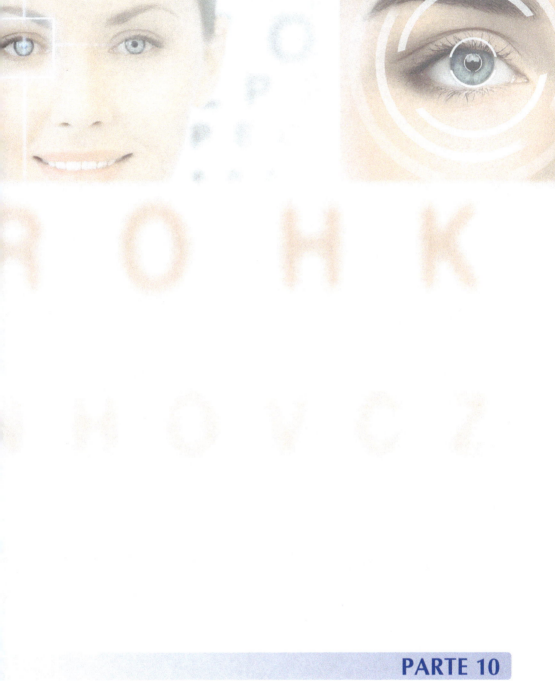

PARTE 10
Casos Clínicos

Caso Clínico 1

Responsável: Lucca Ortolan Hansen
Assistente responsável: Renato Garcia
Identificação do paciente: 31 anos, sexo feminino, branca, produtora de eventos, sedentária.
Motivação: intolerância às lentes de contato.
Satisfação com a visão atual: está satisfeita. Faz uso de lente de contato gelatinosa Acuvue® 2 com −6,0 DE. Faz uso desde os 12 anos e está sem usar as lentes há 3 dias.
Histórico refracional: estável nos últimos 3 anos.
Antecedentes: sem antecedentes oculares, pessoais e/ou familiares.

Quadro C1.1. Principais informações do exame oftalmológico da paciente.

	Olho direito (dominante)	Olho esquerdo
Acuidade visual (longe) Sem correção Com óculos Com correção	20/200 20/20p 20/20	20/200 20/20p 20/20
Óculos	−6,00 (lente contato)	−6,00 (lente contato)
Refração dinâmica	−5,75 DE −0,75 DC à 170°	−6,00 DE −0,75 DC à 180°
Refração estática	−5,50 DE −0,75 DC à 170°	−5,75 DE −0,75 DC à 180°
Acuidade visual (perto) sem correção	J1	J1
Biomicroscopia	Sem alterações	Sem alterações
Tonometria	12 mmHg	12 mmHg
Fundoscopia	Sem alterações	Sem alterações
Pupilometria (Colvard)	5,00 mm	5,00 mm
Paquimetria ultrassônica	557 μm	572 μm

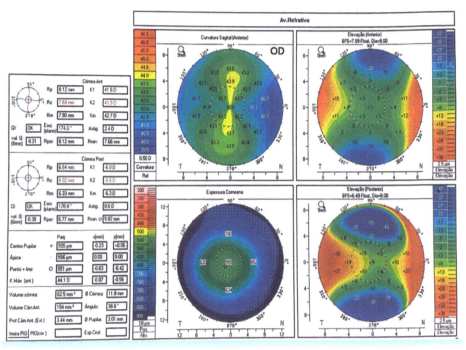

Figura C1.1. Quatro mapas refrativos da tomografia corneana (Pentacam) do olho direito.
Fonte: Acervo da autoria do capítulo.

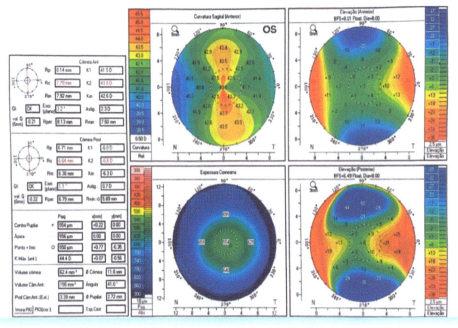

Figura C1.2. Quatro mapas refrativos da tomografia corneana (Pentacam) do olho esquerdo.
Fonte: Acervo da autoria do capítulo.

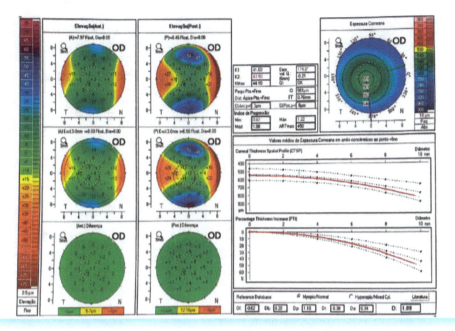

Figura C1.3. *Belin-Ambrosio Enhanced Ectasia Display* da tomografia corneana (Pentacam) do olho direito.
Fonte: Acervo da autoria do capítulo.

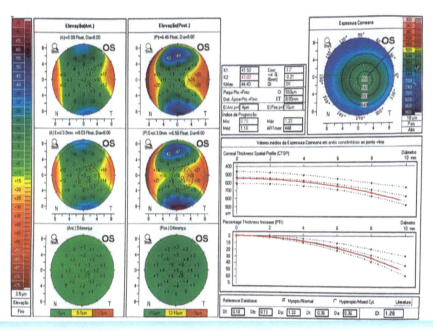

Figura C1.4. *Belin-Ambrosio Enhanced Ectasia Display* da tomografia corneana (Pentacam) do olho direito.
Fonte: Acervo da autoria do capítulo.

Tabela C1.1. Resumo dos principais parâmetros da tomografia corneana (Pentacam).

	Olho direito	Olho esquerdo
K1	41,6	41,5
K2	43,9	43,8
Ponto + fino	551	550
K_{max}	44,1	44,4
Art_{max}	450	448
D	1.09	1.20
PTA	39%	39%

Diagnóstico: miopia e astigmatismo.

Discussão: Em decorrência do PTA limítrofe (39% em ambos os olhos), indica-se PRK com mitomicina C (MMC). Em casos de utilização de microcerátomo mecânico, é necessário ser mais cuidadoso em casos limítrofes, pois pode haver desvio considerável na medida da lamela confeccionada. Nesses casos, o uso da MMC reduz a possibilidade de *haze* pós-operatório.

- **Conduta:** PRK com utilização de MMC.

Caso Clínico 2

Responsável: Luiza Manhezi Shin de Oliveira
Assistente responsável: Renato Garcia
Identificação do paciente: 35 anos, sexo masculino, caucasiano, agente de trânsito.
Motivação: busca independência de óculos.
Satisfação com a visão atual: boa visão, inclusive à noite; nunca usou de lente de contato.
Histórico refracional: relata estabilidade do grau há 3 anos.
Antecedentes: nega antecedentes pessoais ou oculares.

Quadro C2.1. Principais informações do exame oftalmológico do paciente.

	Olho direito (dominante)		Olho esquerdo	
Acuidade visual (longe)				
Sem correção	20/80		20/50p	
Com óculos	20/15		20/15	
Óculos (2015)	Plano −2,25 DC × 5°	20/15	Plano −2,00 DC × 155°	20/15
Refração dinâmica	−0,50 DE −2,25 DC × 15°	20/15	−0,50 DE −2,00 DC × 155°	20/15
Refração estática	Plano −2,25 DC × 15°	20/20	Plano −1,75 DC × 155°	20/15
Acuidade visual (perto)				
Sem correção	J1		J1	
Com correção	J1		J1	
Paquimetria	520 µm		535 µm	
PTA (*flap* 120)/Estática	29,6		27,3	

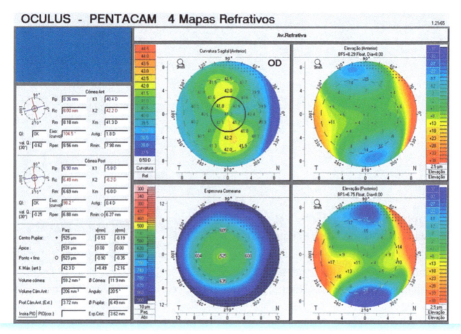

Figura C2.1. Quatro mapas refrativos da tomografia corneana (Pentacam) do olho direito.
Fonte: Acervo da autoria do capítulo.

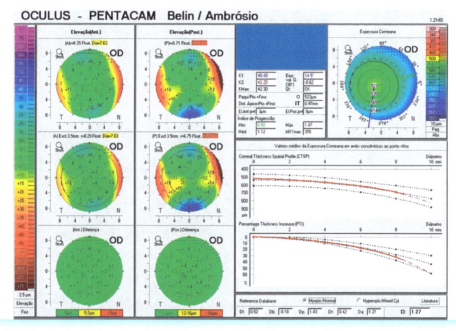

Figura C2.2. *Belin-Ambrosio Enhanced Ectasia Display* da tomografia corneana (Pentacam) do olho direito.
Fonte: Acervo da autoria do capítulo.

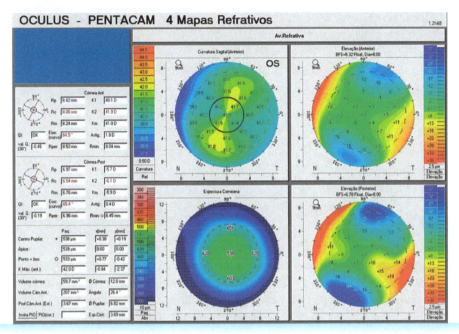

Figura C2.3. Quatro mapas refrativos da tomografia corneana (Pentacam) do olho esquerdo.
Fonte: Acervo da autoria do capítulo.

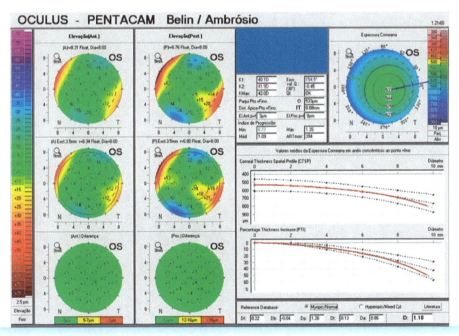

Figura C2.4. *Belin-Ambrosio Enhanced Ectasia Display* da tomografia corneana (Pentacam) do olho esquerdo.
Fonte: Acervo da autoria do capítulo.

Caso Clínico 2 • **265**

É possível observar um astigmatismo regular, simétrico, a favor da regra em ambos os olhos no mapa de curvatura anterior.

Tabela C2.1. Resumo dos principais parâmetros da tomografia corneana (Pentacam).

	Olho direito	Olho esquerdo
K1	40,4 a 14,5°	40,1 a 154,5°
K2	42,2 a 104,5°	41,9 a 64,5°
K_{med}	41,3	41,0
K_{max}	42,3	42,0
Thinnest	523	533
Art_{max}	355	394
BAD_D	1,27	1,10

Diagnóstico: astigmatismo regular e simétrico em ambos os olhos.

Discussão: paciente com baixo erro refracional, astigmatismo regular e simétrico, mapa paquimétrico e progressão paquimétrica de ambos os olhos normais. O PTA encontra-se inferior a 30 com *flap* de 120, o que representa tranquilidade em indicar Lasik.

Conduta: indicado Lasik com microcerátomo em ambos os olhos.

Caso Clínico 3

Responsável: Carolina Satie Kita
Assistente responsável: André Augusto Miranda Torricelli
Identificação do paciente: 22 anos, sexo feminino, branca, atriz.
Motivação: independência do uso dos óculos por motivação estética.
Satisfação com a visão atual: usa óculos, mas prefere lente de contato gelatinosa de descarte mensal. Satisfeita com a sua visão. Suspendeu o uso das lentes há 20 dias por orientação médica.
Histórico refracional: relata estabilidade do grau há 1 ano.
Antecedentes: sem antecedentes oculares, pessoais e/ou familiares.

Quadro C3.1. Principais informações do exame oftalmológico da paciente.

	Olho direito (dominante)	Olho esquerdo
Acuidade visual (longe) Sem correção Com óculos Com correção	20/800 20/20 20/20	20/800 20/20p 20/20
Óculos	−6,25 DE −1,75 DC a 5	−5,50 DE −2,50 DE a 175
Refração dinâmica	−6,25 DE −1,75 DC a 5	−6,00 DE −2,50 DE a 180
Refração estática	−6,00 DE −1,75 DC a 5	−5,50 DE −2,50 DE a 180
Acuidade visual (perto) Sem correção Com correção	J2 J1	J2 J1
Biomicroscopia	Normal	Normal
Tonometria	16	16
Fundoscopia	Sem alterações	Sem alterações

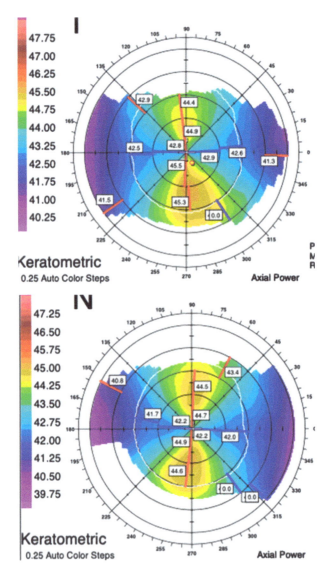

	Olho direito	Olho esquerdo
K1 (D)	42,9	42,2
K2 (D)	45,2	44,8

Figura C3.1. Topografia corneana.
Fonte: Acervo da autoria do capítulo.

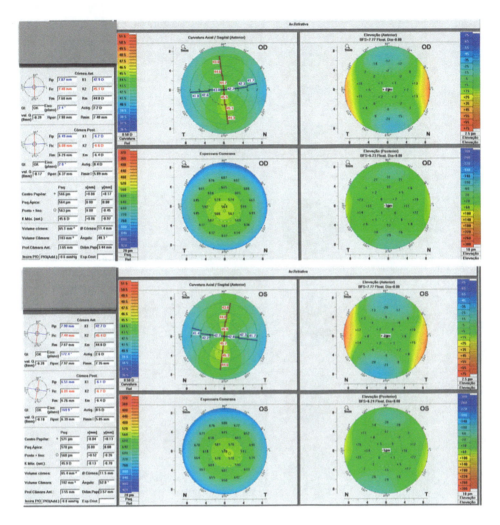

	Olho direito	Olho esquerdo
K1	42,9	42,7
K2	45,1	45,4
K$_{max}$	45,6	45,9
Asfericidade	–0,39	–0,39
Paquimetria central	564	570
Paquimetria ponto mais fino	563	568

Figura C3.2. Quatro mapas refrativos da tomografia corneana (Pentacam) de ambos os olhos.
Fonte: Acervo da autoria do capítulo.

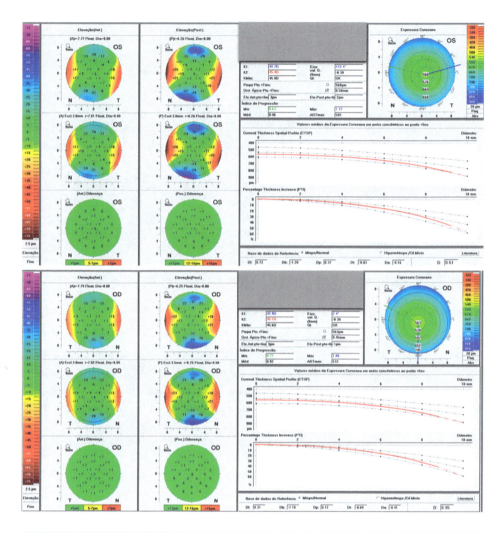

	Olho direito	Olho esquerdo
Art$_{max}$	533	505
BAD_D	0,35	0,51
PTA (%)	45,96	46,42

Figura C3.3. *Belin-Ambrosio Enhanced Ectasia Display* da tomografia corneana (Pentacam) de ambos os olhos.
Fonte: Acervo da autoria do capítulo.

Observação: o valor da taxa de ablação utilizada no cálculo do PTA varia com o *excimer laser* a ser utilizado. Com o uso do *excimer laser* Alegretto Wavelight (Alcon), a taxa considerada é de 15 μm para cada dioptria esférica e também 15 μm para cada dioptria cilíndrica e um *flap* de 120 μm.

Diagnóstico: miopia, astigmatismo.

Discussão: neste caso, encontra-se uma paciente alta míope com topografia e tomografia de córnea sem alterações significativas. Em virtude do cálculo do PTA acima de 40% em ambos os olhos, considera-se a paciente com risco aumentado de ectasia pós--Lasik. Assim, foi indicado a cirurgia pela técnica de ablação de superfície (PRK) com uso de mitomicina C (MMC) para evitar a formação de *haze* no pós-operatório e controle de ciclotorção para melhora na correção do astigmatismo.

Conduta: indicado PRK com MMC por 30 segundos e controle de ciclotorção.
- **Olho direito:** −6,00 DE // −1,75 DC a 005.
- **Olho esquerdo:** −5,50 DE // −2,50 DC a 180.

Caso Clínico 4

Responsável: Caroline Oliveira Brêtas
Assistente responsável: Gustavo Mori Gabriel
Identificação do paciente: 56 anos, sexo feminino, corretora de imóveis.
Motivação: deseja independência de óculos.
Satisfação com a visão atual: satisfeita com a visão atual com seus óculos multifocais. Nega uso prévio de lente de contato.
Histórico refracional: relata estabilidade do grau há mais de 1 ano para longe e para perto.
Antecedentes: sem antecedentes oculares, pessoais ou familiares.

Quadro C4.1. Principais informações do exame oftalmológico da paciente.

	Olho direito (dominante)	Olho esquerdo
Acuidade visual longe		
Sem correção	20/40	20/40
Com óculos	20/20 (+1,75 DE)	20/20 (+2,00 DE)
Refração dinâmica	+1,75 DE	+2,00 DE
Refração estática	+1,75 DE	+2,00 DE
Acuidade visual perto		
Sem correção	J6	J6
Com correção (Ad: +2,50)	J1	J1
Biomicroscopia	Meios ópticos transparentes e ausência de alterações cristalinianas	Meios ópticos transparentes e ausência de alterações cristalinianas
Tonometria	14 mmHg	15 mmHg
Fundoscopia	Sem alterações	Sem alterações
Pupilometria	6 mm	6 mm

Foi realizado teste de adaptação com lente de contato com proposta de monovisão, sendo o olho dominante (direito) com correção total para longe e o esquerdo com correção total para longe e adição de +1,75 DE para perto. Paciente referiu boa visão e conforto para longe e para perto.

- **OD:** +1,75 DE.
- **OE:** +3,75 DE.

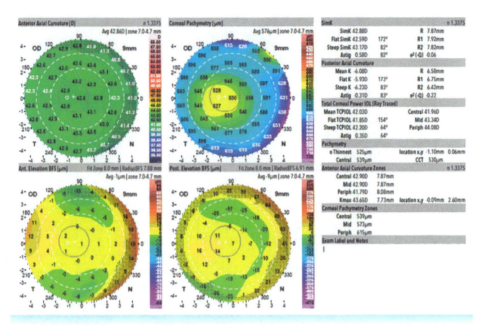

Figura C4.1. Tomografia de córnea (Galilei) do olho direito pré-operatória.
Fonte: Acervo da autoria do capítulo.

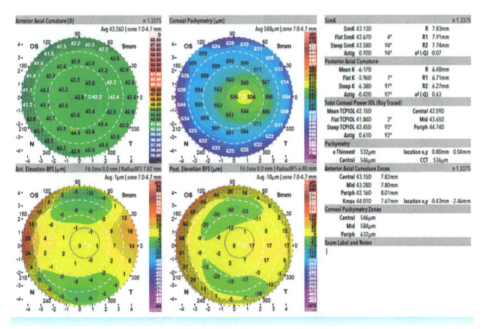

Figura C4.2. Tomografia de córnea (Galilei) do olho esquerdo pré-operatória.
Fonte: Acervo da autoria do capítulo.

Caso Clínico 4 • **273**

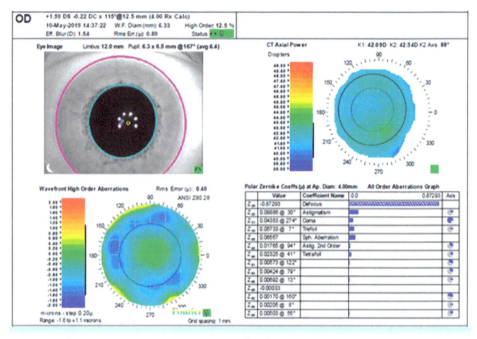

Figura C4.3. Aberrometria (iDesign STAR S4 IR) olho direito.
Fonte: Acervo da autoria do capítulo.

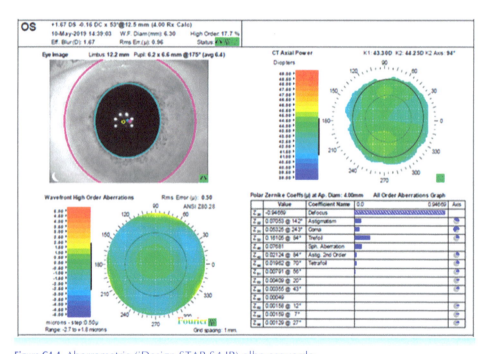

Figura C4.4. Aberrometria (iDesign STAR S4 IR) olho esquerdo.
Fonte: Acervo da autoria do capítulo.

Tabela C4.1. Tomografia de córnea (Galilei).

	Olho direito	Olho esquerdo
K1	43,17 D a 82°	43,58 D a 94°
K2	42,59 D a 172°	42,67 D a 4°
K_{med}	42,88 D	43,13 D
Paquimetria (mais fina)	525 µm	532 µm
Paquimetria central	539 µm	546 µm

Tabela C4.2. Aberrometria.

	Olho direito	Olho esquerdo
Autorrefração	+ 1,59 // –0,22 a 115°	+ 1,67 // –0,16 a 53°
H.O.A RMS 4 mm	0,40 µm	0,50 µm

Diagnóstico: hipermetropia e valores altos de aberração de alta ordem.

Discussão: o caso aborda uma paciente hipermétrope com astigmatismo regular simétrico a favor da regra em ambos os olhos. O mapa paquimétrico evidencia que o ponto mais fino se localiza próximo ao centro da córnea em ambos os olhos. Os mapas de elevação anterior e posterior encontram-se dentro dos valores de referência. Não foi realizado cálculo de PTA pelo fato de se tratar de ablação hipermetrópica. A aberrometria de ambos os olhos evidenciou valores de aberração superiores a 0,35.

Conduta: indicação de Lasik para hipermetropia com proposta de monovisão após a realização de teste de adaptação de lentes de contato. O procedimento foi realizado utilizando *laser* fentossegundo pela sua maior precisão na confecção de lamelas pediculadas. Optou-se por realização de cirurgia personalizada guiada por *wavefront* com a plataforma VISX Star S4 (Johnson & Johnson Vision).

Programação cirúrgica:
- **Olho direito:** +1,75 DE.
- **Olho esquerdo:** +3,75 DE.

Caso Clínico 5

Responsável: Helena Maria Moraes Ricci
Assistente responsável: André A. M. Torricelli
Identificação do paciente: 30 anos, sexo feminino, caucasiana, funcionária pública.
Motivação/Histórico refracional: busca independência dos óculos. Refração estável há 5 anos e intolerância às lentes de contato.
Antecedentes: sem antecedentes pessoais ou familiares, tanto clínicos quanto oftalmológicos.
Exame oftalmológico:
- **Motilidade ocular:** sem alterações – orto/orto.
- **Reflexos pupilares:** sem alterações.

Quadro C5.1. Principais informações do exame oftalmológico da paciente.

	Olho direito (dominante)	Olho esquerdo
Acuidade visual (longe) Sem correção	20/70	20/60
Com óculos	20/25p	20/20p
Com correção	20/25	20/25
Óculos	−1,25 DE − 2,75 DC a 015	Plano − 3,00 DC a 005
Refração dinâmica	−1,50 DE − 2,50 DC a 025	−0,50 DE − 3,00 DC a 005
Refração estática	−1,00 DE − 2,50 DC a 025	−0,25 DE − 3,00 DC a 005
Acuidade visual (perto) sem correção	J1	J1
Biomicroscopia	Sem alterações	Sem alterações
Tonometria	10 mmHg	10 mmHg
Fundoscopia	Sem alterações	Sem alterações
Pupilometria (Colvard)	6,00 mm	6,00 mm
Paquimetria ultrassônica	501 μm	508 μm

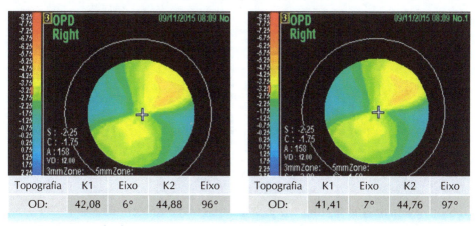

Topografia	K1	Eixo	K2	Eixo
OD:	42,08	6°	44,88	96°

Topografia	K1	Eixo	K2	Eixo
OD:	41,41	7°	44,76	97°

Figura C5.1. Topografia da córnea.
Fonte: Acervo da autoria do capítulo.

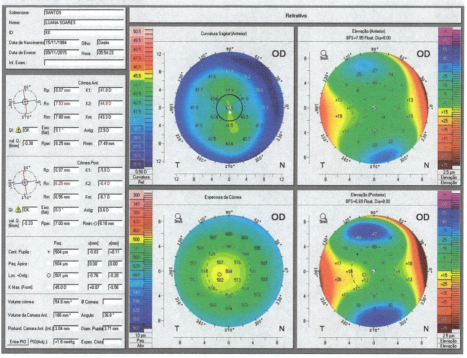

Caso Clínico 5 • **277**

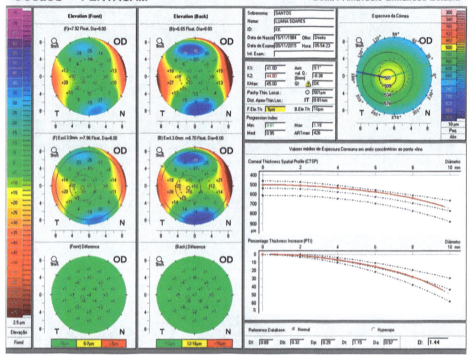
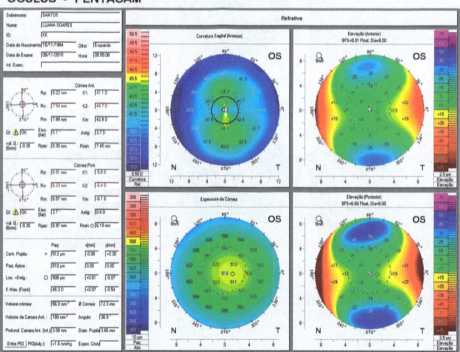

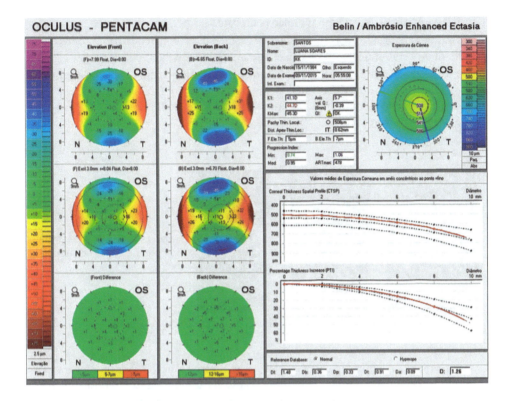

Cálculo PTA OD	
Espessura do *flap*	120 µm
Fotoablação esf.	12 µm × –1,00 DE
Fotoablação cil.	15 µm × –2,50 DC
Paquimetria central	501 µm
PTA (120 µm)	33,53%

Cálculo PTA OE	
Espessura do *flap*	120 µm
Fotoablação esf.	12 µm × –0,25 DE
Fotoablação cil.	15 µm × –3,00 DC
Paquimetria central	508 µm
PTA (120 µm)	33,36%

Figura C5.2. Pentacam de ambos os olhos.
Fonte: Acervo da autoria do capítulo.

Diagnóstico: astigmatismo miópico composto.

Conduta: realizado Lasik no *excimer laser* Nidek EC-5000, sendo o *flap* confeccionado com microcerátomo Hansatome na espessura de 120 μm.

Evolução: paciente comparece no sétimo pós-operatório com queixa de diminuição da acuidade visual do olho direito sem melhora com refração. À biomicroscopia, apresentava estrias estromais acometendo o eixo visual conforme Figura C5.3.

- AV S/C: OD 20/70.
- OE 20/25.

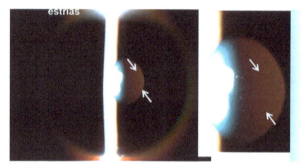

Figura C5.3. Estrias estromais acometendo o eixo visual.

Fonte: Acervo da autoria do capítulo.

1ª conduta e evolução: paciente foi levada ao centro cirúrgico para abordagem cirúrgica com levantamento do *flap*, hidratação com solução hipotônica e reposicionamento do *flap*. Uma semana após a abordagem cirúrgica, a paciente manteve a queixa visual no olho direito e estrias no eixo visual. Realizada, então, nova reabordagem com desepitelização epitelial prévio ao levantamento do *flap*, hidratação com solução hipotônica e novo reposicionamento do *flap*. Mesmo após essas duas reabordagens a paciente manteve queixa visual no olho direito, estrias no eixo visual, apresentando a seguinte refração:

- AV S/C: OD 20/70p → Rx OD: –0,25 ^–2,75 × 160º (20/60p).
- OE 20/25.

2ª Conduta: realizada nova abordagem cirúrgica com desepitelização epitelial, levantamento do *flap*, hidratação com solução hipotônica, reposicionamento e sutura da lamela corneana com pontos radiados realizados com *nylon* 10.0 (Figura C5.4).

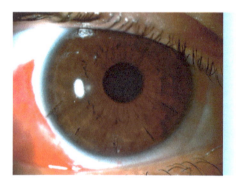

Figura C5.4. *Flap* suturado.

Fonte: Acervo da autoria do capítulo.

Evolução: duas semanas após a reabordagem com sutura da lamela corneana, a paciente apresentou melhora da acuidade visual com correção no olho direito e as suturas foram removidas.

- AV S/C: OD 20/80 → Rx: –0,50 ^–2,00 × 170º (20/40).

Após remoção dos pontos, a paciente manteve melhora da acuidade visual com correção, e após 2 meses foi observada estabilidade refracional. Nesse momento, a córnea já não apresentava mais estrias no eixo visual (Figura C5.5), sendo realizado novo Pentacam (Figura C5.6):

- AV S/C: OD 20/80 → Rx: –0,75 ^–2,00 × 180º (20/25).

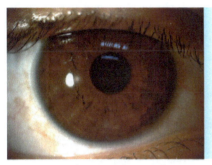

Figura C5.5. *Flap* sem estrias.

Fonte: Acervo da autoria do capítulo.

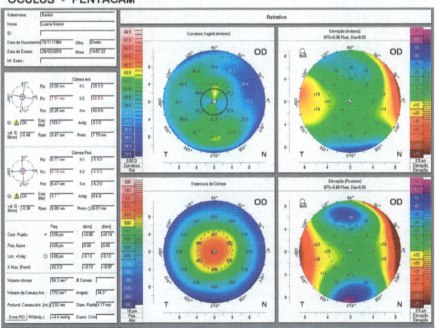

Figura C5.6. Quatro mapas refrativos da tomografia corneana (Pentacam) do olho direito.
Fonte: Acervo da autoria do capítulo.

Caso Clínico 5 • **281**

3ª conduta: realizado PRK no *excimer laser* Nidek EC-5000 com desepitelização com álcool e aplicação tópica de mitomicina 0,02% por 1 minuto, com o objetivo de melhorar a acuidade visual sem correção.

Evolução: seis meses após o PRK, a paciente ficou satisfeita com a acuidade visual sem correção de 20/25 em ambos os olhos.

- AV S/C: OD 20/25 → Rx OD: –0,25 ^ –0,50 × 15° (20/25).
- OE 20/25.

Discussão: as estrias são complicações comuns encontradas no *flap* corneal após Lasik. Em sua grande maioria, não atrapalham a acuidade visual e, portanto, não necessitam de tratamento. Elas surgem pela alteração na convexidade central do estroma após a ablação com o *excimer laser* e também pela manipulação cirúrgica da lamela corneal. Seus fatores de risco são *flaps* finos, altas ablações, desidratação corneal e ceratite lamelar difusa (DLK) prévia pelas pequenas cicatrizes corneais existentes. As estrias podem ser separadas em três grandes grupos:

- seudoestrias (epitélio frouxo);
- microestrias (pequenas, acometem o *flap* de forma mais superficial até a membrana basal epitelial e raramente prejudicam a acuidade visual);
- macroestrias (maiores, acometem o *flap* de forma mais profunda, alterando o estroma ou toda a espessura do *flap* e geralmente prejudicam a acuidade visual).

O seu tratamento deve ser o mais precoce possível, sendo importante examinar o paciente nos primeiros dias após o Lasik. A reabordagem deve ser feita no centro cirúrgico com hidratação, ordenha e reposicionamento do *flap*. A hidratação pode ser realizada com solução salina hipotônica, isotônica ou solução salina balanceada (BSS). Donnenfeld propôs tratamento com hipertermia, utilizando solução de BSS e espátula aquecidas a 65° para a ordenha do *flap* para otimizar a reorganização do colágeno estromal.

Em alguns casos, principalmente nas abordagens após os primeiros dias da cirurgia, é imprescindível a prévia desepitelização epitelial. A retirada do epitélio auxilia na remoção da memória que ele cria ao regenerar-se, fixando as irregularidades da estria e criando um efeito de máscara.

Em estrias tardias ou persistentes pode-se realizar também a sutura do *flap* ou PRK/PTK. Essas abordagens cirúrgicas necessitam de estabilidade refracional prévia ao procedimento.

A sutura do *flap* deve ser preferencialmente realizada com pontos simples no sentido radial, iniciando perpendicular à estria. A sutura deve ser realizada com cuidado na tensão dos pontos, principalmente os pontos perpendiculares à estria, para evitar astigmatismo irregular e estrias no sentido oposto a sua linha de tração. A remoção dos pontos não deve ser realizada antes de 2 a 3 semanas, e pode ser orientada pela topografia e refração do paciente.

No PRK, em *flaps* com estrias, a remoção do epitélio deve ser realizada da forma mais atraumática possível para minimizar a manipulação do *flap*. A desepitelização pode ser realizada com álcool ou pelo próprio *laser* no transPRK. O PTK é outra opção de tratamento e deve ser realizado com máscara de fluidos. Após o *excimer laser*, deve ser aplicada mitomicina por no mínimo 1 minuto para prevenir a formação de *haze*.

Parte do tratamento cirúrgico primário é orientar o paciente sobre possíveis complicações para, assim, durante o manejo dessas complicações, manter e cultivar uma boa relação médico paciente até obter o propósito inicial de melhora da acuidade visual sem correção.

Caso Clínico 6

Responsável: Lucas Nunes Montechi
Assistente responsável: André A. M. Torricelli
Identificação do paciente: 32 anos, sexo feminino, branca, funcionária pública.
Motivação: reduzir dependência dos óculos.
Satisfação com visão atual: aceitável com correção atual. Usuária de lentes de contato hidrofílicas.
Histórico refracional: relata estabilidade do grau há mais de 2 anos.
Antecedentes: irmão alto míope; antecedentes oculares e pessoais irrelevantes.

Quadro C6.1. Principais informações do exame oftalmológico da paciente.

	Olho direito (dominante)	Olho esquerdo
Acuidade visual (longe) Sem correção Com óculos Com correção	Conta dedos 20/20 parcial 20/20 parcial	Conta dedos 20/20 parcial 20/20 parcial
Óculos	−8,50 −1,00 × 25°	−8,25 −0,50 × 150°
Refração dinâmica	−8,75 −0,50 × 25°	−8,50 −0,50 × 150°
Refração estática	−8,50 −0,50 × 25°	−8,25 −0,50 × 150°
Acuidade visual (perto) Sem correção Com correção	J1 J1	J1 J1
Biomicroscopia	Sem alterações	Sem alterações
Tonometria	15 mmHg	15 mmHg
Fundoscopia	Sem alterações	Sem alterações
Pupilometria (Colvard)	6,5 mm	6,5 mm
Paquimetria ultrassônica	528 μm	532 μm

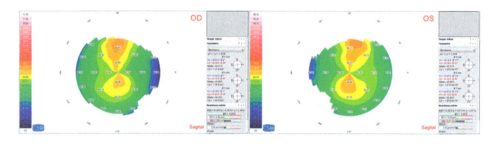

	Olho direito	Olho esquerdo
K1	43,81 D a 8°	43,16 D a 177°
K2	45,02 D a 98°	44,39 D a 87°
K_{med}	44,41 D	43,77 D

Figura C6.1. Topografia corneana.
Fonte: Acervo da autoria do capítulo.

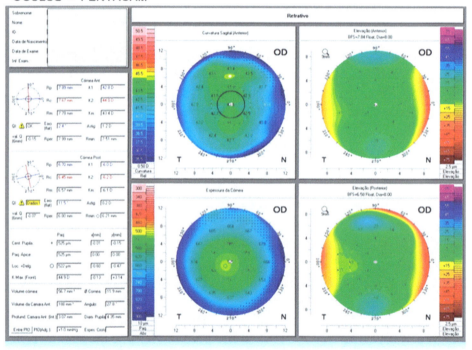

Figura C6.2. Tomografia corneana (Pentacam).
Fonte: Acervo da autoria do capítulo.

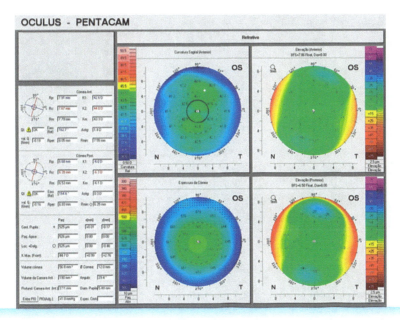

Figura C6.3. Tomografia corneana (Pentacam).
Fonte: Acervo da autoria do capítulo.

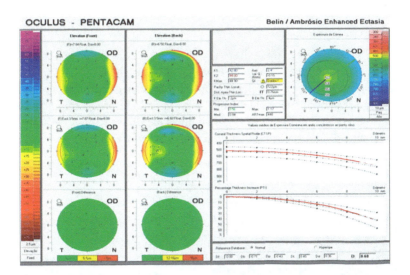

	Olho direito	Olho esquerdo
Asfericidade (Q)	–0,15	–0,18
Paquimetria mais fina	522 µm	525 µm
ART_{max}	448	514

Figura C6.4. Tomografia corneana (Pentacam).
Fonte: Acervo da autoria do capítulo.

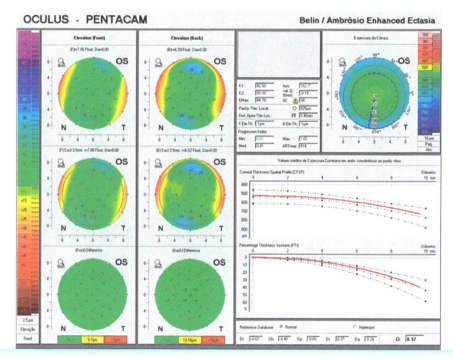

Figura C6.5. Tomografia corneana (Pentacam).
Fonte: Acervo da autoria do capítulo.

1º diagnóstico: miopia e astigmatismo em ambos os olhos.

1ª conduta: PRK com mitomicina C 0,02% por 30 segundos em ambos os olhos. Seguimento pós-operatório normal até o 6º mês, quando retornou com acuidade visual sem correção do olho direito de 20/60 e do olho esquerdo de 20/20. O exame de biomicroscopia do olho direito apresentou as características retratadas nas Figuras C6.6 e C6.7.

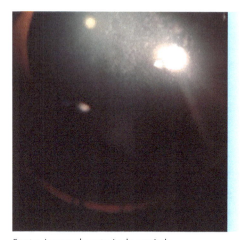

Figura C6.6. *Haze* corneano tardio em iluminação direta difusa após 6 meses de PRK com mitomicina.

Fonte: Acervo da autoria do capítulo.

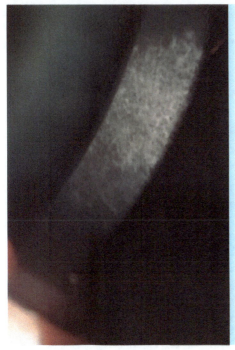

Figura C6.7. *Haze* corneano tardio em iluminação direta focal em paralelepípedo após 6 meses de PRK com mitomicina.

Fonte: Acervo da autoria do capítulo.

Em seguida, foi iniciado tratamento com colírio de prednisolona 1%, sem melhora. Ao final de 1 ano de pós-operatório:

	Olho direito
Acuidade visual (longe) Sem correção Com correção (dinâmica) Com correção (estática)	20/200 20/40 20/25 parcial
Refração dinâmica	–3,00 –0,50 × 30
Refração estática	–2,00 –0,50 × 30

2º diagnóstico: *haze* corneano tardio em olho direito.

Discussão: em virtude do insucesso do tratamento do *haze* tardio com corticoide tópico, optou-se por tratamento com PTK sem fazer a correção do erro refrativo detectado na refração após 1 ano. Por meio do OCT é possível avaliar a profundidade ideal para o tratamento do *haze*. É importante observar que não é necessário eliminar integralmente a espessura do *haze* para se obter resultado satisfatório. Nesse caso, optou-se por ablar profundidade de 90 μm

2ª conduta: ceratectomia fototerapêutica (PTK) transepitelial com uso de mitomicina C 0,02% durante 2 minutos. A paciente evoluiu bem, apresentando acuidade visual sem correção de 20/25 em olho direito após 30 dias do PTK.

Caso Clínico 6 • **287**

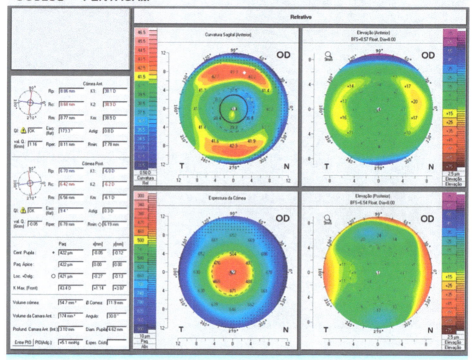

Figura C6.8. Tomografia de córnea (Pentacam) no pós-operatório de 1 ano.
Fonte: Acervo da autoria do capítulo.

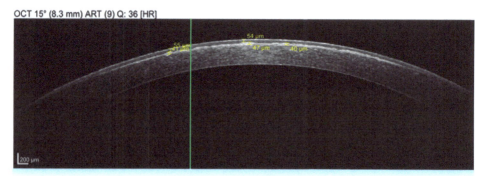

Figura C6.9. Tomografia de coerência óptica de segmento anterior (Spectralis) no pós-operatório de 1 ano.
Fonte: Acervo da autoria do capítulo.

Caso Clínico 7

Responsável: Ahlys Ayumi Nagai Miyazaki
Identificação do paciente: 33 anos, sexo feminino, boliviana, administradora.
Motivação: busca independência de óculos.
Satisfação com a visão atual: visão sem óculos é prejudicada, mas utiliza os óculos apenas em atividades para longe. Relata uso de lentes de contato eventualmente.
Histórico refracional: relata estabilidade do grau há 3 anos.
Antecedentes: nega antecedentes pessoais ou oculares (olho seco, estrabismo, herpes). De antecedentes familiares, tem um irmão com retinose pigmentar. Nega ceratocone na família.

Quadro C7.1. Principais informações do exame oftalmológico da paciente.

	Olho direito	Olho esquerdo
Acuidade visual (longe) Sem correção	20/60p	20/150
Óculos	−2,00 −1,75 × 90°	−2,50 −1,25 × 75°
Refração dinâmica	−1,50 −2,50 × 90° (20/20−1)	−1,75 −2,00 × 75° (20/20)
Refração estática	−1,25 −2,50 × 90° (20/20−1)	−1,50− 2,00 × 75°(20/20)
Acuidade visual (perto) Sem correção	J1	J1
Motricidade ocular extrínseca	Ortoforia Olho dominante	Ortoforia
Tonometria	12 mmHg	11 mmHg
Biomicroscopia	Sem alteração	Sem alteração
Fundoscopia	Sem alteração	Sem alteração
Paquimetria central	596 μm	595 μm
Pupilometria	5,56 mm	5,32 mm

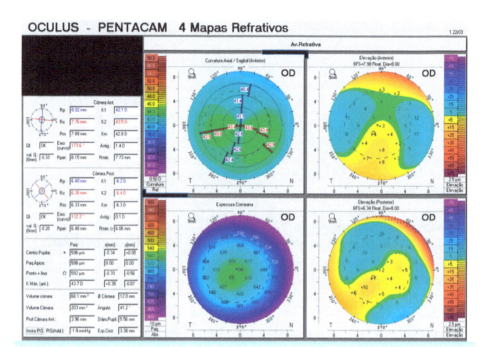

Figura C7.1. Imagens da tomografia corneana (Pentacam).
Fonte: Acervo da autoria do capítulo.

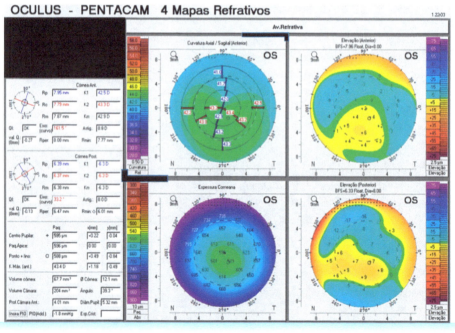

Figura C7.2. Imagens da tomografia corneana (Pentacam).
Fonte: Acervo da autoria do capítulo.

	Olho direito	Olho esquerdo
K1 (D)	42,1 × 83,6	42,50 × 71,5
K2 (D)	43,50 × 173,6	43,3 × 161,5
Kmad (D)	42,80	42,90
Asfericidade	–0,33	–0,13
Paquimetria central	598	596
Paquimetria ponto mais fino	592	588

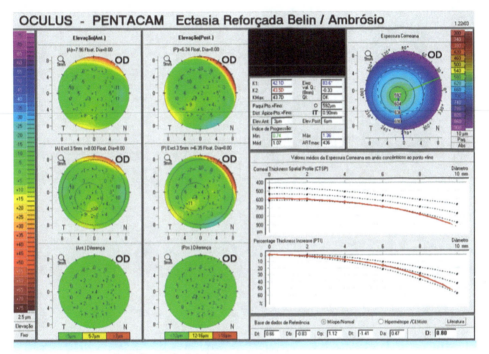

Figura C7.3. Imagens do Belin-Ambrósio (Pentacam).
Fonte: Acervo da autoria do capítulo.

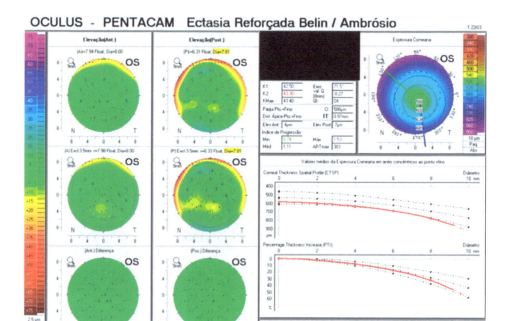

Figura C7.4. Imagens do Belin-Ambrósio (Pentacam).
Fonte: Acervo da autoria do capítulo.

	Olho direito	Olho esquerdo
Art$_{max}$	436	383
BAD_D	0,80	1,19

Diagnóstico: miopia e astigmatismo em ambos os olhos.

Discussão: topografia de olho direito com astigmatismo contra a regra com discreta quebra da ortogonalidade e topografia de olho esquerdo com astigmatismo irregular. Apesar do mapa paquimétrico e dos índices tomográficos não demonstrarem alteração significativa, a topografia alterada já contraindica a aplicação do *excimer laser*.

Conduta: contraindicado cirurgia refrativa em decorrência da alteração topográfica, apesar dos índices de Belin-Ambrósio dentro da normalidade.

Caso Clínico 8

Responsável: Larissa Daniele Rodrigues Cangussú
Identificação do paciente: 25 anos, sexo feminino, branca, publicitária.
Motivação: deseja reduzir dependência dos óculos.
Satisfação com a visão atual: ótima satisfação com a correção atual. Não se adaptou ao uso de lentes de contato hidrofílica.
Histórico refracional: relata estabilidade do grau há 2 anos.
Antecedentes: sem antecedentes oculares, pessoais e/ou familiares.

Quadro C8.1. Principais informações do exame oftalmológico da paciente.

	Olho direito	Olho esquerdo (dominante)
Acuidade visual longe Sem correção Com óculos Com refração	 CD 5m 20/20 20/20	 20/200 20/25 20/20
Refração dinâmica	− 3,75 −1,00 × 10°	−4,25 −1,00 × 175°
Refração estática	−3,50 −1,00 × 10°	−4,00 −1,00 × 175°
Óculos	−3,25 −1,00 × 10°	−3,25 −1,00 × 180°
Acuidade visual perto Sem correção Com óculos Com refração	 J1 J1 J1	 J1 J1 J1
Biomicroscopia	Sem alterações	Sem alterações
Tonometria	12 mmHg	13 mmHg
Fundoscopia	Sem alterações	Sem alterações
Paquimetria ultrassônica	454 μm	452 μm

Tabela C8.1. Tomografia de córnea (Pentacam).

	Olho direito	Olho esquerdo
K1	44,9 D a 178,4°	45,2 D a 176,8°
K2	46,2 D a 88,4°	46,8 D a 86,8°
K_{max}	46,8 D	47,3 D
Asfericidade	–0,12	0,03
Paquimetria (ápice)	454 μm	459 μm
Paquimetria (ponto mais fino)	451 μm	454 μm
Art_{max}	351	299
BAD_D	1,75	2,18

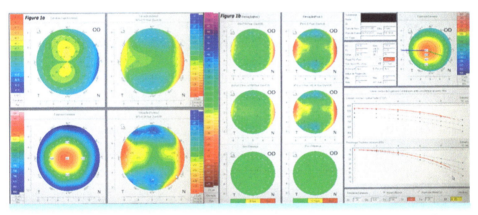

Figura C8.1. Tomografia de córnea (Pentacam) do olho direito. (1a) Quatro mapas refrativos. (1b) Mapa Belin-Ambrósio.
Fonte: Acervo da autoria do capítulo.

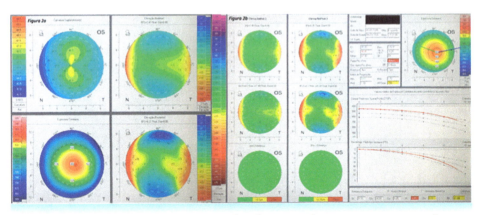

Figura C8.2. Tomografia de córnea (Pentacam) do olho esquerdo. (2a) Quatro mapas refrativos. (2b) Mapa Belin-Ambrósio.
Fonte: Acervo da autoria do capítulo.

Diagnóstico: miopia e astigmatismo.

Discussão: pacientes com córneas muito finas podem ser considerados de risco em função do desenvolvimento de ectasias no pós-operatório, recomendando-se valores mínimos pré-operatórios de 500 μm para a cirurgia de Lasik e 480 μm para PRK. Não existem medidas de segurança absoluta, sendo necessário levar em consideração um conjunto de características, como a espessura, a curvatura, a refração e a idade do paciente, avaliando-se cada caso individualmente.

Conduta: a cirurgia foi contraindicada em virtude da paquimetria fina.

Caso Clínico 9

Responsável: Alexandre Martins dos Santos
Assistente responsável: Rodrigo França de Espíndola
Identificação do paciente: 25 anos, sexo feminino, enfermeira.
Motivação: deseja independência de óculos.
Antecedentes pessoais: nega antecedentes oculares.
Antecedentes familiares: avós e tios com glaucoma.

Quadro C9.1. Principais informações do exame oftalmológico da paciente.

	Olho direito (dominante)	Olho esquerdo
Acuidade visual longe		
Sem correção	20/30	20/30
Com óculos	+0,75/−2,00 × 15 (20/25p)	+0,25/−2,00 × 180 (20/25p)
Refração dinâmica	Plano −2,00 × 15 (20/25p)	Plano −2,25 × 180 (20/25p)
Refração estática	+1,00/−1,75 × 15 (20/25)	+1,25/−2,00 × 180 (20/25)
Acuidade visual perto		
Sem correção	J1	J1
Com correção	J1	J1
Biomicroscopia	Meios ópticos transparentes e ausência de alterações cristalinianas	Meios ópticos transparentes e ausência de alterações cristalinianas
Tonometria	10 mmHg	10 mmHg
Fundoscopia	Sem alterações	Sem alterações

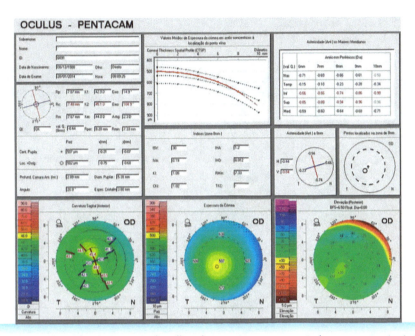

Figura C9.1. Tomografia de córnea do olho direito (curvatura sagital, mapa paquimétrico e elevação posterior).
Fonte: Acervo da autoria do capítulo.

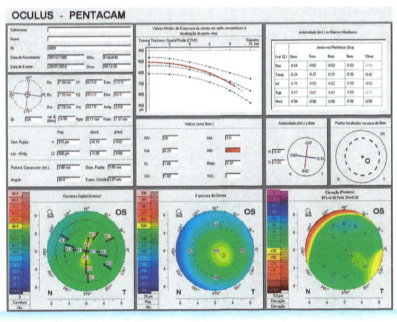

Figura C9.2. Tomografia de córnea do olho esquerdo (curvatura sagital, mapa paquimétrico e elevação posterior).
Fonte: Acervo da autoria do capítulo.

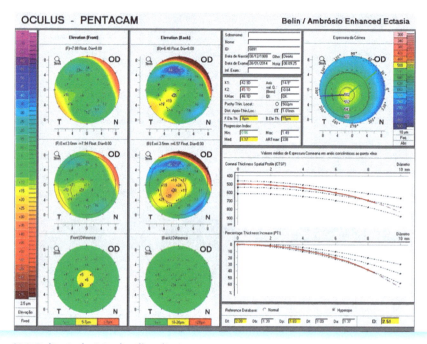

Figura C9.3. Belin-Ambrósio do olho direito.
Fonte: Acervo da autoria do capítulo.

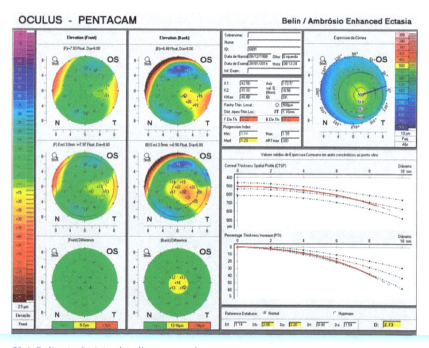

Figura C9.4. Belin-Ambrósio do olho esquerdo.
Fonte: Acervo da autoria do capítulo.

Diagnóstico: astigmatismo misto.

Discussão: o caso demonstra uma paciente com astigmatismo regular a favor da regra, com discreta assimetria superior no olho direito e leve assimetria inferior no olho esquerdo. É importante observar que em ambos os olhos a asfericidade (Q) está aumentada, evidenciando uma curvatura maior na parte central da córnea. No olho esquerdo, um importante índice que pode representar uma alteração precoce do ceratocone (índice de descentralização da altura – IHD) encontra-se alterado. No mapa de elevação posterior, nota-se alteração nos valores de Db em ambos os olhos e o mapa diferencial de Belin é suspeito no olho esquerdo. Analisando a progressão paquimétrica, o Art_{max} (*Ambrosio Relational Thickness*) encontra-se abaixo dos valores de normalidade e o índice global (BAD_D) encontra-se anormal em ambos os olhos, com Df e Dp alterados no olho direito e Db e Dp alterados no olho esquerdo.

Conduta: a cirurgia refrativa foi contraindicada em virtude das alterações nos mapas de elevação posterior combinados com alterações na superfície anterior da córnea em uma paciente jovem com espessura corneana reduzida. A somatória dessas alterações observada foi determinantes para classificar a paciente como sendo de risco para a cirurgia.

Caso Clínico 10

Responsável: Caroline Piva
Assistente responsável: André A. M. Torricelli
Identificação do paciente: 28 anos, sexo feminino, branca, comerciante.
Motivação: reduzir dependência dos óculos. Alta miopia.
Satisfação com a visão atual: refere boa visão, inclusive noturna. Intolerante à lente de contato.
Antecedentes: sem antecedentes oculares, pessoais e/ou familiares relevantes ao caso.

Quadro C10.1. Principais informações do exame oftalmológico da paciente.

	Olho direito	Olho esquerdo
Acuidade visual		
Sem correção	CD 2,0 m	CD a 2,0 m
Com óculos	20/30p	20/30p
Com correção	20/30p	20/30 p
Óculos	−12,75 DE −1,75 DC a 40°	−11,50 DE −2,25 DC a 160°
Rrefração dinâmica	−12,75 DE −1,75 DC a 40°	−12,50 DE −3,25 DC a 160°
Refração estática	−10,00 DE −1,75 DC a 40°	−10,50 DE −3,25 DC a 160°
Biomicroscopia	Sem alterações	Sem alterações
Tonometria	14 mmHg	14 mmHg
Fundoscopia	Miópico	Miópico
Pupilometria (Colvard)	4,7 mm	4,1 mm
Paquimetria ultrassônica	517 µm	518 µm
Microscopia especular	2.895 células/mm^2	2.802 células/mm^2

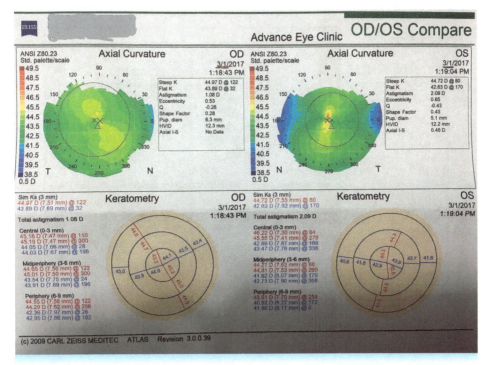

Figura C10.1. Topografia de córnea.
Fonte: Acervo da autoria do capítulo.

É possível observar um astigmatismo regular, simétrico e oblíquo em olho direito e astigmatismo regular simétrico a favor da regra em olho esquerdo nos mapas de curvatura axial anterior.

Tabela C10.1. Ceratometrias.

	Olho direito	Olho esquerdo
K1	44,97 D a 122°	44,72 D a 80°
K2	43,89 D a 32°	42,63 D a 170°

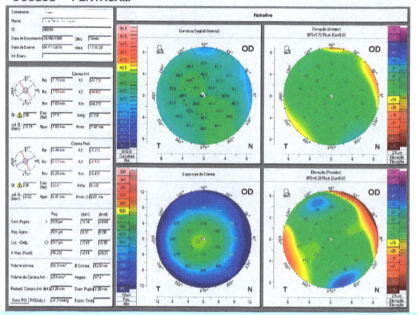

Figura C10.2. Tomografia de córnea OD
Fonte: Acervo da autoria do capítulo.

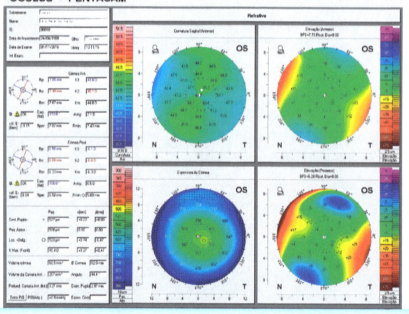

Figura C10.3. Tomografia de córnea OE
Fonte: Acervo da autoria do capítulo.

Tabela C10.2. Resumo dos dados.

	Olho direito	Olho esquerdo
K1	43,7 D	43,0 D
K2	44,8 D	45,1 D
K_{med}	44,2 D	44,0 D
K_{max}	45,2 D	45,4 D
Paquimetria central	520 μm	527 μm
Paquimetria ápice	521 μm	528 μm
PTA	0,51	0,57

O cálculo da taxa de ablação utilizada no cálculo do PTA varia com o *excimer laser* a ser utilizado. Para o *laser* da NIDEK, a taxa é de cerca de 12 μm para 1 dioptria esférica e 15 μm para 1 dioptria cilíndrica. Com microceratómo hansatome planeja-se um *flap* de 120 μm.

Biometria no IOL Master foi realizada para obter o branco a branco de ambos os olhos: no olho direito 12,4 mm e olho esquerdo 12,1 mm. Um compasso também foi utilizado para obter a medida do branco a branco na horizontal de ambos os olhos (12 mm).

Diagnóstico: alta miopia.

Conduta: nesse caso, em virtude da alta ametropia, optou-se pelo implante de lente fácica de câmara posterior (ICL).Tendo como base as medidas da refração estática, K1 e K2, profundidade de câmara anterior (ACD), distância branco a branco (WTW), espessura da córnea e distância ao vértice foram implantadas as seguintes lentes:

- **Olho direito:** lente fácica de câmara posterior tórica (ICL) −12,50 DE ˆ +1,00 DC a 130º. Diâmetro óptico: 4,9 −5,8 mm. Diâmetro total: 13,2 mm.
- **Olho esquerdo:** lente fácica de câmara posterior tórica (ICL) −14,00 DE ˆ +2,50 DC a 75º. Diâmetro óptico: 4,9 −5,8 mm. Diâmetro total: 13,2 mm.

Evolução: paciente evoluiu sem intercorrências com AV sem correção de 20/25 no primeiro pós-operatório.

Os dados de refração dinâmica e acuidade visual após 30 dias foram:

- **Olho direito:** plano DE −0,50 DC a 20° e acuidade visual com essa correção para longe de $20/20^{-1}$.
- **Olho esquerdo:** plano DE −0,75 DC a 140° e acuidade visual com essa correção para longe $20/20^{-3}$.

A contagem de células endoteliais também se manteve praticamente inalterada. No olho direito, permaneceu OD 2.857 células/mm² e no olho esquerdo houve discreta redução para 2.757 células/mm².

Os valores finais de Vault foram, respectivamente, para o olho direito 750 μm e para o olho esquerdo 730 μm. Valores dentro do desejado no planejamento inicial da cirurgia.

Discussão: em razão do alto grau de miopia e astigmatismo, a indicação de Lasik traria um alto impacto biomecânico na córnea, com elevada probabilidade de desenvolvimento de ectasia no pós-operatório. No caso do PRK, haveria um grande aplanamento da córnea com indução de aberrações ópticas e perda de qualidade de visão. O implante de lentes fácicas possibilitou a correção de altas ametrópicas com melhor qualidade de visão quando comparadas com a aplicação do *excimer laser*.

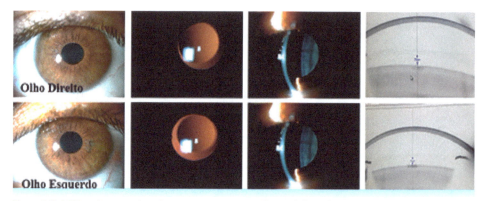

Figura C10.4. Biomicroscopia pós-operatória e o Vault medido pelo Pentacam.
Fonte: Acervo da autoria do capítulo.

Caso Clínico 11

Responsável: Regina Sayuri Y. Shiotuki
Assistente responsável: Rodrigo França de Espíndola
Identificação do paciente: 17 anos, sexo masculino, estudante.
Antecedentes pessoais: ceratocone, pós-operatório tardio de transplante em olho esquerdo (OE).
Motivação: intolerante ao uso de lentes de contato rígidas, deseja melhorar visão do olho direito (OD).

Quadro C11.1. Principais informações do exame oftalmológico do paciente.

	Olho direito	Olho esquerdo
Motricidade ocular extrínseca	Ortoforia (dominante)	Ortoforia
Acuidade visual sem correção	0,1	0,3
Refração dinâmica	−5,00 −6,00 × 90° (0,4)	−3,00 −3,00 × 150° (0,5)
Tonometria (mmHg)	12	11
Biomicroscopia	Sem alterações	Botão corneano transparente, sem suturas
Fundoscopia	Sem alterações	Sem alterações
Paquimetria central (μm)	513	424

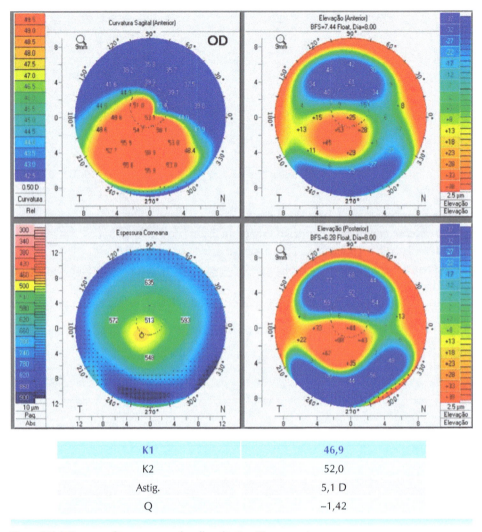

K1	46,9
K2	52,0
Astig.	5,1 D
Q	−1,42

Figura C11.1. Tomografia corneana do olho direito (Pentacam).
Fonte: Acervo da autoria do capítulo.

Conduta: implante de anel intraestromal (Anel de Ferrara®)210/25, profundidade 430, incisão 130°. Paciente sem contraindicações para o procedimento: paquimetria > 400 μm, ceratometria máxima < 65 D e ausência de cicatrizes estromais ou roturas da descemet.

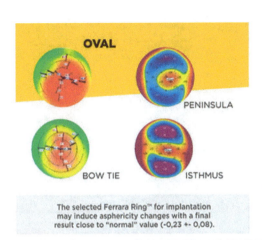

Q (Asphericity) Variation According to the Ring Thickness

Q	ICRS	Q	ICRS
-0,1	160/15	-0,8	160/15 160/20
-0,2	160/15	-0,9	160/15 160/20
-0,3	160/15	-1,0	2 x 160/20
-0,4	160/20	-1,1	2 x 160/20
-0,5	160/20	-1,2	2 x 160/20
-0,6	160/25	-1,3	160/20 160/25
-0,7	2 x 160/15	< -1,3	320/25

The selected Ferrara Ring™ for implantation may induce asphericity changes with a final result close to "normal" value (-0,23 +- 0,08).

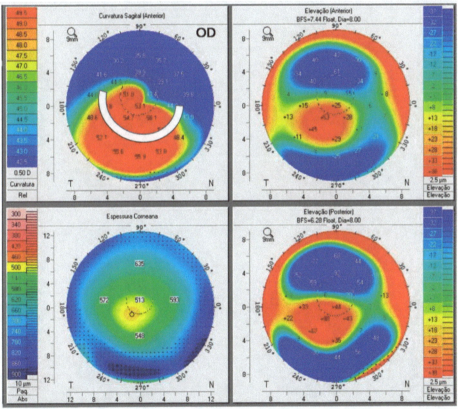

Figura C11.2. Tomografia corneana do olho direito. Programação pré-operatória de implante de anel intraestromal (Anel de Ferrara®) 210/25, profundidade 430, incisão 130°.
Fonte: Acervo da autoria do capítulo.

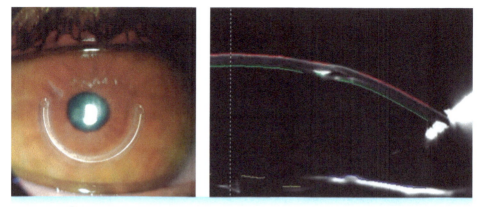

Figura C11.3. À direita, nota-se o anel instraestromal como planejado, e à esquerda, a imagem de Scheimpflug do olho operado.
Fonte: Acervo da autoria do capítulo.

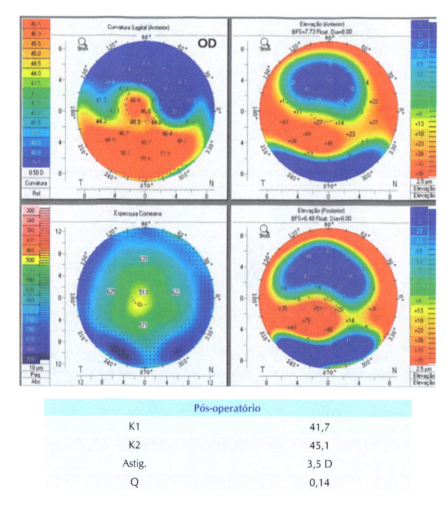

Pós-operatório	
K1	41,7
K2	45,1
Astig.	3,5 D
Q	0,14

308 • Parte 10 – Casos Clínicos

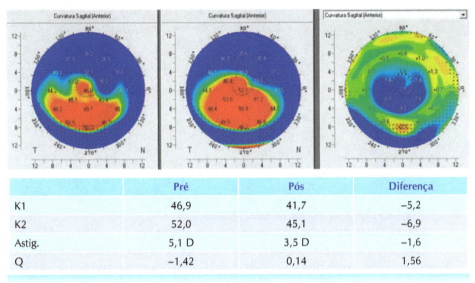

	Pré	Pós	Diferença
K1	46,9	41,7	−5,2
K2	52,0	45,1	−6,9
Astig.	5,1 D	3,5 D	−1,6
Q	−1,42	0,14	1,56

Figura C11.4. Tomografia corneana comparativa pré e pós-operatória do olho direito.
Fonte: Acervo da autoria do capítulo.

Exame oftalmológico (pós-operatório)

Refração:
- **Olho direto:** plano −3,00 × 70° (0,8).

Discussão: O caso traz um paciente com ceratocone avançado em ambos os olhos, desejando melhora da visão no olho direito, já que o olho contralateral havia sido transplantado. Como ele é intolerante às lentes de contato, o implante de anel intraestromal é a escolha ideal para o OD. Optou-se por um implante inferior de um segmento que gerou um aplanamento central significativo (Figura C11.5) com melhora da acuidade visual corrigida de 0,4 para 0,8.

Caso Clínico 12

Responsável: Ana Beatriz Romani Delgado
Identificação do paciente: 22 anos, sexo masculino.
Antecedente oftalmológico: paciente em acompanhamento por ceratocone desde os 20 anos. Satisfeito com acuidade visual corrigida com óculos. Em uso de Patanol S® 1 vez ao dia com bom controle do prurido ocular. Já realizou *crosslinking* de córnea no olho direito por progressão da ectasia.
Antecedentes pessoais: rinite alérgica controlada.
Antecedentes familiares: avó e tia com ceratocone.

Quadro C12.1. Principais informações do exame oftalmológico do paciente.

	Olho direito	Olho esquerdo
Refração	+1,50 DE −4,00 DC × 30° (20/30)	+1,00 DE (20/30)
PIO	14 mmHg	14 mmHg
Biomicroscopia	Blefarite leve, córnea sem opacidade	Blefarite leve, córnea sem opacidade
Fundoscopia	Sem alterações	Sem alterações

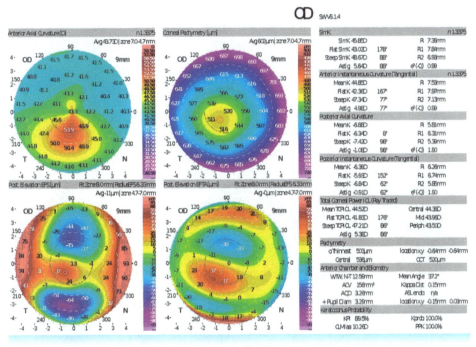

Figura C12.1. Tomografia de córnea (Galilei) de olho direito.
Fonte: Acervo da autoria do capítulo.

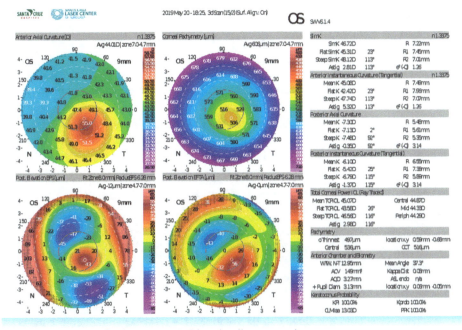

Figura C12.2. Tomografia de córnea (Galilei) de olho esquerdo.
Fonte: Acervo da autoria do capítulo.

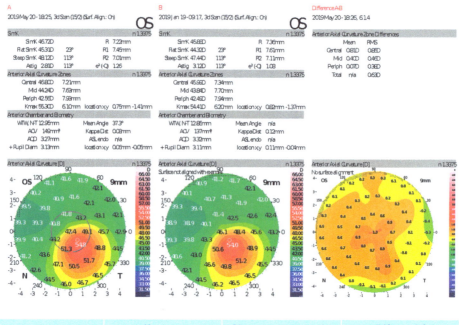

	1º exame	2º exame (1 ano após)	Diferencial
K1	45,31 D	44,32 D	+0,99 D
K2	48,12 D	47,44 D	+0,68 D
K_{max}	55,30 D	54,41 D	+0,89 D

Figura C12.3. Mapa diferencial de dois exames de Galilei com 1 ano de diferença – olho esquerdo. *Fonte:* Acervo da autoria do capítulo.

Interpretação e conduta: indicado CXL em OE por progressão documentada nesse olho.

Evolução: realizado *crosslinking* corneano em olho esquerdo. Protocolo acelerado de 10 minutos sem intercorrências. Três meses após CXL foi realizado nova refração com manutenção da acuidade visual corrigida.

Tabela C12.1. Exame oftalmológico pós-operatório *crosslinking* de olho esquerdo.

	Olho direito	Olho esquerdo
Refração dinâmica	+1,5 DE –4,00 DC × 30° (20/30)	+1,75 DE –1,75 DC × 130° (20/30)
Biomicroscopia	Blefarite leve, córnea sem opacidade	Córnea completamente epitelizada, sem *haze*

Paciente orientado a manter uso de Patanol S® e retornar anualmente para nova tomografia de córnea e avaliação da estabilidade refracional e acuidade visual corrigida.

Discussão: ao acompanhar um paciente com ceratocone, o oftalmologista deve dividir seu tratamento em dois braços principais: reabilitação visual e controle de progressão.

Na prevenção da progressão do ceratocone, prioriza-se controle da alergia, sobretudo com o uso de colírios anti-histamínicos e estabilizadores de mastócitos, como o Patanol S® usado nesse caso, além de orientações de alterações comportamentais, como não coçar os olhos. Já o *crosslinking* de córnea deve ser indicado quando se documenta uma progressão do ceratocone, evidenciado pelo aumento do astigmatismo refracional ou pelo aumento das curvaturas ceratométricas. No entanto, como a refração no ceratocone pode ser desafiadora pelas aberrações de alta ordem, a documentação de progressão com a análise da curvatura anterior topográfica é preferível. Nesse acompanhamento, deve-se utilizar o mesmo aparelho de topografia ou tomografia para aumentar a reprodutibilidade dos dados, além de permitir a elaboração do mapa diferencial de dois exames, como visto na Figura C12.3, em que visualiza-se com maior facilidade a progressão da curvatura. Mesmo que a indicação do *crosslinking* tenha sido feito pelo acompanhamento de topografias de córnea, uma vez indicado, uma tomografia de córnea é bem-vinda a fim de obter-se um mapa paquimétrico para visualizar se a espessura permite o uso de riboflavina isosmolar.

O paciente deve ser bem orientado a respeito de que o procedimento não visa reabilitar a visão, mas interromper a progressão do ceratocone. A refração, a acuidade visual corrigida e a curvatura corneana podem sofrer alteração, dando-se preferência para realizar nova reabilitação visual após ao menos 3 meses do procedimento com novos óculos ou adaptação de lentes rígidas.

Índice remissivo

A

Aberrações ópticas, 94
Aberrometria, 92, 93
Aberrômetros, 94
Ablação transepitelial, 230
Ácidos graxos essenciais, 53
Acuidade visual
   com correção, 38
      sem correção, 38
Agulha de encravamento, 131
Algoritmo(s), 243
   SSI (*stress-strain index*), 103
Alta ametropia no pós-operatório, 197
Alteração
   da medida da pressão intraocular, 184
   de superfície, topografia corneana, 66
Alto percentual de tecido alterado, 25
Ambrosio Relational Thinnest (ART), 13
Amplitudes fusionais, 56
Analgesia sistêmica, 112
Anamnese, 9
Anel intraestromal, 187, 249
   efeitos colaterais e complicações, 192
   modelos e mecanismo de ação, 187
   pós-operatório, 192
   resultados clínicos, 192
   técnica cirúrgica, 191
   receita de pós-operatório para, 253
Antecedentes
   familiares, 38
   oculares, 38
   pessoais, 38
Anti-inflamatório
   hormonal, 112
   não hormonal, 112
Antibiótico, 112
ARTMax, 245
Aspectos éticos e legais, 9, 11
Assimetria entre os olhos, 77
Astigmatismos irregulares e assimétricos, 17
Atraso na reepitelização, 156
Ausência
   de *flap* corneano, 113
   biomecânica da córnea, 98
   da anatomia e da profundidade da câmara anterior, 128
   da binocularidade, 128
   da superfície ocular nos candidatos a procedimentos refrativos, 48
   do diâmetro sulco a sulco, 129
   do segmento posterior, 41
   dos centros ópticos dos óculos, 57
   topográfica, 79

B

BAD_D (*Belin-Ambrósio Display Parameter Deviation*), 14, 245
Biomecânica corneana, 112
Biomicroscopia, 40, 60, 128
Blefarite, 49
Bolhas de gás na câmara anterior, 173
Brillouin Optical Microscopy (microscopia óptica de Brillouin), 104
Bromexina, 52
Buttonhole, 160

C

Cálculo em lentes fácicas, 130
   de câmara anterior, 130
   de câmara posterior, 130
Categorias do *Ectasia Risk Factor Score*, 246
CBI (*Corvis Biomechanical Index*), 100
Ceratectomia
   fotorrefrativa (PRK), 109, 216, 221
      personalizado pela topografia, 216
      resultados, 225
      técnica cirúrgica, 217, 225
   fototerapêutica (PTK), 249
      avaliação pré-operatória, 228

complicações da cirurgia refrativa, 237
indicações, 231
para tratamento de opacidades, 227
técnica cirúrgica, 230
Ceratite
estéril, 184
infecciosa, 156
lamelar difusa, 166
Ceratocone, 76
Ceratometria, 129
Ceratomileuse pelo *excimer laser*, 4
Ceratopatia
em faixa, 238
estromal induzida por aumento da pressão, 171
tóxica central, 168
Ceratotomia radial, 214
Cevimelina, 52
Cicatrização epitelial, 113
Cicatrizes corneanas, 231
Cirurgia(s), 247
de superfície, complicações da, 155
intraoperatórias, 155
pós-operatórias
precoces, 155
tardias, 156
facorrefrativa, 140
guiada por frente de onda, 247
incisional por Sato, 3
lamelar, 3
com *laser* de fentossegundo (Femto-Lasik), 118
com microcerátomo, 114
mecânico, complicações da, 160
intraoperatórias, 160
pós-operatórias precoces, 163
pós-operatórias tardias, 169
optimizada, 122, 124, 247
personalizada, 122, 123
refrativa, 9
acuidade visual, 38
anamnese, 37
antes da cirurgia, 28
após a cirurgia, 33
avaliação do segmento posterior, 41
biomicroscopia, 40
com *excimer laser* após ceratotomia radial, 214
complicações retinianas, 41

contraindicações com base
na paquimetria, 12
na topografia, 17
córneas alteradas por, 73
e superfície ocular, 46
em pacientes com mais de 40 anos, 201
evolução histórica e modalidades, 3
exame da motilidade ocular extrínseca na, 56
glaucoma e, 59, 60
avaliação do paciente, 59
manejo das complicações, 43
motivação do paciente para a realização da, 37
na idade da presbiopia, 201
patogênese das complicações, 42
pós-transplante de córnea, 221
indicações cirúrgicas e limites de correção, 222
preparo para a cirurgia, 31
profilaxia das complicações, 42
propedêutica pré-operatória, 35
refração ocular, 37, 39
superfície ocular/olho seco, 45
tecnólogo oftálmico na, 28
termo de consentimento, 253
Complicações
da cirurgia
de superfície, 155
lamelar com microcerátomo mecânico, 160
de interface, 196
específicas do FemtoLasik, 173
retinianas, 41
Comunicação eficaz, 11
Córnea(s)
alteradas por cirurgia refrativa, 73
avaliação biomecânica da, 98
Corneal warpage, 38
Corvis ST, 100
Crescimento epitelial na interface, 169
Critérios de Rabinowitz, 76, 243
Crosslinking
acelerado, 182
complicações, 184
contraindicações do, 181
convencional ou padrão (Dresden), 182
corneano, 249
do colágeno da córnea, 179
em crianças, 185

indicações do, 181
modalidades de, 182
personalizado, 185
pós-operatório precoce e tardio, 184
receita de pós-operatório para, 252

D

Defeitos epiteliais, 162
Degeneração
    lattice, 42
    nodular de Salzmann, 236
Descentração da ablação, 155
Descolamento de retina regmatogênico, 41
Desepitelização, 109, 155
    auxiliado por álcool, 109
    manual, 109
    mecânica, 230
    Trans-PRK, 109
Deslocamento do *flap*, 165
Desvio hipermetrópico após ceratectomia fototerapêutica, 231
Determinação
    eixo do astigmatismo, 39
    poder do astigmatismo, 39
Diâmetro pupilar, 92
    escotópica, 128
Diferença paquimétrica, 244
Discos de plácido, 65
Distrofias corneanas, 232
Documentação, 11
Dor pós-operatória da PRK, 111, 156
Dupla câmara anterior no pós-operatório, 196
Dureza, 98

E

Ectasia, 159, 250
    corneana, 171
        padrões das, 74
        pós-cirurgia refrativa, 18
Elevação
    anterior, 66
    posterior, 245
Epi-Lasik, 109
Epi-*off* (desepitelização corneana), 183
Epi-*on* (iontoforese, benzalcônio, álcool 20%, EDTA, tetracaína e confecção de bolsa intraestromal com *laser* de fentossegundo), 183
Erosão(ões)
    epitelial recorrente, 234
    recorrentes, 158

Escala de cores, 76
    absoluta ou fixa, 76
    relativa ou normalizada, 76
Espessura do *flap* e da profundidade de ablação para o percentual de tecido alterado, 23
Estabilidade refracional, 40
Estereopsia, 202
Estimulantes da secreção lacrimal, 52
Estrabismo, 203
Estrias no *flap*, 163
Estroma residual, 209, 210
Estudo PERK e a hipermetropia progressiva, 215
Exame(s), 9
    da motilidade ocular extrínseca, 56
    de mapeamento de retina pré-operatório, 42
    oftalmológico, 37
Extravasamento de MMC para limbo e conjuntiva, 155

F

FemtoLasik, complicações específicas do, 173
Flaps
    finos e irregulares, 161
    prévio, 209, 210
Flexivue Microlens, 148
Força, 98
Formação espontânea de buraco macular, 42
Fotoablação com *excimer laser*, 110
Free cap, 162
Fundoscopia, 60

G

Galilei, 80, 85, 245
Glaucoma, 59
Gonioscopia, 60, 128

H

Haze, 157
Hemorragia macular, 41
Hipermetropia progressiva, 215

I

Icolens, 149
Idade, 37
Implantes
    de anel intraestromal, 249
        receita de pós-operatório para, 253
    fácicos
        avaliação pré-operatória, 128
        e facorrefrativa, 126
        indicação, 127

Índice(s), 243
    de asfericidade, 77, 244
    de Roush, 244
    tomográficos, 244
    topográficos, 243
Infecção(ões), 166
    pós-operatória, 184
Inflamação da superfície ocular, 52
Inlay corneanos, 147
    complicações, 151
    efeitos colaterais, 151
    modelos e mecanismo de ação, 147
    pós-operatório, 149
    resultados clínicos e vantagens, 149
    técnica cirúrgica, 149
Irradiação UVA
    contínua, 183
    pulsada, 183
Irregularidades corneanas, 227

K

Kamra, 147
KISA%, 244
KPI (*Keratoconus Prediction Index*), 245

L

Lasek, 107
Laser de fentossegundo, 118
Lasik, 215
    multifocal, 203
    receita de pós-operatório para, 252
Lente(s)
    de contato, 38
        terapêutica, 111
    fácicas, 126
        cálculo da, 130
        de câmara anterior
            complicações, 136
            de fixação angular, 126
            de fixação iriana, 127
        de câmara posterior, 138
            de fixação no sulco ciliar, 127
        resultados visuais, 139
Lesões elevadas, 236
Lubrificantes oculares, 51, 112
Luz UVA, 179

M

Mapa(s)
    epitelial, 90
    topográficos
        axial ou sagital, 70
        comparativos, 78
        distribuição dos padrões topográficos, 70
        tangencial ou instantâneo, 70
Mapeamento de retina e retinografia, 128
Marcação da córnea com corantes, 114
Medidas de percentual de tecido alterado no ponto mais fino e central da córnea, 24
Métodos de avaliação biomecânica, 104
Microcerátomo mecânico, 114
Microscopia
    especular da córnea, 129
    óptica de Brillouin, 104
Mitomicina C, 110
Monovisão obtida com *excimer laser*, 202
Motilidade ocular extrínseca, 128
Motivação do paciente para a realização da cirurgia refrativa, 37

N

Neovascularização coroidal miópica, 41
Nódulos de Salzmann, 236

O

OCT (RTVue, Cirrus), 90
Olho seco, 45, 159
    abordagem terapêutica do, 51
    no pós-operatório, 112
    topografia corneana, 66
    tratamento cirúrgico, 53
Opacidade(s)
    corneana, 157, 184
    estromais, 231
    superficiais da córnea, 227
Opaque bubble layer, 173
ORA (*Ocular Response Analyser*), 99
Orbscan, 80, 244
Oxigênio, 180

P

Padrão(ões)
    das ectasias corneanas, 74
    topográficos
        anormais, 73
        distribuição dos, 70
Paquimetria, 12, 60
    pré-operatória, 13
Pentacam, 80, 82, 245

Percentual de tecido alterado (PTA), 13, 18, 19, 247
    como fator de risco reconhecido, 26
    em olhos com topografia suspeita, 22
    para PRK, 23
Percentual Thickness Increase (PTI), 13
Perda de células endoteliais, 184
Perfil
    guiado pela
        frente de ondas totais do olho (WFG), 221
        topografia (TG), 221
    otimizado pela frente de ondas (WFO), 221
    psicológico, 9, 10
Perfuração da membrana de Descemet intraoperatória, 196
Pilocarpina, 52
Pós-ablação hipermetrópica, 74
Pós-operatório PRK, 111
Pós-tratamento miópico, 73
PPK (*Percentage Probability of Keratoconus*), 245
Presbiopia, 201
PresbyMAX® (Schwind), 203
Presbyond® (Zeiss), 204
Prescrição pós-operatória PRK, 112
Profissão e atividades de lazer, 38
Profundidade de ablação, 230
Proteção UV, 112
Protocolo padrão ou de Dresden, 182
Pupilometria, 92

Q
Qualidade dos serviços prestados, 11

R
Rainbow glare, 175
Raindrop, 148
Receitas pós-operatórias, 243, 251
    para *crosslinking*, 252
    para implante de anel intraestromal, 253
    para Lasik, 252
Recuperação visual mais lenta, 111
Redução
    da estereopsia, 202
    da sensibilidade ao contraste, 203
Refração, 57
    dinâmica, 39
    estática, 39
    ocular, 39
    para cirurgia refrativa, 37

Regras de uso dos microcerátomos (anel de sucção), 249
Regressão, 159
    refracional, 113
Rejeição, 196
ReLEx (*refractive lenticule extraction*), 144
    Flex (*femtosecond lenticule extraction*), 144
    SMILE (*small-incision lenticule extraction*), 145
Retratamento(s), 203
    após ablação de superfície, 211
    após Lasik prévio, 208
    não personalizado, 211
    personalizado, 211
    pós-PRK ou pós-Lasik, 205
Riboflavina, 179
    com Dextran 20%, 183
    com HPMC 1,1%, 183
    com soro fisiológico 0,9%, 184

S
Sangramento, 163
Secretagogos, 52
Segmento posterior, 41
Seleção do paciente, 9
Síndrome
    da sensibilidade transitória a luz, 175
    do olho seco, 45
SMILE (*Small Incision Lenticule Extraction*), 144
SP-A1, 103
SRAX (*Radial Skewed Axis* ou quebra do eixo), 77, 243
Substituto biológico da lágrima, 52
Superfície ocular, 45
    avaliação nos candidatos a procedimentos refrativos, 48
    cirurgia refrativa e, 46
    inflamação da, 52
Suplementação da lágrima, 51
Supracor® (Baush and Lomb), 203
Sutura em bolsa de Grene, 215

T
Tabela de Randleman para risco de ectasia (*Ectasia Risk Factor Score System*), 246
TBI (*Tomographic and Biomechanical Index*), 100, 247
Técnica(s)
    cirúrgica(s)
        Artiflex, 134

Artisan, 130
   em lentes fácicas de câmara
      anterior, 130
      posterior, 134
   EVO Visian ICL®, EVO+® e Eyecryl Phakic®, 134
DALK *Big-Bubble*, 196
   Bubble, possíveis complicações do, 196
   de ablação de superfície, 107
   de medir o diâmetro pupilar, 92
Tecnologia *Fourier domain* (*Optovue*), 14
Tecnólogo oftálmico na cirurgia refrativa, 28
Terapia anti-inflamatória, 52
Termo de consentimento, 243
   cirurgia refrativa, 253
Teste(s)
   das quatro dioptrias prismáticas, 56
   de *cover-uncover* e de cobertura alternada, 56
   de fusão e de estereopsia, 56
   de Schirmer, 50
   do cilindro cruzado, 39
Tomografia de córnea (Orbscan, Pentacam, Galilei), 80, 129
   por coerência óptica e mapa epitelial, 88
Tonometria, 60
   de aplanação, 128
Topografia, 17
   corneana, 65, 129
      análise qualitativa, 70
      avaliação quantitativa, 75
      exposição e posicionamento do paciente, 67
      indicações, 65
      passos para a avaliação adequada de, 66
      principais métodos, 65
Topoguiada, 247
Transplante de córnea
   lamelar anterior profundo, 221
   penetrante, 221
      versus lamelar anterior, 195
   técnicas e indicações do, 194
Tratamento
   de opacidades e irregularidades corneanas, 227
   superficial, 113
   transepitelial (PRKt), 221

U

Unidade funcional lacrimal, 45

V

VacuFix®, 131
Vantagens e desvantagens do PRK em relação ao Lasik, 112
Vertical gas breakthrough, 173
Visante, 89
Visão binocular, 56
Viscoelasticidade, 98

W

Warpage, 69

Z

Zona óptica, 230